FORTSCHRITTE DER PÄDOLOGIE

HERAUSGEGEBEN VON

FRIEDRICH LINNEWEH

BAND I

MIT 84 ABBILDUNGEN

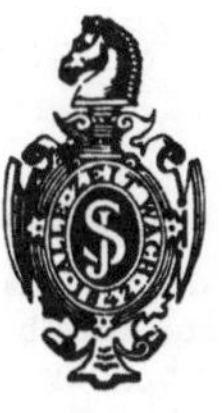

SPRINGER-VERLAG

BERLIN · HEIDELBERG · NEW YORK

1965

ISBN-13: 978-3-642-49029-3   e-ISBN-13: 978-3-642-92896-3
DOI: 10. 1007/978-3-642-92896-3

Titel Nr. 1265

Vorwort

Vor wenigen Jahren wurde in dem Buche ,,Die physiologische Entwicklung des Kindes. Vorlesungen über funktionelle Pädologie'' (Springer 1959) das Wissen auf diesem Gebiet von Pädiatern verschiedenster Länder zusammengestellt. In Analogie zur *Pädiatrie* wurde für die Physiologie des Kindes der Begriff *Pädologie* verwendet, weil die physiologische Entwicklung des Kindes in engster Beziehung zu den gestörten Funktionen steht, beide aber von den Erfahrungen mit erwachsenen Menschen abweichen. Die Pädologie umfaßt einen größeren Bereich als die Physiologie, weil auch das Wachstum mit seinen veränderlichen Daten und die psychische Entwicklung zur Lehre vom normalen Kinde gehören.

Die Resonanz auf das erwähnte Buch war Anlaß zu dem Versuch, in gewissen Zeitabständen über weitere ,,Fortschritte der Pädologie'' zu berichten, insbesondere durch solche Autoren, die durch eigene Forschungsarbeiten wesentlich zu den Fortschritten beigetragen haben. Dem Springer-Verlag sei besonderer Dank gesagt, daß er durch Herausgabe dieser Übersichten das Forschungsgebiet Pädologie wirksam fördert.

Marburg, Frühjahr 1965   Der Herausgeber

Inhaltsverzeichnis

Postnatale Adaptation

Von

F. Linneweh

Mit 13 Abbildungen

Während die funktionelle Entwicklung des Feten autonom abläuft, ist das Neugeborene der Einwirkung von Umweltfaktoren ausgesetzt, die die weitere funktionelle Entwicklung spezifisch beeinflussen. Zu der autonomen Differenzierung addiert sich postnatal eine adaptive Differenzierung; diese ist von der wechselnden Art und der Stärke der auslösenden Faktoren abhängig (*19*). Die Anpassung (Adaptation) ist ein *Vorgang*, der durch diese Faktoren verursacht wird, während die Anpassungsfähigkeit ein *Potential* darstellt, das durch Stimulation in Anspruch genommen werden kann mit dem Ziel, die Homöostase zu bewahren und das Risiko der Umweltveränderung zu verringern. Die Fähigkeit, sich phänotypisch anzupassen, ist der Ausdruck der genetisch festgelegten Reaktionsnorm. Als dritter Faktor kann sich in der Neugeborenenperiode der Geburtsstreß auswirken (*19, 31*). Da Adaptation und Streßreaktion in einem kurzen Zeitraum gleichzeitig ablaufen, sind sie vorerst schwer voneinander zu trennen. Es sei aber hervorgehoben, daß die Adaptation ein entwicklungsphysiologischer Vorgang, eine Reifungsbeschleunigung, d. h. ein Phänomen vorwiegend der ersten Lebenszeit ist, während die Streßreaktion nach wenigen Tagen ihren Einfluß verliert. Wir beobachten auch bei Erwachsenen Anpassungsvorgänge z. B. an wechselnde klimatische Bedingungen, wie die Temperatur, den Sauerstoffgehalt der Luft oder an die Ernährung, doch ist das Angepaßtsein des Erwachsenen so ausgeprägt, d. h. sein Anpassungspotential so weitgehend ausgeschöpft, daß seine funktionelle Reaktionsbreite im Vergleich zum Neugeborenen und jungen Säugling geringer ist.

Als Kennzeichen der Adaptation können gelten (*20*): 1. Der Funktionswandel tritt vorwiegend in der Neugeborenenperiode auf und kann sprunghaft ablaufen.

2. Der Funktionswandel wird durch eine umweltbedingte Stimulation induziert.

3. Der Funktionswandel erfolgt unabhängig vom Gestationsalter, so daß Frühgeborene zum Zeitpunkt der termingerechten Geburt funktionell reifer sind, als wenn sie die Zeit in utero verbracht hätten.

Obwohl das Neugeborene mehr anpassungsfähig als der Mensch jeder anderen Altersstufe zu sein scheint, toleriert es nur eng begrenzte Lebensbedingungen. Plötzliche Änderungen beantwortet es mit Anpassungsstörungen oder gar Anpassungskrankheiten, weil seine funktionellen Reserven nur mit einer bestimmten Geschwindigkeit mobilisiert werden können. Von Toleranzüberschreitung und Anpassungsstörung sprachen die Pädiater schon zu einer Zeit, als man die physiologischen Vorgänge der postnatalen Adaptation substantiell noch zu wenig kannte und dafür keine meßbaren Größen hatte. Während früher die extrauterine Umwelt als „Störfaktor" der postnatalen Entwicklung betrachtet wurde, wissen wir heute aus pädologischer Sicht, daß die Umwelteinflüsse fördernd wirken und bei adäquater Dosierung bereits vom Neugeborenen in Form einer Leistungssteigerung beantwortet werden.

Schon aus klinischer Sicht läßt sich erkennen, welcher Mechanismen sich das Neugeborene bedient, eine Adaptation vorzunehmen. Die sog. Anpassungskrankheiten machen deutlich, daß es sich dabei vor allem um die *Mobilisierung biologisch aktiver Proteine* handelt, denn sie entstehen vorwiegend, wenn es an enzymatisch- oder gerinnungsaktiven oder antikörperwirksamen Proteinen mangelt. *Anpassung ist hier gerichtete Synthese von Proteinen;* biologisch aktive Proteine sind das Substrat der Anpassung (*20*). Bei der Geburt sind diese teils überhaupt nicht, teils nur in sehr geringer Menge vorhanden. Während Gerinnungsstoffe und Antikörper Bestandteile des Blutplasmas sind, finden sich die Enzyme vorwiegend intracellulär und können daher beim Menschen nur selten kontrolliert werden. Die enzymatische Adaptation ist daher meist bei Tieren untersucht worden; die Resultate sind im Prinzip auf den Menschen anwendbar, wie an Beispielen gezeigt werden kann (Abb.1). Mangelhafte Aktivität von spezifisch wirksamen Proteinen kann praktisch außerordentlich wichtige Bedeutung erlangen: So ist z. B. eine Folge der geringen Phenylalaninoxydaseaktivität in der Frühgeborenenleber, daß das Tyrosin in dieser Altersstufe eine essentielle Aminosäure ist.

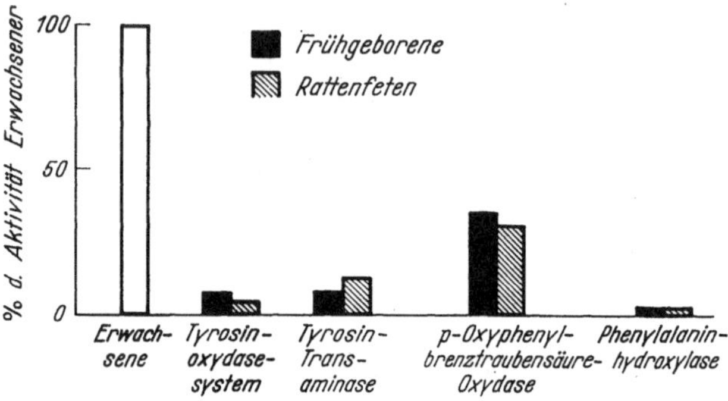

Abb. 1. Enzymaktivitäten des Phenylalanin- und Tyrosin-Stoffwechsels in der Leber bei Frühgeborenen und Rattenfeten [nach (*15*)]

Enzymatische Adaptation. Die enzymatische Adaptation ist ein biologisches Phänomen, das ursprünglich an Mikroorganismen erforscht worden ist. Es ließ sich zeigen, daß Enzyme durch Substrate aktiviert und durch enzymatisch gebildete Produkte inaktiviert werden (*29*). Hierauf beruht das Regelsystem, welches die Zelle zur Homöostase befähigt, indem durch adaptive Aktivierung ein Substratüberangebot bewältigt und durch negative Rückkoppelung ein Überschuß des Reaktionsproduktes vermieden wird.

Der enzymatischen Adaptation liegt entweder eine Aktivitätssteigerung vorhandener Enzymmoleküle durch Freisetzung aus gebundenem Zustand oder auch eine Synthese entsprechender Proteinmoleküle zugrunde; letztere ist für den Säugetierorganismus bewiesen, indem das Äthionin, ein Antagonist der Eiweißsynthese, die Enzymbildung inhibiert (*37*). Es gibt zwei Arten von Enzymen, die konstitutiven und die adaptiven. Während die ersteren unabhängig und bereits intrauterin wirken, schalten sich die adaptiven Enzyme erst nach der Geburt in den Stoffwechsel ein, d. h. wenn die postnatale Stoffwechsellage dies erforderlich macht. Ihre Aktivierung beruht darauf, daß die Synthese der Adaptivenzyme zunächst durch zelleigene Repressoren, die von einem besonderen Regulatorgen gesteuert werden, ganz oder teilweise an ihrer Bildung gehindert wird und erst dann einsetzt, wenn der Repressor von einem Substrat, dessen Stoffwechsel enzymatisch katalysiert werden soll, verdrängt wird. Eine gegenüber dem Erwachsenen um ein Mehrfaches erhöhte Rate der Proteinsynthese (*32*) befähigt das Neugeborene zu besonderen Anpassungsleistungen durch Enzym-Neubildung. Außer Substraten und Reaktionsprodukten können auch Hormone als Induktoren bzw. Inhibitoren wirken (s. später).

Die genannten Faktoren der Substrat- und hormonalen Induktion sowie der hormonalen Inhibition wirken auch auf das Neugeborene ein. Beispiele: Hunger induziert die Glucose-6-phosphatase (2), die bei der Umwandlung des Glykogens zu Glucose mitwirkt. Kohlenhydratreiche Nahrung induziert mehrere Enzyme des Kohlenhydratstoffwechsels. Seit mehr als dreißig Jahren ist bekannt (26), daß Frühgeborene in den ersten Lebenstagen Lactose ausscheiden, im weiteren Verlauf aber infolge adaptiver Lactasebildung trotz Steigerung der Lactosezufuhr diesen Zucker vollständig utilisieren. Proteinreiche Kost steigert die Aktivität der Arginase (21), bei jungen Tieren intensiver als bei älteren. Die alkalische Phosphatase steigt vom 10.—20. Lebenstage sprunghaft an (Abb. 2) (1); eine Aktivierung infolge steigenden Substratangebotes mit der Nahrung ist wahrscheinlich (13). Auch Tryptophaninjektion bewirkt Aktivierung des entsprechenden (oxydativen) Enzymes (Abb. 3) (29).

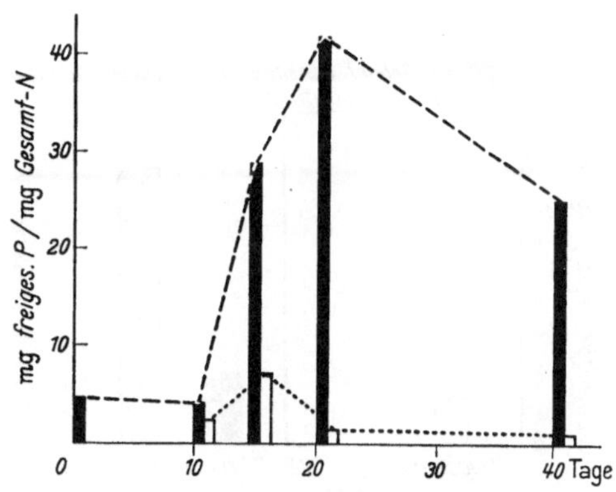

Abb. 2. Die Aktivität der AP im kardianahen (schwarze Säulen) und coecumnahen (helle Säulen) Dünndarm bei verschiedenen Altersklassen [nach (1)]

Von den Hormonen spielen u. a. die Corticosteroide eine wichtige Rolle als Enzym-Induktoren. Dies zeigen Cortison-Injektionen nach vorausgegangener Adrenalektomie an normal ernährten Tieren (36), bei denen u. a. die Glucose-6-phosphatase aktiviert wird (Tab. 1), noch deutlicher Hydrocortison-Injektionen (15), die die Tyrosintransaminase reaktivieren (Abb. 4). Aber auch Thyroxin und androgene Hormone können induktiv wirken.

Ein für adaptive Vorgänge bedeutsames Verhalten ist die gekoppelte Induktion. Cortisonzufuhr induziert nach Adrenalektomie gleichzeitig mehrere Enzyme, nämlich die Glucose-6-phosphatase, Fructose-1,6-diphosphatase und Phosphohexoseisomerase, die Schlüsselenzyme der Gluconeogenese darstellen. Bei Wiederbeginn der Ernährung hungernder Tiere werden dagegen

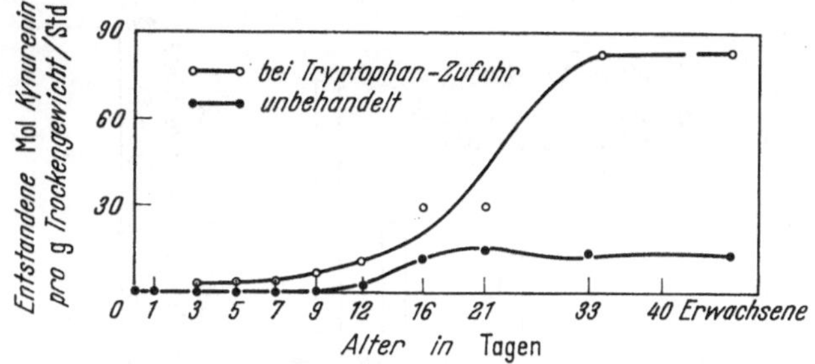

Abb. 3. Adaptive Enzymbildung bei jungen Ratten (nach AUERBACH und WAISMAN)

Tabelle 1. *Wirkung eintägigen Fastens und von Cortison-Injektionen auf den Glykogengehalt und die Glucose-6-Phosphatase-Aktivität*

Versuchsbedingungen	Gehalt an Leberglykogen	Glucose-6-phosphatase-Aktivität
Normal ernährt	100	100
Nach 1 tägigem Fasten	5,5	155
Normal ernährt, Cortison injiziert	232	149

Die Werte für die normal ernährten Tiere sind mit 100% zugrunde gelegt.

mehr die sog. Shuntenzyme aktiviert, die an der Fettsäure-Synthese beteiligt
sind (Abb. 5) (*37*). Gekoppelte Induktionen erlauben den Ablauf von Reaktions-
ketten, die die beschleunigte Utilisation von Nahrungsstoffen und Stoffwechsel-
produkten ermöglichen, weil sie vermutlich den gleichen Repressor haben.

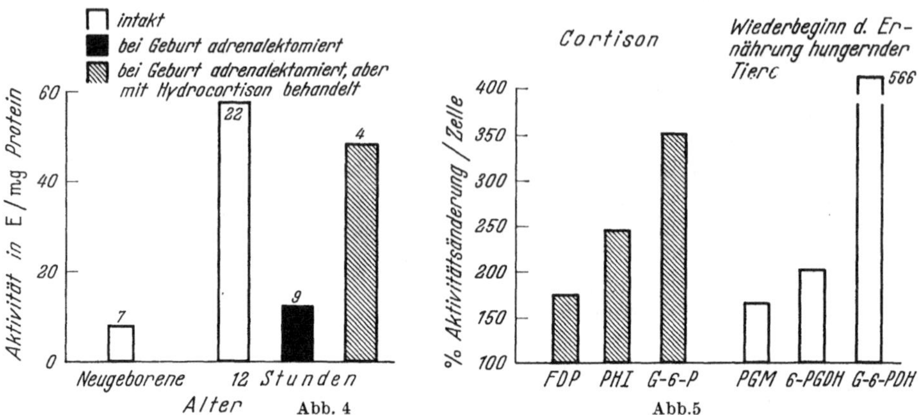

Abb. 4. Wirkung der bei Geburt durchgeführten Adrenalektomie auf die Tyrosinaminase-Aktivität in der Rattenleber (mit und ohne anschließender Hydrocortisongabe) [nach (*15*)]

Abb. 5. Wirkung von Cortison und Nahrung auf gekoppelte Enzymaktivitäten [nach (*36*)]

Bei manchen Enzymen geht die Aktivitätssteigerung in enger Verbindung mit
der Evolution anderer Funktionen oder bestimmter morphologischer Strukturen
einher. So wird die Cholinesterase in Kükenembryos zu dem gleichen Zeitpunkt

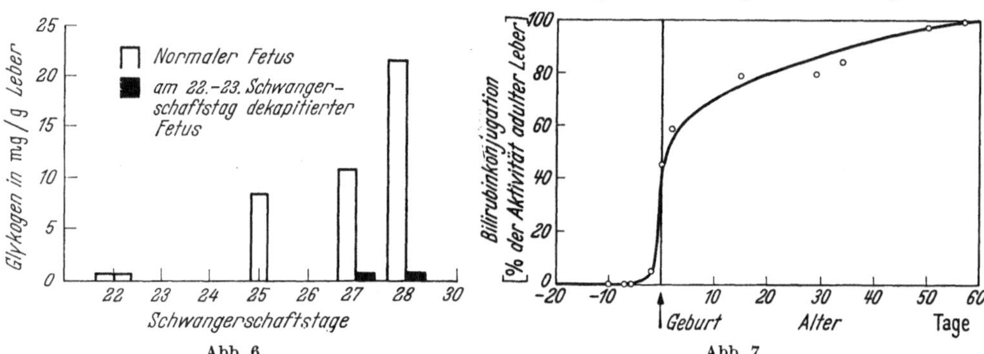

Abb. 6. Wirkung der intrauterinen Dekapitation auf die Glykogenspeicherung in der Leber von Kaninchenfeten
[nach (*15*)]
Abb. 7. Entwicklung der Konjugierungsfähigkeit in Leberhomogenaten von Ratten vor und nach der Geburt.
Nach Grodsky u. Mitarb.

synthetisiert, wo die Synapsen und Nervenendigungen auftreten (*24*). Im Zentral-
nervensystem ist die Aktivierung der Cholinesterase der funktionellen Differenzierung der Hirnregionen entsprechend (*10*): In der Medulla oblongata der Ratte
wurde das Maximum der Aktivität im Alter von 18 Tagen erreicht und dann
aufsteigend bis zum Frontalhirn im Alter von 18 Monaten beobachtet. Selbst bei
Kaltblütern (Salamandern) konnte eine Parallelität zwischen Cholinesterase-
Aktivität und Hirnfunktion festgestellt werden (*33*). Weiterhin wurde gefunden,
daß auch enge Beziehungen zwischen der Aktivität der alkalischen Phosphatase
und der strukturellen Differenzierung der Gewebe bestehen. Intensives Wachstum
war überall mit hoher Enzymaktivität verbunden.

Ein im einzelnen noch ungeklärtes, pädologisch aber bedeutsames Phänomen ist die Tatsache, daß die enzymatische Induktion auf einen kurz bemessenen Zeitabschnitt der Entwicklung beschränkt sein kann. In der Entwicklungsphysiologie wird von *sensiblen Perioden* gesprochen. Kaninchenfeten bilden normalerweise vom 25. Tag der Gestation Glykogen in der Leber (*12, 15*) und zwar aus den Aminosäuren des Blutplasmas. Werden die Feten intrauterin am 22.−23. Tag der Gestation dekapitiert, so bleibt die Glykogenbildung aus (Abb. 6). Wird die Dekapitation dagegen nur 2−3 Tage später vorgenommen, bleibt sie ohne Einfluß auf die Glykogenbildung.

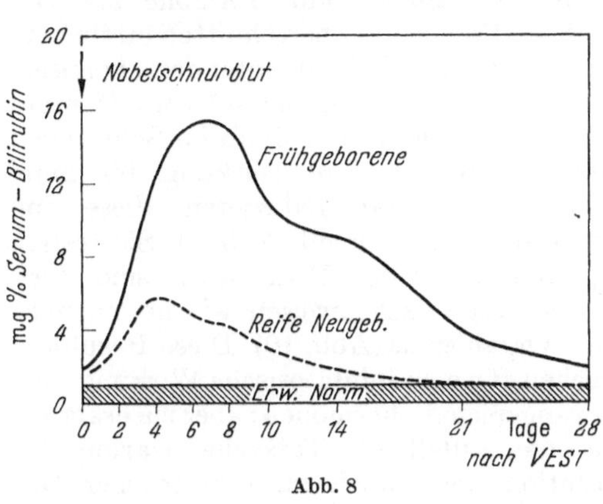

Abb. 8

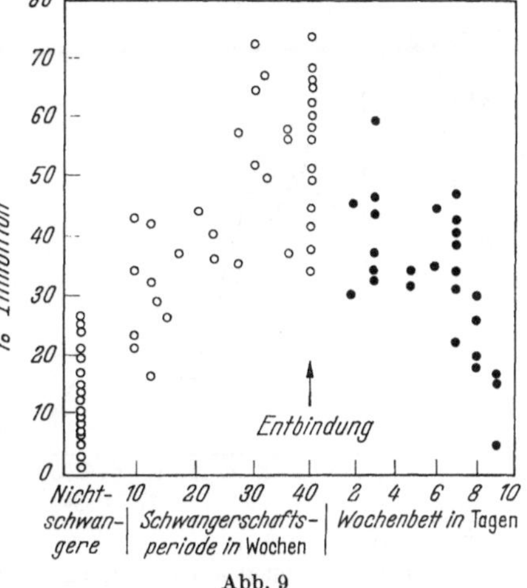

Abb. 9

Abb. 8. Mittelwerte für Serum-Bilirubin. Nach VEST

Abb. 9. Inhibition der Bilirubin-Koppelung in Rattenleber-Schnitten durch menschliche Schwangeren- und Wöchnerinnen-Seren

Weiterhin konnte bei thyreodektomierten Tieren (Ratten) die teilweise Inaktivierung von Enzymen des Gehirnes, wie Bernsteinsäuredehydrogenase, durch Thyroxininjektion rückgängig gemacht werden, wenn diese bis zum 10. Lebenstage vorgenommen wurde. Geschah dies erst am 15.−20. Lebenstage, blieb die hormonelle Aktivierung aus (*9*).

Zeitlich begrenzt ist weiterhin die Toleranz gegenüber Sauerstoffmangel. Neugeborene vermögen diesen längere Zeit zu überleben als Kinder jenseits des Säuglingsalters. Der noch relativ geringe Stoffwechsel des Gehirnes Neugeborener kann bei Sauerstoffmangel die Energie aus der anaeroben Glykolyse gewinnen, wodurch die Überlebenszeit im Vergleich zu Erwachsenen etwa verdreifacht werden kann. Die glykolytischen Enzyme, wie Phosphorylase und Phosphoglucomutase, erreichen in fetalem Hirngewebe hohe Aktivitäten. Die Persistenz fetaler Enzymsysteme scheint das Gehirn der Neugeborenen vor Anoxieschäden zu schützen [vgl. (*5*)].

Schließlich gibt es auch für die Entstehung der Immuntoleranz eine sensible Periode (s. unten).

Enzyminhibition. Als Beispiel einer hormonalen Enzyminhibition, die im Vergleich zur induktiven seltener ist, sei die Bilirubinkonjugation genannt. Freies oder indirektes Bilirubin wird von der Leber in glucuronidgebundenes, direktes Bilirubin (*3*) verwandelt. Das für diese Bindung notwendige Enzym, die Glucuronyltransferase, überträgt die Glucuronsäure von der Uridindiphosphat-Verbindung auf das Bilirubin (*30*). Die Aktivierung dieses in den Lebermikrosomen vorkommenden Enzyms erfolgt während und unmittelbar nach der Geburt (Abb. 7) (*8*); sie wird aber nicht in dem Maße gesteigert, wie es die durch postnatale

Hämolyse entstehende Bilirubinämie notwendig macht. Es kommt zu einem vorübergehenden Mißverhältnis zwischen Bilirubinbildung und -ausscheidung, so daß der physiologische Ikterus neonatorum auftritt (*16*). Erst wenn die Glucuronyltransferase mehr Bilirubin konjugiert, als entsteht, bildet sich die Hyperbilirubinämie zurück; dies geschieht erfahrungsgemäß bei Frühgeborenen später als bei reifen Neugeborenen (Abb. 8).

Es ist nun die Frage, durch welchen Mechanismus die Aktivität der Glucuronyltransferase gesteigert wird. Wir wissen bisher lediglich, daß im Schwangerenblut Hormone kreisen, die dieses Enzym in Leberschnitten inhibieren (*17*). Das Pregnandiol hat unter den chemisch sehr ähnlichen Stoffen die stärkste Hemmwirkung (*11*). Die Hemmstoffe im Schwangerenserum steigern ihre Wirkung bis zum Geburtstermin und reduzieren diese im Puerperium sehr schnell (Abb. 9). Sie treten diaplacentar auf den Fetus über, sind dort etwa so lange nachzuweisen wie im mütterlichen Organismus (Abb. 10). Diese Resultate sprechen für eine inhibitorische Wirkung von Schwangerschaftshormonen; aber sie erklären nicht die auffallende Tatsache, warum die Inhibition nicht auch im mütterlichen Organismus auftritt.

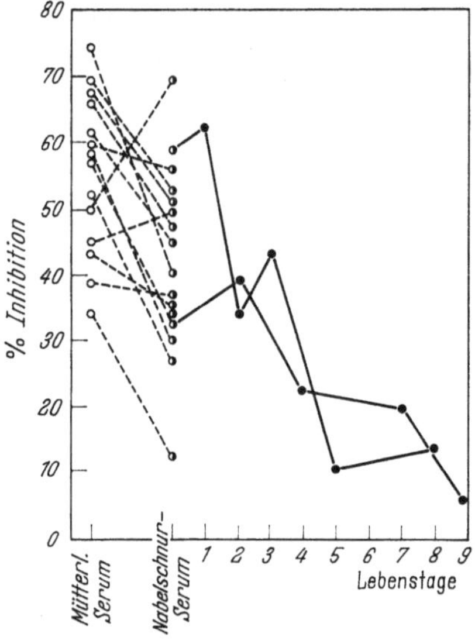

Abb. 10. Relative Inhibition der Bilirubin-Koppelung in Rattenleber-Schnitten durch mütterliche und Neugeborenen-Seren und Rückgang der Inhibition innerhalb der ersten 9 Lebenstage [nach (*11*)]

Adaptation an mikrobielle Antigene. Die Adaptation an mikrobielle Antigene ist schon seit längerer Zeit bekannt. γ-Globuline als Träger spezifischer Immunantikörper werden von fetalen Geweben nicht produziert (*23*), das bei Neugeborenen vorhandene γ-Globulin stammt von der Mutter. Im Nabelschnurblut reifer Neugeborener entspricht die Konzentration des γ-Globulins mit 1,1 g-% etwa derjenigen der Mutter. Beim Neugeborenen einer Mutter mit Agammaglobulinämie ließ sich γ-Globulin nicht nachweisen (*7*). Erst die Stimulation der Umwelt veranlaßte dieses Kind, γ-Globulin zu bilden. Der Übertritt von Antikörpern erfolgt nicht allein nach physikalischen Gesetzen, es gibt Unterschiede der Antikörpertiter von Mutter und Neugeborenem (*35*). Die γ-Globulinkonzentration des Säuglings sinkt bis zum 3. Lebensmonat kontinuierlich ab. Von der 4. Lebenswoche ab werden mit dem Auftreten der Plasmazellen eigene γ-Globuline gebildet, die mehr und mehr die γ-Globuline mütterlicher Herkunft ersetzen und schließlich zu einem Anstieg der γ-Globulinkonzentration im Serum des Kindes führen (Abb. 11). Ähnliche Anstiege zeigen die βA- und βM-Globuline und die Isoagglutinine. Daß diese Entwicklung nicht autonom erfolgt, ist deutlich an Frühgeborenen zu erkennen, die das γ-Globulin unabhängig vom Gestationsalter bilden (*26, 28*). Diese Tatsache wurde einleitend als wichtiges Kriterium der adaptiven Differenzierung hervorgehoben. Im Tierversuch konnte weiterhin gezeigt werden, daß durch Ausschaltung stimulierender Faktoren die Plasmazell- und γ-Globulinbildung unterdrückt werden können, indem Tiere steril aufgezogen werden (Abb. 12). Diese Beobachtungen berechtigen zu dem Schluß, daß die γ-Globulinbildung beim Säugling ein rein adaptiver Vorgang ist (*19*). Unter pathologischen Bedingungen, wie intrauterinen Infektionen mit Lues und Toxoplasmose, können diese Mechanismen schon vor der Geburt induziert werden (*34*).

Immun-(Antigen)Toleranz. Dieses Phänomen tritt auf, wenn es in einer frühen Entwicklungsstufe zu einem Antigenkontakt kommt und für lange Zeit die Fähigkeit verloren geht, Antikörper zu bilden (*4*). Diese Eigenschaften sind beim neu-

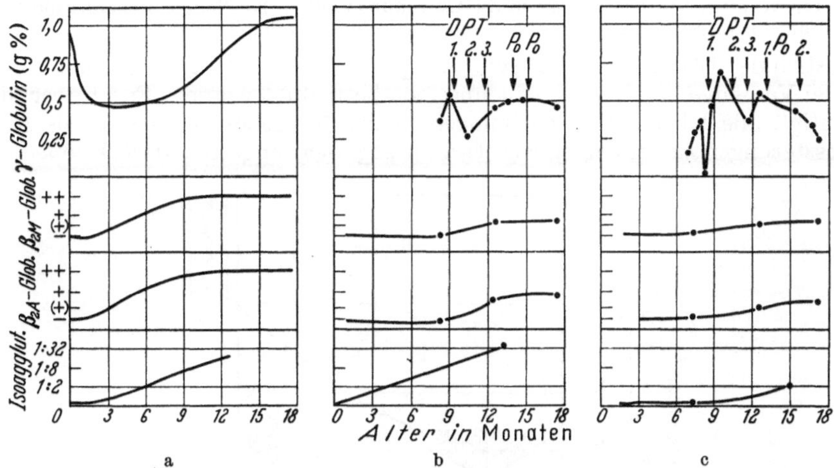

Abb. 11a—c. a Normales Verhalten der Immunglobuline und Isoagglutinine; b Verhalten der Immunglobuline und Isoagglutinine bei Ga. F. DPT-Di-Pertussis-Tetanus-Impfung (Po = Poliomyelitis-Impfung); c Verhalten der Immunglobuline und Isoagglutinine bei Th. F. (*38*)

geborenen Menschen noch wenig erforscht, doch ist aus Tierexperimenten bekannt, daß Lebensalter und Tierart dabei eine Rolle spielen. Bei Geburt relativ reife Tierarten scheinen sich postnatal schon außerhalb dieser Periode zu befinden (Meerschweinchen), während bei anderen Tierarten (Ratten, Kaninchen) die Immuntoleranz auch nach der Geburt noch hervorgerufen werden kann. Vom neugeborenen Menschen ist jedoch bekannt, daß er gruppenfremde Erythrocyten nicht nur reaktionslos verträgt, sondern in seinem Gefäßsystem auch mehrere Monate toleriert (*27*), indem die Isoagglutinine verzögert gebildet werden. Krankheitserreger, und zwar sowohl Bakterien und Viren als auch ihre als Impfstoff verwendeten Antigene, erzeugen nach unseren heutigen Kenntnissen nicht das Phänomen der Antigentoleranz, so daß Kinder, die intrauterin infiziert wurden oder deren Mütter während der Schwangerschaft schutzgeimpft wurden, keine veränderte Reaktionslage gegenüber Infektionen aufweisen. Mehrere Antigendeterminanten scheinen demnach die Entstehung einer Antigentoleranz zu erschweren.

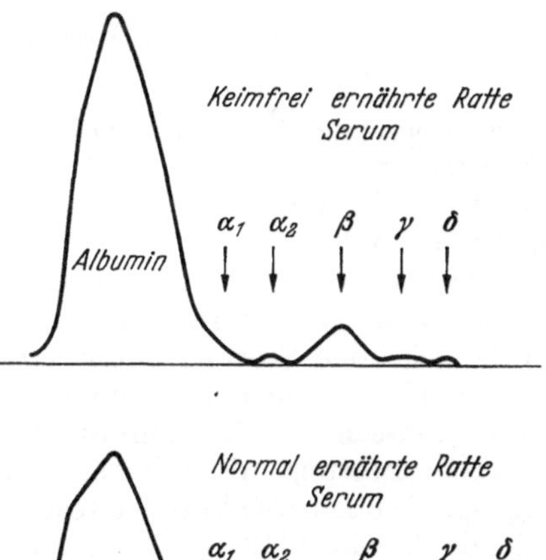

Abb. 12. Serum-Elektrophoresediagramme von 90 Tage alten keimfreien und normalen Ratten [nach (*40*)]

Adaptation auf dem Gebiete der Blutgerinnung. Es sind nur wenige Tatsachen bekannt, die im Sinne der oben definierten Adaptation, nämlich als Folge exogen bedingter Stimulation, gewertet werden können. Dieses ist nur für die Faktoren II (Abb. 13) und VII erwiesen. Beide

sinken in den ersten 3—4 Lebenstagen ab, Faktor VII erreicht nach 2—3 Monaten den endgültigen Wert, während sich Faktor II erst am Ende des ersten Lebensjahres normalisiert.
Als äußeres Stimulans fungiert das Vitamin K, indem dieses von den postnatal im Darm des
Neugeborenen sich ansiedelnden Mikroorganismen geliefert wird [vgl. (*39*)]. Seine Wirkung ist
aber nur möglich, wenn die Leber des Neugeborenen das Prothrombin ausreichend zu synthetisieren vermag. Die Frage, warum die Gerinnungszeit in der Neugeborenenperiode trotz
dieser Mangelfaktoren verkürzt ist, kann nicht hinreichend erklärt werden.

Postnatale Adaptationsstörungen. Als postnatale Adaptationsstörungen sind
vielerlei Vorgänge der Neugeborenenperiode betrachtet worden. Es ist aber nicht
berechtigt, alle Übergangserscheinungen in der Neugeborenenperiode als Adaptationsstörungen zu verstehen, wie etwa die sog. Schwangerschaftsreaktionen oder

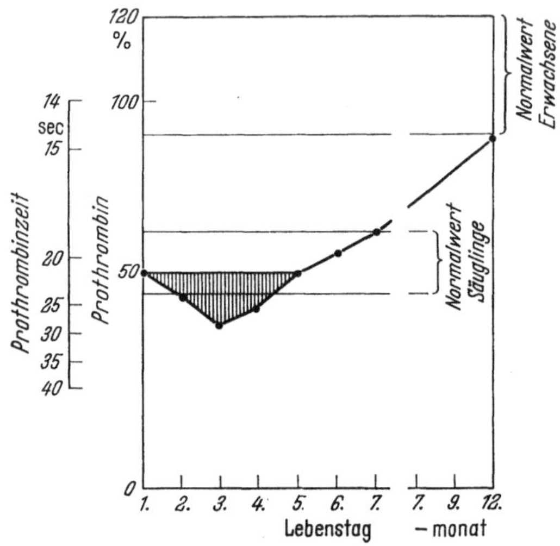

Abb. 13. Der Prothrombinspiegel während der Säuglingszeit [nach (*39*)]

andere Vorgänge, die ätiologisch teilweise noch völlig ungeklärt sind; denn Adaptation ist ein klar umrissener Begriff der Entwicklungsphysiologie, von dem die
Pädiater nicht abweichen sollten. Legt man der Definition der Adaptation eine
,,durch Umweltfaktoren stimulierte besondere Ausprägung" zugrunde, so sind
vor allem die mit der Nahrungszufuhr, mit der Sauerstoffversorgung durch die
Atmung und mit der Infektionsabwehr zusammenhängenden Funktionen einer
vorübergehenden Störung unterworfen. Da Frühgeborene auf die in den letzten
Wochen einer normalen Gravidität erfolgende autonome Differenzierung ver-
zichten müssen, ist ihr Reifungsgrad geringer als bei Reifgeborenen und eine
Anpassungsstörung infolgedessen häufiger. Wir kennen ihre Ödem- und Acidoseneigung, die oben erwähnte Lactosurie und die ebenfalls erwähnte Hyperbilirubinämie, die bereits 1913 von Ylppö (*41*) eingehend untersucht und damals auf eine
Unreife der Leber zurückgeführt wurde. Im letzten Jahrzehnt hat die *Hyperbilirubinämie der Frühgeborenen* steigende Bedeutung gewonnen, weil sie als
häufige Ursache von Kernikterus erkannt worden ist. Die Hyperbilirubinämie der
Frühgeborenen gehört in die Gruppe der Adaptationskrankheiten (*19*), weil sie
sich oft nicht spontan zurückbildet, sondern cerebrale Dauerschäden hinterläßt
oder zum Tode führt (Kernikterus).

Auch der *Morbus haemorrhagicus neonatorum* gehört in die Gruppe der Adaptationskrankheiten, soweit die Darmflora das Vitamin K verzögert zur Verfügung
stellt und die Melaena auf einem isolierten Vitaminmangel beruht.

Im weiteren Sinne einer durch gestörte Adaptation ausgelösten Erkrankung kann auch die sog. *Abstilldyspepsie* gelten. Bei ihr wird die Toleranz der Verdauungsfunktionen überschritten, weil die Zusammensetzung der verabreichten Kuhmilchverdünnung nicht dem Leistungsniveau der Verdauungsenzyme entspricht und der infolgedessen inadäquate Darminhalt zu einem initialen Faktor der Dyspepsie wird.

Jenseits der Neugeborenenperiode, bis in das 2. Lebensjahr, kann das *protrahiert-transitorische Antikörpermangelsyndrom* auftreten. Die Adaptation der Infektabwehr kann bei diesen Fällen beschleunigt werden, wenn die Antigenstimulation durch Injektion von Impfstoffen gesteigert wird (*38*).

Die aufgeführten Beispiele zeigen, daß Umweltfaktoren an der funktionellen Entwicklung des Neugeborenen maßgeblich beteiligt sind, indem sie eine Adaptation hervorrufen. Wenn wir die Umweltreize in der Pflege und Aufzucht Neugeborener physiologisch dosieren, haben wir der ungestörten Entwicklung oft mehr gedient, als wenn wir sie als „Störfaktor" ängstlich auszuschalten versuchen. Nur die genaue Kenntnis der pädologischen Probleme der Anpassung gibt uns die Möglichkeit, die physiologischen von. den pathologischen Umweltfaktoren zu unterscheiden und eine wirksame Krankheitsprophylaxe der ersten Lebenszeit zu treiben. Als höchstes Ziel müssen wir dabei die Senkung der perinatalen Sterblichkeit anstreben, die nur erreicht werden kann, wenn wir auf dem Gebiete der Pädologie weitere Fortschritte erzielen. Die Anpassung befähigt das Neugeborene zum Überleben nach der Geburt, sie ist von der Dynamik des Proteinstoffwechsels abhängig, die einen integrierenden Teil des Lebens darstellt.

Literatur

(*1*) ALBRECHT, W.: Die Phosphatasen der Darmschleimhaut. I: Altersabhängigkeit der Phosphatase-Aktivität in der Darmschleimhaut der Maus. Z. Kinderheilk. **79**, 264 (1957). — (*2*) ASHMORE, J., A. B. HASTINGS, and F. B. NESBETT: The effect of diabetes and fasting on liver glucose-6-phosphatase. Proc. nat. Acad. Sci. (Wash.) **40**, 673 (1954).

(*3*) BILLING, B. H., and G. H. LATHE: Excretion of bilirubin as an ester glucuronide giving direct van den Bergh reaction. Biochem. J. **63**, 6 (1956). — (*4*) BILLINGHAM, R. F., L. BRENT, and P. B. MEDAWAR: Actively acquired tolerance of foreign cells. Nature (London) **172**, 603 (1953).

(*5*) DRISCOLL, S. G., and D. Y. Y. HSIA: The development of enzyme systems during early infancy. Pediatrics **22**, 685 (1958).

(*6*) FITCH, W., M. and I. J. CHAIKOFF: Extent and patterns of adaptation of enzyme activities in livers of normal rats fed diets high in glucose and fructose. J. biol. Chem. **235**, 554 (1960).

(*7*) GOOD, R. A., and S. J. ZAK: Disturbances in gamma globulin synthesis as experiments of nature. Pediatrics **18**, 109 (1956). — (*8*) GRODSKY, G. M., and J. V. CARBONE: Synthesis of bilirubin glucuronide by tissue homogenates. J. biol. Chem. **226**, 449 (1957).

(*9*) HAMBURGH, M., and L. B. FLEXNER: Biochemistry and physiological differentiation during morphogenesis. XXI: Effect of hypothyreoidism and hormone therapy on enzyme activities of the developing cerebral cortex of the rat. J. Neurochem. **1**, 279 (1957). — (*10*) HIMWICH, H. E., and M. H. APRISON: Effect of age on cholinesterase activity of rabbit brain. In: Biochemistry of the Developing Nervous System, 301. New York: Academic Press 1955. — (*11*) HSIA, D. Y. Y., R. M. DOWBEN, and R. SHAW: Inhibition of glucuronysol transferase by progestational agents from serum of pregnant women. Nature (London) **187**, 693 (1960).

(*12*) JOST, A., and R. JAQUOT: Recherches sur les facteurs endocriniens de la charge en glycogène du foie foetal chez le lapin. Ann. Endocrinol. (Paris) **16**, 849 (1955).

(*13*) KATO, Y., and F. MOOG: Difference in response of phosphatases in chick embryo to injection of substrate. Science **127**, 812 (1958). — (*14*) McKAY, D. G., E. C. ADAMS, A. T. HERTIG, and S. DANZIGER: Histochemical horizons in human embryos. Anat. Rec. **126**, 433 (1956). — (*15*) KRETCHMER, N.: Enzymatic patterns during development. Pediatrics **23**, 606 (1959).

(*16*) LATHE, G. H., and M. WALKER: An enzyme defect in human neonatal jaundice and in Gunn's strain of jaundiced rats. Biochem. J. **67**, 9 (1957). — (*17*) LATHE, G. H., and M. WALKER: Inhibition of bilirubin conjugation in rat liver slices by human pregnancy and neonatal serum and steroids. Quart. J. exp. Physiol. **43**, 257 (1958). — (*18*) Linneweh, F.: Die Faktoren des postnatalen Funktionswandels. In F. Linneweh: Die physiologische Entwicklung des Kindes. Berlin-Göttingen-Heidelberg: Springer 1959. — (*19*) Linneweh, F.: Über Anpassungskrankheiten nach der Geburt. Klin. Wschr. **39**, 1041 (1961). — (*20*) Linneweh, F., u. U. Stave: Über Anpassungsvorgänge nach der Geburt. Klin. Wschr. **38**, 1 (1960).

(*21*) Mandelstam, J., and J. Yudkin: Studies in biochemical adaptation. The effect of variation in dietary protein upon the hepatic arginase of the rat. Biochem. J. **51**, 681 (1952). — (*22*) Moog, F.: The differentiation of enzymes in relation to the functional activities of the developing embryo. Ann. N. Y. Acad. Sci. **55**, 57 (1952). — (*23*) Muralt, G. v., H. Cottier, E. Gugler u. A. Hässig: Die Immunglobuline beim Embryo, Neugeborenen und Säugling. In F. Linneweh: Die physiologische Entwicklung des Kindes. Berlin-Göttingen-Heidelberg: Springer-Verlag 1959.

(*24*) Nachmansohn, D., and I. B. Wilson: The enzymic hydrolysis and synthesis of acetylcholine. Advanc. Enzymol. **12**, 259 (1951). — (*25*) Norton, P. M., H. Kunz, and E. L. Pratt: Electrophoretic analysis of serum proteins in premature infants. Pediatrics **10**, 527 (1952). — (*26*) Nothmann, zit. nach Freudenberg, E.: Physiologie und Pathologie der Verdauung im Säuglingsalter. Berlin: Springer 1929.

(*27*) Oehme, J.: Grundlagen und Bedeutung der Immuntoleranz. Z. Kinderheilk. **86**, 77 (1961). — (*28*) Osborn, J. J., J. Dancis, and J. F. Julia: Studies of the immunology of the newborn infant 1) Age and antibody production. Pediatrics **9**, 736 (1952).

(*29*) Potter, R., and V. H. Auerbach: Adaptive enzymes and feedback mechanisms. Lab. Invest. **8**, 495 (1959).

(*30*) Schmid, R., L. Hammaker, and J. Axelrod: Enzymatic formation of bilirubin glucuronide. Arch. Biochem. **70**, 285 (1957). — (*31*) Schäfer, K. H.: Über den Anteil der Stressreaktion am Funktionswandel der ersten Lebenszeit. In: F. Linneweh: Die physiologische Entwicklung des Kindes. Berlin-Göttingen-Heidelberg: Springer-Verlag 1959. — (*32*) Schreier, K.: Eiweißstoffwechsel. In: F. Linneweh: Die physiologische Entwicklung des Kindes. Berlin-Göttingen-Heidelberg: Springer-Verlag 1959. — (*33*) Shen, S. C.: In: Biological Specifity and Growth, 73. Princeton: Princeton University Press 1955.

(*34*) Thorbecke, G. J.: Gamma globulin and antibody formation in vitro. I. Gamma globulin formation in tissues from immature and normal adult rabbits. J. exp. Med. **112**, 279 (1960).

(*35*) Vahlquist, B.: Development of antibody formation and resistance to infection. In: F. Linneweh: Die physiologische Entwicklung des Kindes. Berlin-Göttingen-Heidelberg: Springer-Verlag 1959.

(*36*) Weber, G.: Pathology of glucose-6-phosphatase metabolism. Rev. canad. Biol. XVIII, 245 (1959). — (*37*) Weber, G., G. Banerjee, and S. B. Bronstein: Selective induction and prevention of enzyme synthesis in mammalian liver. Biochem. biophys. Res. Comm. **4**, 332 (1961). — (*38*) Willenbockel, U.: Transitorisch-protrahiertes Antikörpermangelsyndrom bei zweieiigen Zwillingen. Z. Kinderheilk. **84**, 477 (1960). — (*39*) Willi, H.: Die Blutungskrankheiten des Neugeborenen. Ergebn. inn. Med. Kinderheilk. N. F. **2**, 467 (1951). — (*40*) Wostmann, B. S.: Serum proteins in germfree vertebrates. Ann. N. Y. Acad. Sci. **78**, 254 (1959).

(*41*) Ylppö, A.: Icterus neonatorum und Gallenfarbstoffsekretion beim Fetus und Neugeborenen. Z. Kinderheilk. **9**, 208 (1913).

Eiweißsynthese in der Prä- und Postnatalperiode*

Von

K. Schreier und U. Porath

Mit 19 Abbildungen

Bei höheren Lebewesen lassen sich Lebensphasen (Jugend, Reife, Alter, Tod) abgrenzen, welche sich in bezug auf die Aktivität des Eiweißstoffwechsels unterscheiden. Die Ausbildung von Organen setzt die Determinierung von Zellen und Zellverbänden zu Einheiten mit gemeinsamer Struktur und spezifischen Leistungen voraus. Diese Differenzierungsvorgänge sind in ihrem morphologischen Ablauf gut studiert.

Über die Auslösemechanismen und die biochemischen Vorgänge bei der Ontogenese sowie Histio- und Organogenese ist dagegen kaum etwas bekannt. Da jeder Lebensvorgang in irgend einer Weise an Eiweiß gebunden ist, war zu erwarten, daß die Kenntnis des Proteinmetabolismus in der Periode der aktivsten Entwicklungs- und Differenzierungsprozesse zum Verständnis aller Stoffwechselleistungen wesentliches beitragen kann. Für derartige Studien boten sich markierte Aminosäuren (AS) an, welche erlauben, sowohl die Syntheserate als auch die Abbauvorgänge im Gesamtorganismus und in den einzelnen Organen zu verfolgen. Da derartige Studien am Menschen nicht durchführbar sind, waren dafür Tiere zu wählen, welche in dem Placentationstyp den Hominiden nahestehen. Dies trifft für die Rodentien zu. Wir haben deshalb an graviden Ratten und Kaninchen, sowie an Neugeborenen dieser beiden Tierarten entsprechende Versuche vorgenommen. Die in den einzelnen Organen erhobenen Befunde sollen kurz diskutiert und mit Ergebnissen anderer Autoren verglichen werden.

A. Leber

In früheren zusammenfassenden Darstellungen [Schreier (*1*) u. (*3*)] wurde darauf hingewiesen, daß die Leber bereits in der frühen Jugend einen großen Prozentsatz des Eiweißumsatzes des ganzen Körpers vollzieht. Außerdem wurde unterstrichen, daß die Histio- und Funktiogenese dieses Organs entsprechend der unterschiedlichen Reifungsgeschwindigkeit bei den einzelnen Tiergattungen beträchtlich differiert.

Sehr ähnlich wie beim Menschen (wenn auch naturgemäß mit anderen Zeitrelationen) verläuft im Prinzip die Entwicklung und Reifung des Proteinumsatzes in den Organen beim Kaninchen. Als Modell für die Vorgänge beim Menschen und anderen Tieren werden deshalb im folgenden nur die Ergebnisse an Kaninchen und zwar der Einheitlichkeit halber fast nur jene der Versuche mit C^{14}-Glykokoll kurvenmäßig und tabellarisch wiedergegeben.

Die Intensität des Proteinumsatzes ist in der Leber bereits während der Pränatalperiode außerordentlich hoch und übertrifft phasenweise die Aktivität

* Wir sind der Strebelstiftung (Mannheim) für die Unterstützung der Arbeit zu Dank verpflichtet.

des maturen Organs beträchtlich. Um exakte Vergleichsmöglichkeiten der Verhältnisse beim Fet und Muttertier zu haben, injizierten wir nach Eröffnung des mütterlichen Abdomens radioaktiv markierte AS intraperitoneal in Kaninchenfeten (s. Abb. 1). Aus den Befunden dieser Reihe und den morphologischen und biochemischen Untersuchungen anderer Autoren läßt sich ablesen, daß offensichtlich am Ende der Pränatalperiode das mitotische Wachstum in der Leber weitgehend zur Ruhe gekommen ist. Dies manifestiert sich z. B. an dem deutlichen Abfall der Proteinsyntheserate zur Geburt hin.

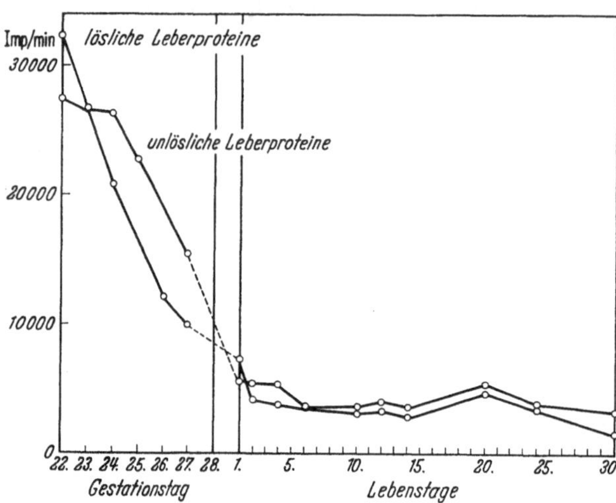

Abb. 1. Kaninchenfeten und junge Tiere; Inkorporation von C¹⁴-Glykokoll in lösliche und unlösliche Leberproteine 6 Std nach Injektion (Imp/min/10 mg)

Elektronenoptische Studien an fetalen Ratten (Franke und Goetze) ergänzen unsere Ergebnisse dadurch, daß sie Reifungsvorgänge im endoplasmatischen Reticulum der Zellen und auch in den Mitochondrien nachweisen.

Die hohe Bedeutung der Leber für den Gesamtstoffwechsel des Organismus vor allem während des 2. Drittels der Embryonalzeit läßt sich u. a. aus der Tatsache ablesen, daß während dieser Periode das Organgewicht beim menschlichen Feten etwa 6% des Gesamtgewichtes ausmacht, während es nach der Geburt nur etwa 3% beträgt. Dieser Abfall ist z. T. durch die Einstellung der Erythropoese sowie durch die postnatale Involution des linken Lappens bedingt. Klare Konzeptionen von den Faktoren, welche das Leberwachstum und die Höhe der Syntheserate neuer Proteine bestimmen, gibt es unseres Wissens nicht. Nach den Vorstellungen von Glinos soll der Anreiz zur Bildung neuer Leberzellen durch ein Absinken der Serumalbuminkonzentration erfolgen. Das würde bedeuten, daß infolge des intravasalen-extravasalen Ausgleichs die Proteinkonzentration der interstitiellen Flüssigkeit regulierend in die Mitoserate und die Eiweißbildungsvorgänge eingreift.

Im Anschluß an die Geburt kommt es durch die Unterbrechung des Ductus venosus Arantii zu einer Umstellung der Blutverteilung im Sinne einer Verringerung des Leberstrombettes und damit zur Einleitung der postnatalen Umbauprozesse. Die unter anderem daraus resultierenden veränderten Druckverhältnisse und das Versiegen der intrahepatischen Erythropoese sind wohl eine wichtige Voraussetzung für die ungestörte texturielle Leberreifung mit der radiären Ausrichtung der Epithelplatten. Diese Vorgänge scheinen bereits in den ersten 6 Lebensstunden abzulaufen. Beim unreif geborenen und geschädigten Kind sind histopathologisch länger als beim normalen (unter Umständen mehrere Tage lang) die morphologischen Merkmale der letzten Fetalzeit festzustellen (Becker u. Mitarb.).

In der ersten postnatalen Lebenswoche scheint der Wachstumsimpuls in der Leber am stärksten zu sein. Sie verdreifacht in dieser Zeit ihren Proteingehalt, während ihn die übrigen untersuchten Organe nur etwa verdoppeln (Abb. 2). In den Voruntersuchungen wurde festgestellt, daß die Einbaumaxima markierter

AS bei Kaninchen etwa nach 6 Std erreicht sind. Wir haben deshalb im Kurvenbild die 6-Std-Werte verwendet. Viel deutlicher als in der Darstellung der Organgewichte (Abb. 2) läßt sich der Wechsel rascher Entwicklung und Differenzierung und relativer Ruhe in den Inkorporationshöhen erkennen (Abb. 1).

Früher haben wir u. a. festgestellt (WIRTH und SCHREIER), daß derartigen Entwicklungsschüben eine Neosynthese von Nucleinsäuren (besonders Ribo-

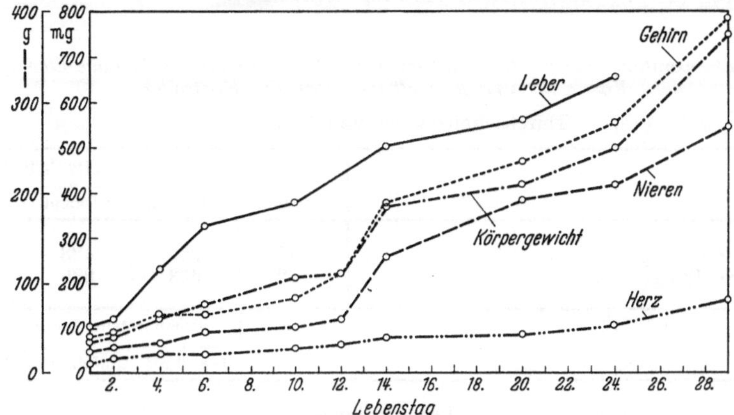

Abb. 2. Körpergewicht und Proteingehalt einzelner Organe von jungen Kaninchen

nucleinsäuren) vorausgeht. Erst nach deren Aufbau erfolgt die rasche Zunahme der Eiweißneubildung. Dieser Befund entspricht den modernen Konzeptionen über die bei der Protein-Neosynthese ablaufenden Vorgänge (z. B. WATSON; CRICK).

Der Ablauf der Eiweißsyntheserate ist bei Ratten und Kaninchen der Nachgeburtsperiode etwa identisch. Nach dem Absinken in den ersten Lebensstunden kommt es bei Ratten um den 15. Tag (SCHREIER u. Mitarb. 5, 6), bei Kaninchen um den 20. Lebenstag zu einem eindrucksvollen Anstieg der Neubildungsrate von Organproteinen. Von morphologischer Seite (z. B. STEGMANN) wurde auch bei der Maus eine vorübergehende rasche Größenzunahme der Leber nach dem „Abstillen" beobachtet.

Wir glauben mit der Annahme nicht fehlzugehen, daß durch die Aufnahme von Beifutter zur Muttermilch gerade in die Leber zahlreiche bis dahin für das Organ noch unbekannte Spaltprodukte und Intermediärsubstanzen aus dem Darm gelangen, welche die Neosynthese verschiedener Enzyme erfordern.

Für den biochemisch Orientierten bleibt als wichtigstes Rätsel der Vorgang der Reifung und Aktivierung von Enzymen in der sich entwickelnden Leberzelle. Wir wissen, daß ein Großteil des Enzymbestandes genetisch festgelegt ist. Durch diese Erkenntnis ist aber nichts für das Verständnis des eigentlichen biochemischen Bildungsmechanismus gewonnen.

Zwei Theorien versuchen, die Wissenslücke zu füllen:

1. Die Annahme einer *Induktion*, d. h. neu im Stoffwechsel auftretende Substrate sollen mit Hilfe eines noch ungeklärten Eingriffs die Neubildung eines Enzyms veranlassen (vgl. S. 2).

2. Die Repressionstheorie (JACOB und MONOD; PALLADE usw.) postuliert eine Art Omnipotenz der jugendlichen und besonders embryonalen Zelle auf dem Gebiet der Proteinsynthese. Durch Depressoren sollen die ungezielten Synthesevorgänge blockiert sein. Ein Enzym würde dann gebildet, wenn ein Metabolit einen Depressor annuliert (vgl. S. 2).

Die zweite Konzeption gilt derzeit als wahrscheinlicher. In kürzlich publizierten Untersuchungen wurde gezeigt (z. B. Weber et al.), daß auch Hormone in die Induktion und Unterdrückung der Enzymsynthese eingreifen (vgl. S. 3).

Aufschlußreich für die Beurteilung des Wertes zumindest bestimmter Leberproteinfraktionen für den Gesamtorganismus sind die Ergebnisse von Einbaustudien markierten Lysins und Glykokolls in die Leberproteine von jungen Hungertieren (Tab. 1, sowie Kasassis und Schreier).

Tabelle 1. *Inkorporation von C¹⁴-Glycin in Serum- und Organproteine bei 14 Tage alten dystrophen Kaninchen und gleichaltrigen normalen Kontrollen*

Durchschnittswerte von 3—4 Tieren

	Serumproteinfraktionen Imp/min/1 mg			
	Albumine	α-Globul.	β-Globul.	γ-Globul.
Dystrophietiere: 55 g	41	259	428	192
Kontrolltiere: 185 g	142	653	835	861

	Organproteine Imp/min/10 mg		
	Lösl. Prot.	Unlösl. Prot.	Gesamt-NS
Leberproteine			
Dystrophietiere: 55 g	3654	4470	410
Kontrolltiere: 185 g	2820	3530	1225
Gehirnproteine			
Dystrophietiere: 55 g	157	307	238
Kontrolltiere: 185 g	501	710	875
Herzproteine			
Dystrophietiere: 55 g	439	319	1196
Kontrolltiere: 185 g	1653	1972	2991
Nierenproteine			
Dystrophietiere: 55 g	292	1283	454
Kontrolltiere: 185 g	756	3545	2100

In Übereinstimmung mit anderen Autoren (Übersicht bei Waterlow) konnten wir nachweisen, daß im extremen Eiweißmangelzustand die Inkorporation in die Leberproteine hoch bleibt, bzw. im Vergleich zum Verhalten der Eiweißkörper anderer Organe (z. B. Muskulatur, Gehirn) noch deutlich zunimmt. Teleologisch gesehen versucht der Organismus offensichtlich bis in die Präfinalperiode, den Bestand an bestimmten Enzymen und Apoenzymen bzw. ähnlichen essentiellen Eiweißkörpern, so lange es geht, aufrechtzuerhalten. Man kann aber auch einfach sagen, daß Organe mit hoher Proteinumsatzrate (und damit rasch wechselndem AS-Pool) auf angebotene AS einen stärkeren Sog ausüben, als solche mit niedriger Aktivität im Proteinstoffwechsel.

Der initiale Eiweißverlust ist bei Beginn einer Hungerperiode besonders hoch, zu diesem Zeitpunkt werden eben nicht essentielle Strukturen, sondern „labile Proteine" zugunsten „wichtigerer Struktureiweißkörper" in anderen Organen geopfert.

Aus den Stoffwechselstudien an Kindern mit Kwashiorkor und den Tierversuchen läßt sich der Schluß ziehen, daß ein Eiweißmangelzustand nicht nur die verschiedenen Organe und Gewebe in unterschiedlicher Weise in Mitleidenschaft zieht, sondern daß die einzelnen Gewebsarten des Organs, ja die verschiedenen Proteine einer Zelle ungleich betroffen werden. Es resultiert eine Verschiebung im Spektrum der Körperproteine, was sich auch im Verhalten der Enzymaktivitäten manifestiert.

Nach Beginn der Normalernährung stieg entsprechend den Befunden beim Menschen (DEAN und SCHWARZ) auch in unseren Hungertieren das Plasmaprotein und die Menge der Leberproteine rasch an. Ihre Zunahme überstieg prozentual bei weitem die des Gesamtkörpergewichtes (SCHREIER u. Mitarb., unveröffentlicht). Besonders Muskelproteine scheinen nur langsam nachsynthetisiert zu werden (WATERLOW).

Unsere Tierversuche und die Studien an menschlichen Leukocyten (SCHREIER, ZÖLLER usw. 7) beweisen, daß im wachsenden Organismus die Proteinsyntheserate wesentlich höher ist als in späteren Lebensphasen.

Es blieb zu klären, mit welcher Aktivität die Abbauprozesse im fetalen Organismus ablaufen.

Für diese Untersuchungen wurde Feten C^{14}-Lysin intraperitoneal injiziert und je 2 oder 3 Tiere 6, 12, 24 bzw. 48 Std nach der Applikation der AS operativ entbunden.

Es ergab sich, daß die Halblebenszeit (HLZ) einiger elektrophoretisch getrennter Leberproteinfraktionen kürzer ist als 24 Std, während die HLZ der Gesamtproteine des Organs höher liegt. In Übereinstimmung mit früheren eigenen Ergebnissen und den Befunden anderer Autoren (z. B. MAURER) fanden wir, daß die HLZ der Gesamtproteine der reifen Leber etwa 7 Tage betragen dürfte. Eine HLZ-Bestimmung der Eiweißkörper eines ganzen Organs ist demnach wenig sinnvoll. Sie stellt eben nur die Summe aus zahlreichen individuellen Protein-Umsatzraten dar. Bei älteren Tieren verläuft der Katabolismus auch der löslichen Eiweißfraktionen deutlich langsamer (z. B. PLÜCKTHUN und SCHREIER). Dies wurde neuerdings durch WATERLOW anhand von Messungen des Gesamt-N-Umsatzes von Kindern erneut bestätigt.

Unsere besondere Aufmerksamkeit wandten wir den mit Natriumdesoxycholat in Lösung zu bringenden Leberalbuminoiden zu, da diese nach PETERS als Albuminpräkursoren angesehen werden können. Die spezifische Aktivität dieser Fraktion ließ noch nach 48 Std keinen sichtbaren Abfall erkennen. Da die Albuminoide nach ihrer Umwandlung in Albumin die Zelle sehr rasch verlassen, ist es unwahrscheinlich, daß deren intracelluläre HLZ 2 Tage beträgt. Vielmehr wird die Fraktion wohl so rasch nachgebildet und übt einen so starken Sog auf die markierten AS aus, daß die spezifische Aktivität auch nach 2 Tagen noch sehr hoch ist.

Im Rahmen der Besprechung der Proteinsyntheserate in der Leber scheint es richtig, den Abfall der Eiweißneubildung in der unmittelbaren Postnatalperiode — an dem fast alle Organproteine teilhaben — zu interpretieren, weil er hier besonders eindrucksvoll ist. Der entscheidende Faktor ist zweifelsohne die plötzliche Unterbrechung des Placentarkreislaufes und die damit verbundene Verminderung des Angebotes an Energieträgern und Baustoffen. Dazu kommt die veränderte Blutverteilung (z. B. zugunsten des rechten Leberlappens) und die Umstellung des Energiestoffwechsels auf den höheren O_2-Partialdruck.

Der Fetus rüstet sich zwar für die Unterbrechung des Substratstromes durch Glykogen- und Fettspeicherung. Dennoch reichen vor allem die Glykogenmengen in der Leber nur kurze Zeit, um den eigentlichen „Geburtsstress" (SCHÄFER) zu überstehen. Für die Proteinsynthese bleibt nur wenig Energie übrig. Die kurze Lebensdauer der meisten fetalen Eiweißkörper verstärkt den Abfall der spezifischen Aktivität.

B. Plasmaproteine

Wegen der relativen Einfachheit der Methodik ist die Entwicklungsphysiologie der Plasmaeiweißkörper des Menschen recht gut studiert. Nach diesen Untersuchungen besteht im 4. Fetalmonat das Serum bei einem Gesamtproteingehalt von etwa 2,5 g-% zu 90% aus Albuminen (z. B. Pfau). Im Verlaufe des intraute-

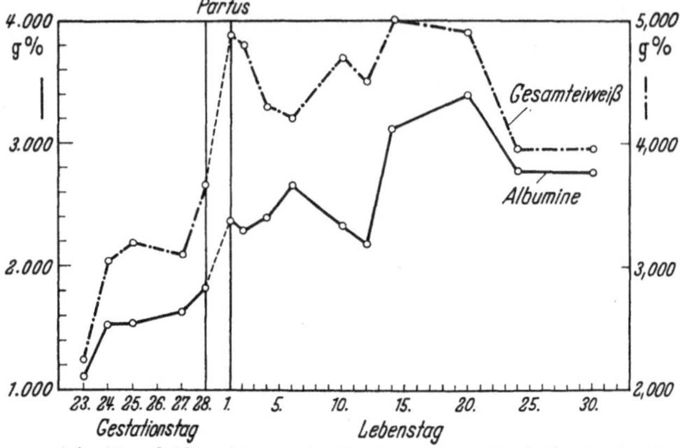

Abb. 3. Serumgesamteiweiß und Albuminkonzentration in g-% von Kaninchen in der Perinatalperiode

rinen Daseins nimmt der Plasmaproteinspiegel auf etwa 5,8 g-% zu, während die relative Albuminkonzentration auf etwa 62% absinkt, d. h. absolut 3,3—4 g-% beträgt. Nach v. Muralt (S. 31) lassen sich bereits in der 8. Embryonalwoche immunelektrophoretisch 5 Eiweißfraktionen nachweisen: eine rasch wandernde Vorfraktion, Albumine, sowie 2α- und 1β-Fraktion. Gammaglobuline finden sich erstmals im 4. Fetalmonat und nehmen bis zur Geburt auf etwa 1,3 g-% zu.

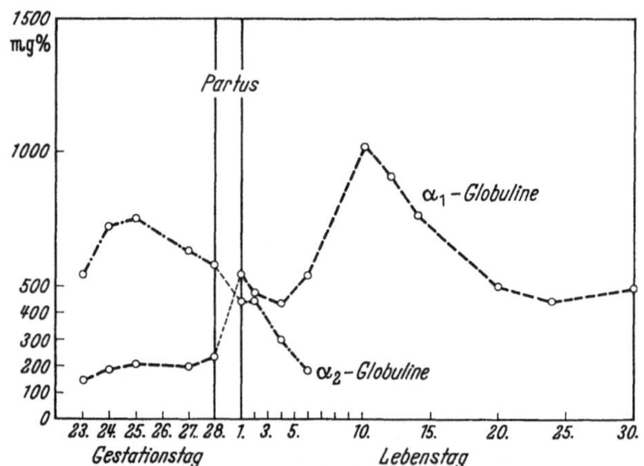

Abb. 4. Serum-α_1- und α_2-Globulinkonzentration in mg-% von Kaninchen in der Perinatalperiode

Entwicklungskurven vom quantitativen und qualitativen Reifen der Plasmaeiweißkörper der von uns verwendeten Laboratoriumstiere konnten wir in der Literatur keine finden.

In Abb. 3—5 sind die Mengenverschiebungen und in Abb. 6—9 die Syntheseraten bei Kaninchen dargestellt. Eine evtl. Übertragung der mit markierten AS gewonnenen Ergebnisse auf den Menschen erhält durch unsere Befunde eine gewisse Berechtigung, welche demonstrieren, daß offensichtlich die Kaninchenfeten eine sehr ähnliche Verteilung und Reifung der Serumproteine aufweisen wie der menschliche Säugling.

Die Lösung zweier Probleme schien vor allem vordringlich:

1. Werden die Plasmaproteine ausschließlich, hauptsächlich oder überhaupt nicht im fetalen Organismus gebildet, bzw. stammen einzelne Fraktionen von der Mutter?

2. Das Problem des transplacentaren Immunkörpertransportes.

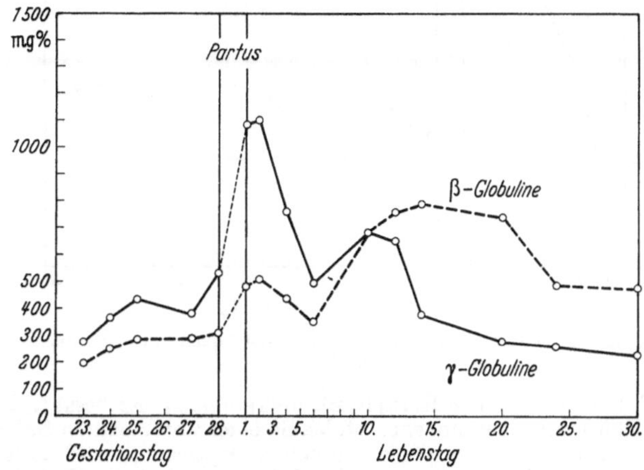

Abb. 5. Serum-β- und γ-Globulinkonzentration in mg-% von Kaninchen in der Perinatalperiode

Die Studien anderer Autoren beschränken sich im wesentlichen auf die Synthesevorgänge in Organschnitten. Mit Hilfe dieser Methodik konnten DANCIS u. Mitarb. die Fähigkeit der Meerschweinchenleber, Albumine und einige Globuline zu synthetisieren, nachweisen. Wir haben durch Injektion der markierten AS in Kaninchenfeten eine außerordentlich hohe Einbaurate dieser AS in die einzelnen

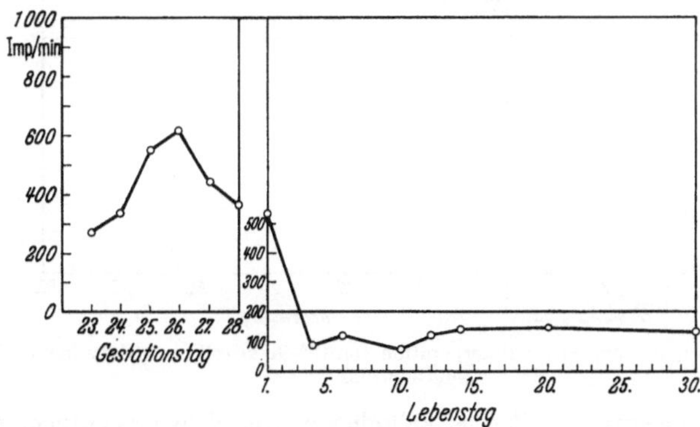

Abb. 6. Kaninchenfeten und junge Tiere; Inkorporation von C^{14}-Glykokoll in Serumalbumine, 6 Std nach Injektion (Imp/min/mg)

Proteinfraktionen festgestellt. KELLEHER et al. kamen inzwischen zu völlig gleichsinnigen Ergebnissen. Diese Autoren fanden eine 10fach höhere Markierung der fetalen Proteine. Damit ist also bewiesen, daß der Großteil des Plasmaproteinbestandes der Feten von diesen selbst aus freien AS synthetisiert wird. Wie Kurvenbild 10 deutlich macht, fällt die Einbaurate der angebotenen AS in allen untersuchten Fraktionen vom 23. auf den 25. Gestationstag steil ab. Dies läßt vermuten, daß neben der abnehmenden Neosynthese gleichförmig angreifende

18 K. Schreier und U. Porath:

Faktoren wie das Einströmen mütterlicher Proteine bzw. das Austreten der Plasmaproteine in die rasch größer werdenden extracellulären und extravasalen Räume wirksam sind, und so die markierten Proteine stärker „verdünnen".

Eine direkte experimentelle Bestimmung der Umsatzrate eines Proteins bzw. einer anderen biologischen Substanz ist durch die Messung der „Halblebenszeit" (HLZ) möglich.

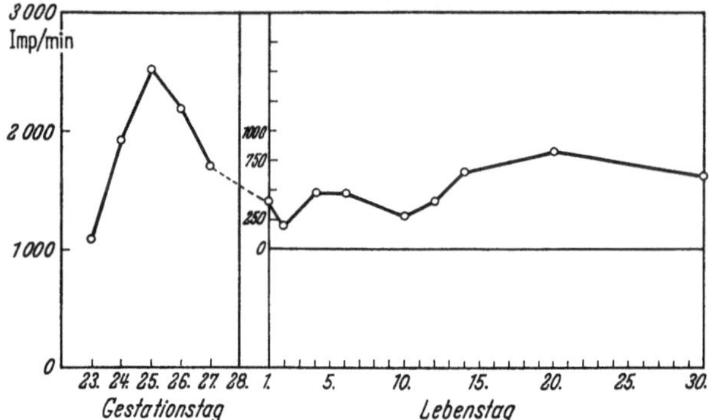

Abb. 7. Kaninchenfeten und junge Tiere; Inkorporation von C¹⁴-Glykokoll in α-Globuline, 6 Std nach Injektion (Imp/min/mg)

Der Begriff der HLZ wurde aus der Kernphysik übernommen. Er besagt, daß in einer bestimmten Zeit die Hälfte aller vorhandenen Moleküle einer untersuchten Substanz abgebaut werden. Die exakte Erfassung dieses Wertes in einem Organismus wird dadurch erschwert, daß nach intravenöser oder intraperitonealer Injektion zunächst die Verteilung des Stoffes im Gesamtpool des Organismus zu berücksichtigen ist. Die Größe des austauschbaren Pools läßt sich nach der Formel von Jeffay und Winzler berechnen. Die sog. Stoffwechselzeit, d. h. die Periode, in der eine bestimmte Poolgröße einmal synthetisiert wird, kann man nach

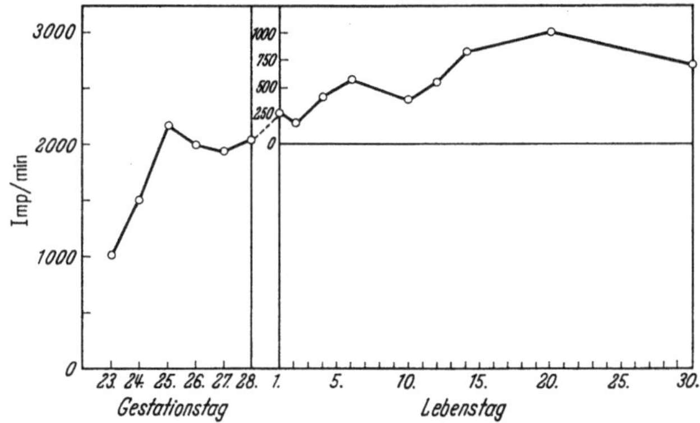

Abb. 8. Kaninchenfeten und junge Tiere; Inkorporation von C¹⁴-Glykokoll in β-Globuline, 6 Std nach Injektion (Imp/min/mg)

einer von Tarver angegebenen Formel kalkulieren. Aus dem Gesamtpool und der Stoffwechselzeit ist unschwer die Umsatzrate abzuleiten. Außerdem ergibt sich, daß Stoffwechselrate und HLZ zueinander im reziproken Verhältnis stehen. Für den wachsenden Organismus kommt ein weiterer Unsicherheitsfaktor in die Berechnungen, da das in den Formeln als konstant angenommene Körpergewicht zumindest bei länger dauernden Untersuchungen ansteigt. Für Kurzzeitversuche kann man aber auch bei zunehmender Körpermasse festhalten, daß im Rahmen des Umsatzes ein äquivalenter Teil nicht gekennzeichneter Bausteine einer bestimmten Substanz durch markierte Elemente ersetzt wird. Besonders die Experimente von Walter und Haurowitz haben dies wohl zweifelsfrei nachgewiesen.

Die Größe der HLZ einer einheitlichen Substanz hängt:

a) von der spezifischen Funktion im Gesamtmetabolismus,

b) von der exogenen Zufuhr der Substanz bzw. ihrer Baustoffe,

c) von hormonellen und
d) von energetischen Einflüssen ab.

Für Proteine gilt, daß eine hohe Eiweißzufuhr die Umsatzrate erhöht und daß im extremen Hungerzustand die HLZ ansteigt. Schilddrüsenhormone scheinen auch die Umsatzrate der Proteine zu steigern.

Aus den Kurvenbildern 11 u. 12 ist ersichtlich, daß die von uns bestimmte HLZ für alle Serumfraktionen pränatal etwa 18 Std lang ist. Die Syntheserate ist

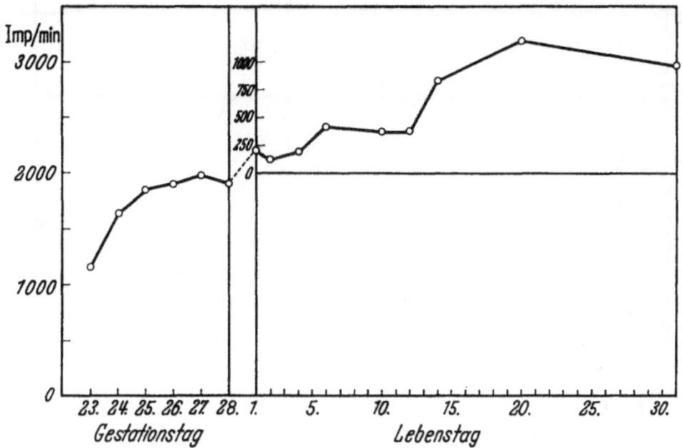

Abb. 9. Kaninchenfeten und junge Tiere; Inkorporation von C¹⁴-Glykokoll in γ-Globuline, 6 Std nach Injektion (Imp/min/mg)

daraus natürlich nur angenähert zu kalkulieren, denn bei so intensivem Umsatz ist mit erheblichem Wiedereinbau zu rechnen. Außerdem überlagern bei unseren Versuchen einströmende mütterliche Proteine mit geringer Markierung die Befunde. In letzter Zeit haben KULANGARA sowie der Arbeitskreis um VILLEE ebenfalls anhand ihrer Ergebnisse die Umsatzrate der fetalen Proteine kalkuliert. Die von ihnen errechneten Werte liegen in derselben Größenordnung wie unsere, was für die Richtigkeit der Ergebnisse sprechen dürfte.

Mit Hilfe von biosynthetisch markierten homologen Serumeiweißfraktionen ist es uns darüber hinaus gelungen (SCHREIER 3 sowie PLÜCKTHUN und SCHREIER), den Aussagewert unserer mit markierten AS an Feten und Jungtieren erhobenen Befunde zu unterbauen, daß Syntheserate und Abbaurate etwa parallel laufen.

Während erwachsene Kaninchen täglich etwa 7—8% ihres Albuminbestandes umsetzen, errechneten wir aus unseren Untersuchungen mit biosynthetisch markierten homologen Albuminen bei 10 Tage alten Tieren einen täg-

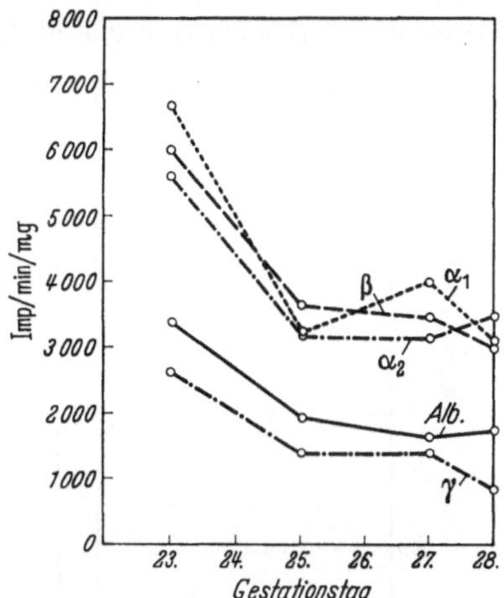

Abb. 10. Inkorporation von C¹⁴-Lysin in Serumproteinfraktionen von Kaninchenfeten, 6 Std nach Injektion (Imp/min/mg)

lichen "Turnover" von etwa 16%. Entsprechende Relationen fanden sich bei Verwendung von γ-Globulinen. In utero vollzieht sich der Abbau noch wesentlich schneller. Er liegt in einer Größenordnung von mehr als 50%, entsprechend der aus den Kurvenbildern 11 u. 12 abzulesenden verkürzten HLZ. Diese sind ein eindrucksvolles Beispiel für die geradezu gesetzmäßige Abhängigkeit des "Turnover" vom Lebensalter bzw. der Körpergröße.

2*

Als eine weitere Stütze für die Richtigkeit der Annahme, daß eine Parallele von Umsatzrate und Größe bei Mensch und Tier besteht, kann die Oberflächenrelation des Grundumsatzes und der HLZ herangezogen werden (z. B. Deichmiller; Maurer). Dementsprechend wurde die HLZ der Albumine von Rindern mit 21 Tagen, jene der Maus mit 1,2—1,9 Tagen bestimmt. Daß dies nicht nur für

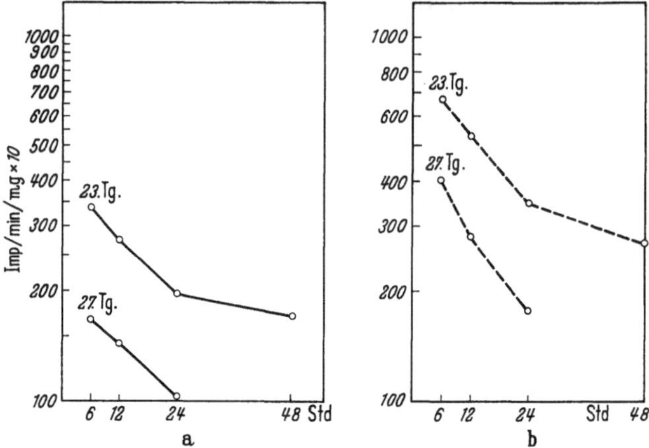

Abb. 11a u. b. a HLZ der Albumine von Kaninchenfeten am 23. und 27. Gestationstag; b HLZ der α_1-Globuline

die Proteine zutrifft, haben Sedlin und Frost nachgewiesen. Sie fanden, daß die Knochenumsatzrate bei etwa 5jährigen Kindern 2,2 Jahre und bei etwa 67jährigen Menschen 37 Jahre beträgt.

Auch durch die Messungen der energetischen Vorgänge im fetalen Organismus wurde unsere Konzeption gestützt, daß auch die Abbauvorgänge gesteigert sind.

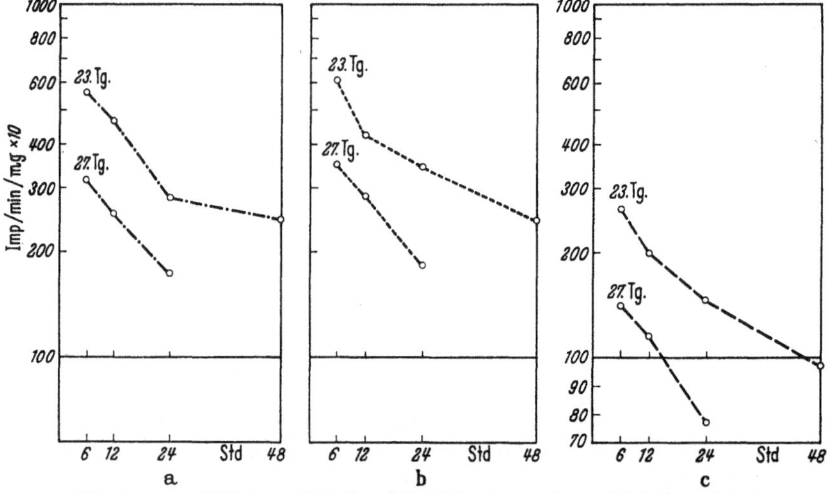

Abb. 12a—c. a HLZ der α_2-Globuline; b HLZ der β-Globuline; c HLZ der γ-Globuline

Raiha fand, daß in der fetalen Leber das Verhältnis von DPN/DPNH etwa 13,5 beträgt, und daß es mit etwa konstanter Rate auf 3,6 im maturen Organ abfiel. DPN dient nach Bücher sowie Klingenberg als eine Art Saugpumpe, um die beim Abbau in großer Menge frei werdenden H-Ionen aufzufangen. Da trotz gesteigerten Abbaues für alle untersuchten Eiweißfraktionen ein Zuwachs unterschiedlichen Ausmaßes festzustellen ist (Kurvenbilder 2—5), muß eine enorm gesteigerte Syntheserate postuliert werden, die mit zunehmender HLZ absinkt. Diese Zusammenhänge lassen sich an unserem Zahlenmaterial zwanglos ablesen.

Von klinischer und erkenntnistheoretischer Bedeutung ist die Genese des Nestschutzes und das Ingangkommen der Eigenbildung der Antikörper nach der Geburt. Die Studien an Kindern von Frauen mit dem Vollbild eines Antikörpermangelsyndroms demonstrieren, daß beim Menschen der größte Teil der Antikörper von der Mutter auf den Feten übertragen wird (BRIDGE sowie GOOD). Erst nach der vierten Lebenswoche konnte eine geringe γ-Globulinkonzentration bei diesen Säuglingen festgestellt werden. Ob aus diesen Befunden die Unfähigkeit von Feten zur Antikörperbildung abgeleitet werden kann, erscheint zumindest fraglich, weil durch den Schutz mehrerer Membranen nur einzelne Antigene in den fetalen Organismus gelangen. Das Zusammenfügen aller Einzelbefunde der Literatur zu einem gemeinsamen Bilde wird durch die uneinheitliche Nomenklatur und die unterschiedliche Zuordnung der mit den verschiedenen Methoden getrennten Proteinfraktionen zu den Antikörpern sehr erschwert (Zusammenfassung bei v. MURALT).

Unsere Ergebnisse bei Ratten und vor allem Kaninchen sind deshalb bemerkenswert, weil sie übereinstimmend die Synthese von Proteinen nachweisen, welche im Elektrophoresefeld in der Gamma-Fraktion wandern. Besonders die Experimente an Kaninchenfeten scheinen uns einen hohen Aussagewert zu haben, denn diese Nagetiere kommen genau wie der menschliche Säugling mit einer höheren Gammaglobulinkonzentration zur Welt, als sie die Mutter besitzt. Außerdem ist ebenfalls keine Antikörperaufnahme durch den Darm nachweisbar.

Nach Injektion von C^{14}-Glycin bzw. C^{14}-Lysin intraperitoneal in die im Uterus offensichtlich ungestört weiterwachsenden Feten ergab sich jedenfalls eine Inkorporation in die Gammaglobulinfraktion, welche 80fach höher war als die der Muttertiere.

Es liegt nahe, anzunehmen, daß von den Feten „unreife" γ-Globuline gebildet werden, denen keine spezifische Antikörpereigenschaft zukommt. Diese Konzeption wird vielleicht durch kürzliche Untersuchungen gestützt, welche zu beweisen scheinen, daß durch Veränderungen eines Stranges bei einem aus mehreren Polypeptidketten bestehenden Proteinmoleküls (γ-Globulin hat mindestens 4 Ketten) bzw. durch Hybridenbildung einzelner Ketten untereinander Eiweißkörper erst Antikörpereigenschaften gewinnen. In Verfolgung dieser Gedankengänge kann man diskutieren, daß die vom Feten selbst gebildeten γ-Globuline unter dem spezifischen Reiz des Antigens in ihrer tertiären Struktur verändert und damit echte Antikörper werden können.

Wir konnten bis jetzt noch nicht feststellen, wie sich die von den Feten synthetisierten γ-Globuline in der Ultrazentrifuge verhalten. Dies zu wissen wäre deshalb wünschenswert, weil inzwischen festgestellt wurde (Übersicht bei v. MURALT), daß nur bestimmte Antikörper wahrscheinlich mit Hilfe eines spezifischen wohl der Pinocytose zuzurechnenden Mechanismus die Placenta permeieren können.

C. Gehirn

In der älteren Literatur wurde der Prozeß der Myelinisierung als die entscheidende Stufe in der Entwicklung des ZNS angesehen. Vor allem durch das Studium der angeborenen Stoffwechselanomalien ist nunmehr der Proteinstoffwechsel und die Aktivität der Enzyme in das Zentrum des Interesses gerückt. Die neuen Studien gestatten eine Abgrenzung der Entwicklungsphysiologie des

Gehirns von drei Phasen. In der Periode der Formung des Neuralrohres, der einzelnen Gehirnblasen usw. ist die Syntheserate der Proteine außerordentlich hoch und übertrifft wohl die aller vergleichbarer Strukturen. In der anschließenden Periode, welche sich bis über die Geburt hinaus erstreckt, verläuft die Zellbildung und Zellreifung in ziemlich konstanter Rate, wenn auch zu erwarten ist, daß bei einer sorgfältigen Untersuchung Phasen mit Entwicklungsschüben und solche mit dem Abbau präliminärer Strukturen abzugrenzen sein werden.

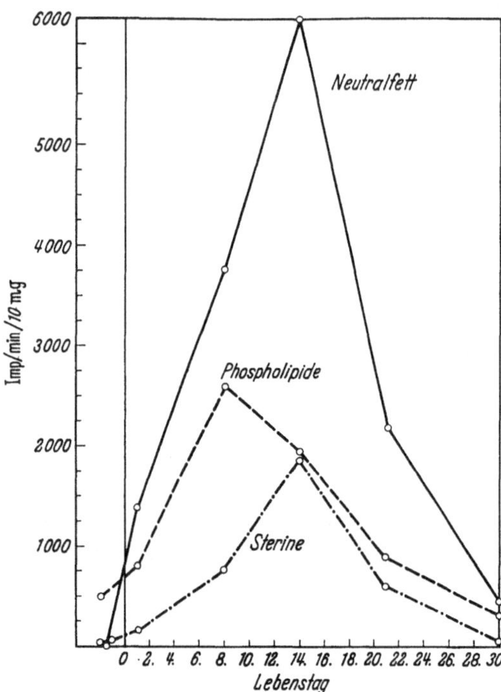

Abb. 13. Inkorporation von C14-Na-Acetat in Hirnfraktionen junger Kaninchen

In der dritten Phase kommt es zur Myelinisierung und damit funktionellen Reifung des Organs.

Der RNS- und DNS-Gehalt des sich in Entwicklung befindlichen Gehirns ist entsprechend der intensiven Proteinsynthese relativ und absolut sehr hoch (Wirth und Schreier; Waelsch). Die Konzentration der beiden Nucleinsäuren nimmt mit fortschreitender Reifung stetig ab und erreicht beim menschlichen Säugling bereits nach den ersten Lebensmonaten die Erwachsenenwerte. Dagegen steigt die Aktivität der Nucleasen bis zu diesem Zeitpunkt an, was für einen intensiven Umsatz vorwiegend der RNS spricht.

Bemerkenswert ist ein abrupter Abfall des relativen Hirngewichtes um den 15. Lebenstag bei den üblichen Laboratoriumsnagetieren. Es ist denkbar, daß die Zellen zu diesem Zeitpunkt ihren relativ hohen Wassergehalt verlieren und ihn durch permanente Lipide ersetzen. Wie die nachfolgende Abb. 13 demonstriert, haben wir am Ende der zweiten Lebenswoche mit Hilfe von C14-Acetat stets reproduzierbar eine enorme Syntheserate der von uns studierten Lipidfraktionen gefunden. Die synthetisierten Cerebroside, Sterine und Neutralfette sind natürlich Bestandteil des Myelins. So stellen unsere Befunde die biochemische Parallele zur morphologisch faßbaren Myelinisierung der weißen Massen um den 15.–18. Lebenstag bei Ratten und Kaninchen dar.

Koch begrenzt die erste Entwicklungsphase durch die Augenöffnung der Jungtiere. Dies ist deswegen berechtigt, weil nicht nur nachgewiesen werden konnte, daß durch Blendung die morphologische und auch biochemische Reifung größerer Hirngebiete verzögert wird, sondern weil etwa mit der Augenöffnung die Reifung der Markscheiden einsetzt.

In Kurvenbild 2 ist der Eiweißgehalt und in Abb. 14 ist die an der spezifischen Aktivität 6 Std nach der Injektion von C14-Glykokoll ablesbare Syntheserate der Hirnproteine zu ersehen. Entsprechend den Befunden von Richter, Lajtha u. Mitarb., sowie Pantschenko fanden auch wir während der ganzen Entwicklungsperiode eine höhere Rate des Einbaues (auch anderer markierter AS) in die Gehirnproteine als bei reifen Tieren. Dementsprechend steigt der Eiweißgehalt in allen Regionen des Gehirns an, wobei die phylogenetisch älteren Partien die

Erwachsenenwerte früher erreichen als die jüngeren Regionen (KELLEY). Entsprechend der späteren Myelinisierung bleibt andererseits der relative Proteingehalt in den phylogenetisch jüngsten Regionen am längsten hoch.

Eine Analyse des Gesamt-AS-Gehaltes der Proteine des reifenden Gehirns ergibt erwartungsgemäß andere Werte als im maturen Organ (CLOUET und

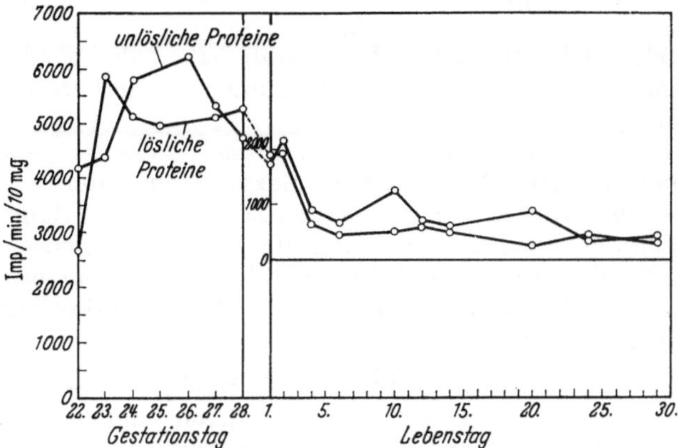

Abb. 14. Kaninchenfeten und junge Tiere; Inkorporation von C¹⁴-Glykokoll in lösliche und unlösliche Hirnproteine (6 Std nach Inkorporation, Imp/min/10 mg)

GAITONDE; LAJTHA). Dies ist nicht weiter verwunderlich, denn im Verlaufe der Entwicklung erscheinen naturgemäß zahlreiche neue Proteine mit einem anderen spezifischen AS-Spektrum.

Wie in den anderen Organen zeigt auch das Gehirn in den ersten Lebenstagen einen Abfall der Eiweißbildungsrate. Er beruht zwar auch auf der plötzlichen

Tabelle 2. *Markierung des AS-Pools mit C¹⁴-Glykokoll bei Kaninchenfeten, 6 Std post injectionem*
Imp/min

Gesta-tions-Tag	Leber	Niere	Gehirn	Lunge	Magen-Darm	Herz	Muskel	Haut
22.	5300	4460	3020	3750	2320	5390	5000	4910
	6210	3750	2160	2680	2270	4110	3900	2070
23.	1660	1580	959	1350	1220	628	643	640
	1620	1630	991	1000	843	522	528	955
24.	1730	1870	725	845	1290	570	545	661
	1000	1360	700	825	590	710	720	—
25.	1370	1500	417	835	1070	585	615	710
	1010	1250	500	1070	785	—	536	600
26.	2180	1340	606	825	1380	600	690	1100
	915	1060	471	625	665	818	825	—
27.	1270	1190	283	400	925	903	735	989
	1670	720	316	482	1050	714	—	1220
28.	1290	1630	257	445	794	735	885	1200

Verminderung des Substrat- und Energieangebotes. Dazu kommt als weiterer Faktor die Abdichtung der Blut-Hirnschranke, welche teilweise durch die postnatale Entquellung, teilweise durch das erstmalige Auftreten von Enzymsystemen in den Astrocyten und den Capillarwänden wirksam wird. Die Abhängigkeit des Substrattransportes vom Alter der Gewebs- und Zellmembranen im Gehirn haben unsere Poolwertbestimmungen mit markiertem Glycin elegant demonstriert (Tab. 2).

Unsere Feststellung, daß die Umsatzrate der Proteine im unreifen Gehirn
höher ist als in vergleichbaren Erwachsenenstrukturen, ist inzwischen von Lajtha
sowie Palladin ebenfalls erhoben worden. Ein Versuch der Auftrennung der
Proteine legt die Deutung nahe, daß Eiweißkörper mit einer hohen Umsatzrate
im wachsenden Gehirn in höherer Konzentration vorkommen als später (Schreier
u. Mitarb. 5). Die Arbeitsgruppe um Waelsch fand die Bestätigung unserer Befunde
bei Ratten, daß C^{14}-markiertes Leucin im Mäusegehirn Eiweißfraktionen nachzuweisen gestattet, welche eine höhere Umsatzrate haben als irgendeine Fraktion
des Erwachsenengehirns. (Über Art und Bedeutung der löslichen Hirnproteine
s. Schreier et al. 5)

Abschließend sei erwähnt, daß enzymologische Studien ergaben, daß die
Aktivitätszunahme der phosphorylierenden Enzyme der Esterasen, Oxydasen,
Synthetasen usw. unmittelbar vor der Myelinisierung rasch erfolgt. In diesem
Rahmen mag es interessieren, daß neuerdings die Diskussion wieder darüber aufgenommen wird, ob die spezifischen Leistungen des Gehirns (wie etwa die Merk-
fähigkeit), sich durch die Aktivierung bestimmter Fermentkomplexe erklären
lassen (z. B. Smith).

D. Nieren und andere Organe

Auch an der Niere läßt sich, wie bei den anderen studierten Organen, die
Abhängigkeit der Proteinsynthese einerseits von Einflüssen, denen der ganze
Organismus im Verlaufe der Entwicklung unterliegt, und andererseits von organ-
eigenen Reifungsprozessen aufzeigen.

Die Versorgung dieses Organes mit Blut und so mit Metaboliten und Sauerstoff
ist besonders hoch.

Pränatal nimmt der prozentuale Anteil des Frischgewichtes der Nieren am
Körpergewicht bei Kaninchen um 30% von 0,61% am 22. Gestationstage auf

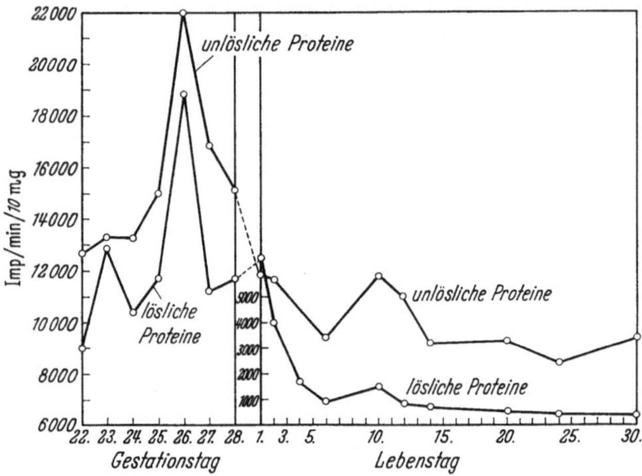

Abb. 15. Kaninchenfeten und junge Tiere; Inkorporation von C^{14}-Glykokoll in lösliche und unlösliche Nierenproteine (6 Std nach Injektion, Imp/min/10 mg)

0,9% am Ende der Gravidität zu (Daffner), während im gleichen Zeitraum der
Anteil von Leber und Gehirn deutlich abnimmt. Gleichzeitig vermindert sich der
Wassergehalt, so daß ein beachtlicher Zuwachs an Organsubstanz resultiert.
Das drückt sich auch in der Syntheserate der löslichen und unlöslichen Nierenproteine aus (Abb. 15). Die Inkorporationshöhe von C^{14}-Glykokoll entspricht
jener der Lebergesamtproteine und erreicht nahezu das 3fache der Gehirnfrak-
tionen. In der unmittelbaren Neonatalperiode fällt die Markierungshöhe der Nieren-

proteine ebenso wie die der meisten untersuchten Eiweißfraktionen ab. Danach
erfährt sie jedoch eine eigenständige Entwicklung. Die für die Rückresorption in
den Tubuli erforderlichen Fermentsysteme bilden sich zumindest zum Teil
offensichtlich erst als Reaktion auf das Substratangebot. Dementsprechend konnten wir bei neugeborenen Kaninchen ähnlich wie bei menschlichen Säuglingen eine
postnatale Hyperaminoazidurie finden (SCHREIER u. Mitarb. 8). Eine Diskussion

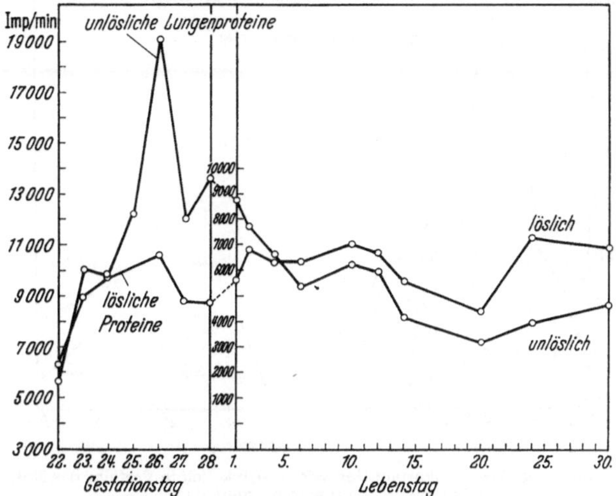

Abb. 16. Kaninchenfeten und junge Tiere; Inkorporation von C¹⁴-Glykokoll in lösliche und unlösliche Lungen-
proteine, 6 Std nach Injektion (Imp/min/10 mg)

der Partialfunktionen des Tubulusapparates erscheint in diesem Zusammenhang
nicht erforderlich, s. dazu die zusammenfassenden Darstellungen bei W. KUHN,
REUBI, SARRE, SCHREIER 4, H. W. SMITH u. v. a.

Im Bereich der proximalen Tubuli können nach der Geburt histologisch noch
zahlreiche mitotische Teilungen beobachtet werden. Das bedeutet Zuwachs an
Nucleinsäuren und damit an Eiweißsynthesematrizen.

Aus den postnatalen Anpassungsvorgängen ist die starke Zunahme des
Gesamtproteingehaltes zu verstehen, die aus Kurvenbild 2 für Kaninchen nach
dem 12. Lebenstage abzulesen ist. Zum gleichen Zeitpunkt konnten wir mit C¹⁴-
Glykokoll eine hohe radioaktive Markierung der unlöslichen Nierenproteine finden,
wie Abb. 15 erkennen läßt. Anschließend stellt sich wie bei den anderen untersuchten Organen ein Plateau ein.

Die entwicklungsphysiologischen Vorgänge im Proteinumsatz der anderen
Organe verhalten sich prinzipiell sehr ähnlich wie bei Leber, Niere und Gehirn.
In der *Lunge* kommt es nach den Untersuchungen der Morphologen auch in der
Postnatalperiode noch zu einer Zunahme von Funktionselementen, d. h. zu einer
Neubildung von respiratorischen Bronchiolen. Die in Abb. 16 wiedergegebene
Kurve zeigt, daß in der letzten intrauterinen Lebensphase eine außerordentlich
hohe Neubildung von Lungengewebe erfolgt.

Nach der Geburt fällt erwartungsgemäß die Syntheserate der Proteine im
Organ ab. Zur Zeit der Augenöffnung kommt es zu einem vorübergehenden
Wiederanstieg der Inkorporation. Das etwa ab dem 14. Lebenstag erreichte
Niveau bleibt im Vergleich zu anderen Organen sehr hoch. Dies erklärt sich wohl
dadurch, daß die Neubildung von Epithel eine hohe Umsatzrate der Eiweißkörper
erfordert.

Im Gegensatz zu den übrigen untersuchten Organen sinkt in den ersten Tagen nach der Geburt der Einbau von markierten AS in die Proteine des *Magendarmkanals* nicht ab (Abb. 17). Offensichtlich wird die Wirkung des Geburtstraumas durch die erstmalige Nahrungsaufnahme überdeckt. Nach dem Aufbau der für die Verdauung der Muttermilch erforderlichen Fermentkomplexe in der Schleimhaut kommt es erst um den 5. Lebenstag zu einem steilen Abfall der Neubildungsrate,

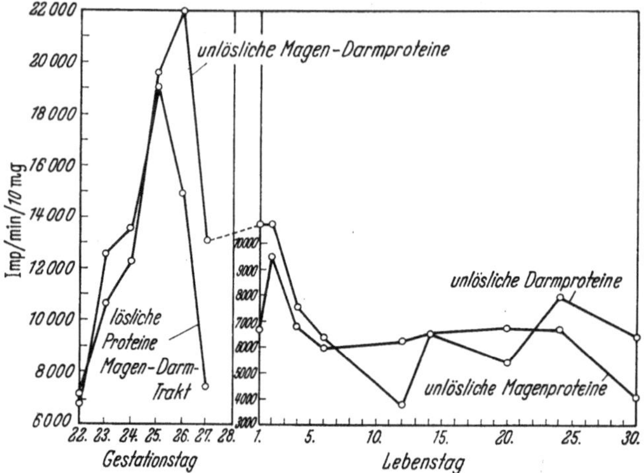

Abb. 17. Kaninchenfeten und junge Tiere; Inkorporation von C¹⁴-Glykokoll in Proteine des Magen-Darm-Traktes, 6 Std nach Injektion (Imp/min/10 mg)

welche zwischen dem 6. und 12. Lebenstag nur etwa 30% der Werte aus den beiden ersten Lebenstagen beträgt. Der Aufbau der Grundstruktur des Gesamtorgans ist wohl 2 Tage vor der Geburt im wesentlichen abgeschlossen. Dies ergibt sich aus dem plötzlichen Abfall der Einbaurate nach dem 26. Graviditätstage. Daß die Umsatzrate der Proteine aber sehr hoch bleibt, beweist die persistierende spezifische Aktivität des Pools der freien AS (Tab. 2).

Die Magenschleimhaut hat wohl schon in der 2. Lebenswoche eine stabile Umsatzrate der Eiweißkörper ausgependelt. In der Darmschleimhaut dagegen kommt es durch die erstmalige Aufnahme von Beikost um den 12.—14. Tag zu einem erneuten steilen Anstieg der Eiweißsynthese. Unsere Isotopenstudien unterbauen und ergänzen damit die Feststellung der Anatomen und Physiologen, daß die Dimensionen des Magendarmkanals (insbesondere des Enddarms) durch die Ernährungsform nachdrücklich beeinflußt werden. Andererseits zeigen die Ergebnisse, mit welcher Sicherheit man von der Bestimmung der Inkorporationsrate markierter AS Rückschlüsse auf die Reifungsvorgänge und den funktionellen Ablauf jedes einzelnen Organes ziehen kann. Muscularis, Serosa und Mucosa des Intestinaltraktes verhalten sich naturgemäß im entwicklungsphysiologischen Reifungsablauf nicht völlig gleichsinnig, vielmehr beherrscht wohl die Schleimhaut das Geschehen. Sie gehört nach den Untersuchungen von Maurer und Tarver zu den Geweben mit der höchsten Eiweißumsatzrate überhaupt.

Von den mesenchymalen Organen hat das *Herz* die höchste Umbaurate aller Proteine. In Abb. 18 sind die Ergebnisse der unseres Wissens erstmalig nach entwicklungsphysiologischen Gesichtspunkten angestellten Studien der Eiweißneubildungsrate dargestellt. Entsprechend dem allgemeinen Wachstum der Feten und den damit zunehmenden Anforderungen an die Herzleistung steigt die Proteinsyntheserate im Organ bis zur Geburt an. Dies entspricht Befunden von Widdowson et al., welche eine rasche muskuläre Proliferation des Organs beim

Ferkel festgestellt haben, wobei erwartungsgemäß die Kern/Plasmarelation stetig sinkt (SCHULZE). Die Konzentration der energiereichen Phosphorverbindungen im Herzen nimmt bis zur Beendigung des Körperwachstums zu (KRAUSE und WOLLENBERGER).

Der postnatale Abfall des Einbaues markierter AS in die Proteine ist beim Herz besonders ausgeprägt. Dieser Befund kam etwas unerwartet, weil doch

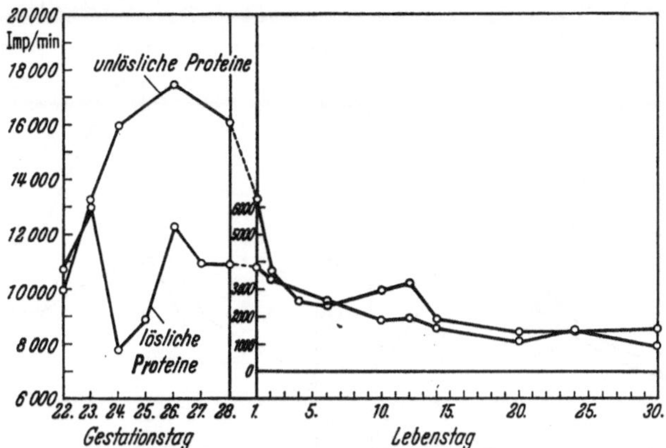

Abb. 18. Kaninchenfeten und junge Tiere; Inkorporation von C¹⁴-Glykokoll in unlösliche und lösliche Herzproteine, 6 Std nach Injektion (Imp/min/10 mg)

durch die Umstellung des gesamten Kreislaufes das Herz während und nach der Geburt außerordentlich belastet wird und weil auch die röntgenologisch gemessene Herzgröße nach der Unterbindung der Nabelschnur zunächst deutlich zunimmt. Wägungen des Organs hatten allerdings ebenfalls eine beträchtliche Abnahme des Herzgewichtes nach der Geburt ergeben. Der Entwicklungsschub, welcher um den 8. Lebenstag herum (bei Kaninchen und Ratten) im Herzen einsetzt, ist wohl im wesentlichen eine Folge der Augenöffnung, welche zu einer Vermehrung der allgemeinen Körperbewegungen und damit zu einer stärkeren Inanspruchnahme des Organs führt. Mit dem Öffnen der Augen reifen auch das Reizleistungssystem und die nervösen Bahnen im Herzen (z. B. SEMENON). HARTSSHORNE et al. bestätigten unser Ergebnis (SCHREIER, PORATH et al. [5]), daß nach der Geburt im Herzen einzelne elektrophoretisch trennbare Fraktionen rasch zunehmen.

Das Interesse an der Entwicklungsphysiologie des Eiweißstoffwechsels im *Bindegewebe* ist durch die sich häufenden Hinweise geweckt worden, daß die Konzentration von Hydroxyprolin in den Gewebsflüssigkeiten und im Urin altersabhängig ist (ZIFF et al.; LINDSTEDT; JASIN et al.). Es ergab sich darüber hinaus, daß das mit der Nahrung zugeführte Hydroxyprolin nicht in Kollagen o. ä. eingebaut wird, sondern daß dieses von Prolinpeptiden u. ä. abstammt (z. B. HAO et al.). Fibröse Proteine scheinen nach den Untersuchungen von ALTMAN u. Mitarb. nicht wie globuläre Proteine in toto neu aufgebaut zu werden, sondern z. T. auch durch Verlängerung bereits bestehender Fasern ähnlich wie Leberglykogen synthetisiert zu werden. Da im Bindegewebe außer den Prolinkörpern auch sehr viel Glykokoll enthalten ist, können die von uns gefundenen Einbauraten in die löslichen und unlöslichen Proteine der Haut und Muskulatur als durchaus repräsentativ angesehen werden. In Abb. 19 ist das Verhalten in der Pränatalperiode dargestellt. Es ergibt sich ein Gipfelpunkt der Proteinsyntheserate am 26. Schwangerschaftstage. Nach der Geburt fällt vor allem in Verlängerung des bereits pränatal angedeuteten Kurvenverlaufes die Neubildung von Muskelproteinen sehr steil ab und erreicht etwa bei 30 Tage alten Tieren ein bleibendes

Niveau. Die entwicklungsphysiologischen Reifungsvorgänge der Muskelfermente sind noch wenig studiert. Im Rattenmuskel nimmt der Phosphorkreatingehalt in der ersten postnatalen Woche besonders schnell zu. Dubowitz findet beträchtliche Unterschiede in der morphologischen und enzymatischen Maturation bei Mensch und den verschiedenen Tieren.

Bei Ratten haben Hauss u. Mitarb. mit Hilfe von S^{35} (als $Na_2S^{35}O_4$) in der Postnatalperiode einen Abfall der S^{35}-Aktivität von Chondroitinsulfaten des

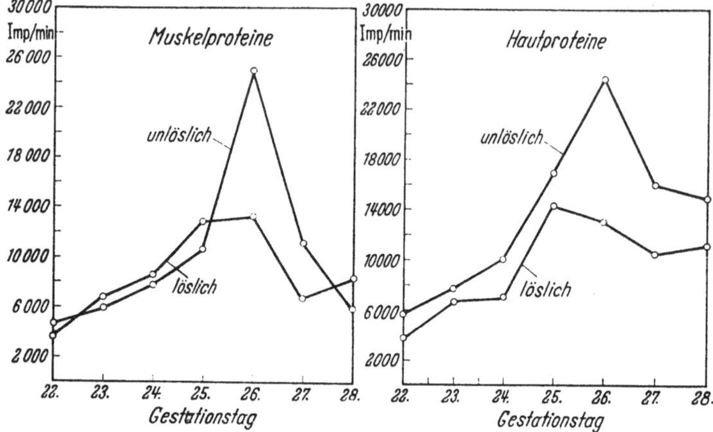

Abb. 19. Kaninchenfeten und junge Tiere; Inkorporation von C^{14}-Glykokoll in Muskel- und Hautproteine, 6 Std nach Injektion (Imp/min/10 mg)

Bindegewebes festgestellt, der Kurvenverlauf ähnelt außerordentlich den von uns gewonnenen. Auch die HLZ der Mucoitinschwefelsäure steigt entsprechend unseren Befunden von Neugeborenen zu einjährigen Tieren um 100—200%.

Abschließend sei festgehalten, daß der Synthesevorgang der Proteine in 5 Phasen abläuft.

1. Transport der AS in die Zellen,
2. Aktivierung der AS,
3. Übertragung der aktivierten AS auf die Akzeptor-RNS,
4. Kondensation der energiereichen AS zum Peptid auf der ribosomalen Matrize,
5. Formung des endgültigen Proteins. (Literatur z. B. bei Watson, Crick u. a.)

Über die Regulation und die gegenseitige Beeinflussung der einzelnen Stufen ist noch sehr wenig bekannt. Vor allem wissen wir nicht, ob im jugendlichen Gewebe die enzymatisch katalysierten Prozesse primär mit erhöhter Rate ablaufen. Intensitätsbegrenzend (rate limiting) ist mit Sicherheit die Konzentrationskapazität der Zellen für AS.

Nachdem bereits vor 50 Jahren Pädiater (Lit. bei Schreier [2]) einen höheren Amino-N-Gehalt in den Körperflüssigkeiten junger Säuglinge festgestellt hatten, zeigten vor allem Christensen et al., daß jugendliche und besonders embryonale Zellen AS schneller und intensiver anreichern können, als vergleichbare ältere Strukturen. Es war eines der Anliegen unserer Untersuchungen, die Veränderungen des Pools freier AS in den einzelnen Organen während der Entwicklung zu verfolgen. Wie aus der Tab. 2 sowie aus den Kurvenbildern (Daffner et al.) hervorgeht, weist der Gehalt an freien AS eine ausgesprochene Altersabhängigkeit auf, wobei die Organe und Gewebe entsprechend den in ihnen ablaufenden homeostatischen Regulationsvorgängen einen sehr unterschiedlichen AS-Pool aufrechterhalten. Generell sinkt der Pool etwa parallel zum Abfall der Proteinsyntheserate ab. Dies entspricht Studien von KIPNIS u. Mitarb., welche mit Hilfe von C^{14}-markierter Aminobuttersäure eine Verminderung der Konzentrationskapazität der Organzellen für diese AS in Abhängigkeit von Alter nachwiesen. Durch die Ausbildung der Placenta verfügt der Säugetierfet über ein einzigartiges Organ, welches durch die Fähigkeit zur Anreicherung von AS und anderen Baustoffen alle Voraussetzungen für eine hohe Syntheserate der Proteine schafft.

Literatur

BECKER, V., u. A. KOSEGARTEN: Acta hepato-splenol. (Stuttg.) **10**, 145 (1963). — BRIDGES, R. A., R. M. CONDIE, S. J. ZACK, and R. A. GOOD: J. Lab. clin. Med. **53**, 331 (1959). — BÜCHER, TH.: Diskussionsbemerkung zu Vortrag KLINGENBERG, loc cit. — BÜCHER, TH., u. M. KLINGENBERG: Angew. Chemie **70**, 552 (1958).

CHRISTENSEN, H. N.: Geriatrics **14**, 429 (1959). — CLOUET, D. H., and M. K. GAITONDE: J. Neurochem. **1**, 126 (1956). — CRICK, F. H. C.: Angew. Chemie **75**, 425 (1963).

DAFFNER, H. W.: Inaug. Diss. Heidelberg 1960. — DAFFNER, H. W., u. K. SCHREIER: Clin. Chim. Acta **6**, 195 (1961). — DANCIS, J., N. BRAVERMANN, and J. LIND: J. clin. Invest. **36**, 398 (1957). — DANCIS, J., and S. SHAFRAN: J. clin. Invest. **37**, 1093 (1958). — DEAN, R. F. A., and R. SCHWARTZ: Brit. J. Nutr. **7**, 131 (1953). — DIXON, F. J., P. H. MAURER, and M. F. DEICHMILLER: Proc. Soc. exp. Biol. (N. Y.) **83**, 287 (1953). — DUBOWITZ, V.: Nature (Lond.) **197**, 1215 (1963).

FRANKE, H., u. E. GOETZE: Acta biol. med. germ. **11**, 424 (1963).

GERBER, G. B., and K. J. ALTMAN: Nature (Lond.) **189**, 813 (1961). — GITLIN, D., J. R. KLINGENBERG, and W. L. HUGHES: Nature (Lond.) **181**, 1064 (1958). — GLINOS, A. D.: In: The chem. basis of development, Ed. W. D. McELROY and B. GLAS, S. 813. Baltimore: Johns Hopkins Press 1958. — GOOD, R. A.: J. Lab. clin. Med. **46**, 167 (1955). — GOOD, R. A., and S. J. ZACK: Pediatrics **18**, 109 (1956).

HARGITAY, B., u. W. KUHN: Z. Elektrochem. **55**, 539 (1957). — HARTSHORNE, D. J., and S. V. PERRY: Biochem. J. **85**, 171 (1962). — HAUSS, W. H., G. JUNGE-HÜLSING u. W. SCHULZE: Z. Alternsforsch. **14**, 259 (1960). — HOGNESS, D. S., M. COHN, and J. MONOD: Biochim. biophys. Acta (Amst.) **16**, 99 (1955).

JAKOB, F., u. J. MONOD: J. molec. Biol. **3**, 318 (1961). — JASIN, H. E., C. W. FINK, W. WISE, and M. ZIFF: J. clin. Invest. **41**, 1928 (1962). — JEFFAY, H., and R. J. WINZLER: J. biol. Chem. **231**, 101 (1958).

KAO, K.-Y., D. M. HILKER, and T. H. McGAVACK: Proc. Soc. exp. Biol. (N. Y.) **104**, 359 (1960); **106**, 335 (1961). — KAZASSIS, K., u. K. SCHREIER: Dtsch. Z. Verdau.- u. Stoffwechselkr. **20**, 79 (1960). — KELLEHER, P. C., C. D. KENYON, and C. A. VILLEE: Science **139**, 839 (1963). — KENNEDY, CH.: J. Pediat. **59**, 928 (1961). — KIPNIS, D. M., P. A. A. GALVAO, G. GREENE, and W. H. DAUGHADAY: J. Lab. clin. Med. **54**, 914 (1959). — KIPNIS, D. M., M. GROSS, and W. DAUGHADAY: J. clin. Invest. **40**, 1054 (1961). — KLINGENBERG, M.: In: 11. Coll. Ges. Physiol. Chemie 1960, S. 82. Berlin-Göttingen-Heidelberg: Springer-Verlag 1961. — KOBAYASHI, T.: Amer. J. Physiol. **204**, 343 (1963). — KOCH, W., u. M. L. KOCH: J. biol. Chem. **31**, 395 (1917). — KRAUSE, E.-G., u. A. WOLLENBERGER: Acta biol. med. germ. **7**, 32 (1961). — KUHN, W.: Siehe HARGITAY, B. — KULANGARA, A. C., and O. A. SCHJEIDE: Nature (Lond.) **195**, 811 (1962).

LAJTHA, A.: J. Neurochem. **3**, 358 (1959). — LAJTHA, A., S. FÜRST, A. GERSTEIN, and H. WAELSCH: J. Neurochem. **1**, 289 (1957 b). — LINDSTEDT, S., and D. J. PROKOP: J. biol. Chem. **236**, 1399 (1961).

MARGEN, S., and H. TARVER: J. clin. Invest. **35**, 1161 (1956). — MAURER, W.: 10. Coll. Ges. f. Physiol. Chemie, Mosbach, Dynamik des Eiweißes, S. 1. Berlin-Göttingen-Heidelberg: Springer-Verlag 1960. — MONOD, J.: In: 10. Coll. Ges. f. Physiol. Chemie, Mosbach, Dynamik des Eiweißes, S. 120. Berlin-Göttingen-Heidelberg: Springer 1960. — MURALT, G. v.: Helv. med. Acta, Suppl. **42** (ad Vol. 29, 1962) 1962.

PALADE, G. E.: J. biophys. biochem. Cytol. **2**, 85 (1956). — PALLADIN, A. V.: In: Biochem. Devel Nervous System, S. 177. New York-London: Academic Press 1955. — PANTSCHENKO, L. F.: J. Physiol. U.S.S.R. **44**, 243 (1958). — PETERS, TH.: J. biol. Chem. **229**, 659 (1957). — PFAU, P.: Arch. Gynäk. **185**, 208 (1954). — PLÜCKTHUN, H.: Habilitationsschrift Heidelberg 1959. — PLÜCKTHUN, H., u. K. SCHREIER: Clin. chim. Acta **5**, 59 (1960).

RAIHA, N. C. R.: Amer. J. Physiol. **201**, 961 (1961). — REUBI, F.: In: Ergebn. inn. Med. Kinderheilk. **9**, 154 (1958). — RICHTER, D.: In: Ciba Foundation Symp. Somatic Stability in the Newly Born, S. 296. London: Churchill 1961. — ROHOLT, O. A., G. RADZIMSKI, and D. PRESSMAN: Science **141**, 726 (1963).

Sarre, H.: Nierenkrankheiten, 2. Aufl. Stuttgart: Thieme 1959. — Semenon, S. P.: Morph. Jb., II. Abt. **63**, 672 (1958). — Smith, C. E.: Science **138**, 889 (1962). — Smith, H. W.: The Kidney. New York: Oxford University Press 1951. — Stegmann, H.: Klin. Wschr. **32**, 1021 (1954). — Schäfer, K. H.: In: Die physiol. Entw. des Kindes, Hrsg. F. Linneweh, S. 14. Berlin-Göttingen-Heidelberg: Springer-Verlag 1959. — (1) Schreier, K.: In: Die physiol. Entw. des Kindes, Hrsg. F. Linneweh, S. 157. Berlin-Göttingen-Heidelberg: Springer-Verlag 1959. — (2) Schreier, K.: In: Amino Acid Pools, S. 263. Amsterdam: Elsevier-Verlag 1962. — Schreier, K.: Mschr. Kinderheilk. **110**, 290 (1962). — (3) Schreier, K.: Die angeborenen Stoffwechselanomalien. Stuttgart: Thieme 1963. — Schreier, K., U. Porath, M. Schneider, M. Weber, K. Mehra u. H. Plückthun: (5) Clin. chim. Acta **6**, 205 (1961). — (6) Schreier, K., Ch. Strube, U. Porath u. H. Plückthun: (7) Biol. Neonat. (Basel) **2**, 178 (1960). — Schreier, K., u. U. Porath: In Druck. — Schreier, K., E. Zoller, K. Thomas, W. Hart, V. Stöckle u. E. Bergmann: Klin. Wschr. **39**, 568 (1961). — (8) Schreier, K., u. Mitarb.: Noch unveröffentlicht. — Schulze, W.: Acta biol. med. germ. **7**, 24 (1961).

Waelsch, H., and A. Lajtha: Physiol. Rev. **41**, 709 (1961). — Walter, H., u. F. Haurowitz: Science **128**, 140 (1958). — Waterlow, J. C.: In: Protein Metabolism, S. 90. Berlin-Göttingen-Heidelberg: Springer-Verlag 1962. — Watson, J. D.: Angew. Chemie **75**, 439 (1963). — Weber, G., G. Banerjee, and S. B. Bronstein: Amer. J. Physiol. **202**, 137 (1962). - Widdowson, E. M., and R. A. McCance: Brit. J. Nutr. **10**, 363 (1956). — Wirth, K., u. K. Schreier: Z. physiol. Chemie **304**, 182 (1956).

Die Immunglobuline beim Embryo, Neugeborenen und Säugling

Von

G. v. MURALT

Mit 6 Abbildungen

I. Definition der Immunglobuline

Als Immunglobuline bezeichnen wir Serumglobuline, die eine Antikörperspezifität aufweisen. Diese Globuline verhalten sich elektrophoretisch als γ- bzw. β_2-Globuline. Die β_2-Globuline werden auch als γ_1-Globuline bezeichnet und die eigentlichen γ-Globuline als γ_2- oder γ_{ss}-(γ sensu strictiori-)Globuline.

Die β_2- und γ-Globuline lassen sich in der Immunoelektrophorese nach GRABAR-WILLIAMS (65) in 3 antigenanalytische differente Fraktionen auftrennen, die von SCHEIDEGGER (157) als β_{2A}, β_{2M} und γ bezeichnet wurden. Jedes dieser 3 Proteine besitzt Antigendeterminanten, die ihm eigen sind; daneben gibt es aber Antigendeterminanten, die den γ- und β_{2A}-Globulinen gemeinsam sind, solche, die den γ- und den β_{2M}-Globulinen gemeinsam sind und schließlich solche, die den β_{2A}- und β_{2M}-Globulinen gemeinsam sind. Es ist wahrscheinlich, daß es Antigendeterminanten gibt, die der ganzen Gruppe gemeinsam sind (84). Zur Bezeichnung der Immunglobuline wurde deshalb in neuerer Zeit das Synonym „γ-Globulin-Komponentensystem" eingeführt (81, 84, 166), das die γ_{1A}-Globuline (= β_{2A}-Globuline), die γ_{1M}-Globuline (= β_{2M}-Globuline, β-Makroglobuline) und die eigentlichen γ-Globuline (= γ_2-Globuline, γ_{ss}-Globuline) zusammenfaßt.

Auf der Wirkung der Immunglobuline beruht die spezifische humorale Infektionsabwehr. Auf der Tab. 1 sind unsere heutigen Kenntnisse über die mengenmäßige Verteilung der Antikörper auf die einzelnen Immunglobuline veranschaulicht. Die Faktoren der unspezifischen humoralen Infektionsabwehr und das Komplementsystem werden nicht zu den Immunglobulinen gerechnet.

In der Immunoelektrophorese werden manchmal 3 fast parallel verlaufende Präcipitationslinien im β_2-Bereich beobachtet. Die β_{2A}- und β_{2M}-Linien umrahmen dabei eine dritte, β_{2B} (84), β_2 (196) oder β_{1A}/β_{1C} (122) genannte Linie. Diese auch im Serum von Antikörpermangelsyndrompatienten vorhandene Präcipitationslinie entspricht der C'_{3A}-Komponente des Komplementsystems (122). Mit gewissen Anti-Mensch-Immunseren (z. B. Nr. 511 und 491 des Pasteur-Instituts) kommt in der gleichen β_2-Gegend eine vierte, β_{2X} genannte Präcipitationslinie zur Darstellung, über deren Natur und Bedeutung noch wenig bekannt ist (84).

SCHULTZE u. Mitarb. (165) konnten mit Hilfe der Immunoelektrophorese das C-reaktive Protein mit der im γ-Globulinbereich gelegenen γ_X-Linie identifizieren. Sie rechnen daher das CRP ebenfalls zum γ-Globulin-Komponentensystem (84).

Tabelle 1. *Chemische und physikalische Eigenschaften der Immunglobuline*
[nach (*126, 164*)]

	Antikörperaktivität			γ-Globuline mit möglicherweise modifizierter Primärstruktur
	γ-Globuline	β_{2A}-Globulin	β_{2M}-Globulin	
Diphtherie	+++	++	+	Autoantikörper
Tetanus	++	+	—	L. E.-Faktor
Typhus H	++	+	++++	Rheumafaktor
Typhus 0	+	—	++++	C-reaktives Protein
Paratyphus B	++	—	+++	
Pertussisagglutinine	++	++	++	
Poliomyelitis Typ I—III	+++	++	+	
Antistreptolysine	++	+	—	
Isoagglutinine				
(Anti-A und -B)				
natürliche	+	+	+++	
immune	+++	+	+	
Anti-Rh-Antikörper				
komplett			+++	
inkomplett	+++			
Masern	+++			
Influenza	+++			
Herpes	+++			
Pathogene Coli			++	
Dysenterie			++	
Kälteagglutinine			++	
Reagine		++		
Lues-Antikörper			++	
Forssman-Hämolysine			++	
(Kaninchen)				
Waaler-Rose-Faktor			++	
Sedimentationskonstante	7,1	7	18—20	L. E.-Faktor = 7 Rheumafaktor = 18—20 C-reaktives Protein = 7,5
Hexosen %	1,2 —1,5	3,2	4,2 —5,2	
Fucose %	0,19—0,29	0,22	0,46—0,62	
Acetylhexosamin %	1,1 —1,3	2,9	3,0 —3,6	
Acetylneuraminsäure %	0,19—0,45	1,8	1,87—2,0	

II. Physiologie der Immunglobuline

Im Erwachsenenplasma stehen die γ-Globuline mit 9 mg/ml [Weiße Rasse
(*95*)] bis 15—19 mg/ml [gesunde Afrikaner (*28, 172*)] mengenmäßig im Vordergrund. Der Gehalt an β_{2A}-Globulinen beträgt 1—2 mg/ml (*84, 151*), derjenige an
β_{2M}-Globulinen 0,7 mg/ml (*84*) — 1,6 mg/ml (*151*).

Die Synthese der γ-Globuline erfolgt in erster Linie in den unreifen Vorstufen
der Plasmazellen. Wahrscheinlich sind auch die lymphoblastischen Zellen der
reifen Lymphfollikel bis zu einem gewissen Grad zur γ-Globulinsynthese befähigt.
Es handelt sich um Zellelemente, die aus den multipotenten Reticulumzellen
hervorgehen und mit diesen als wesentlichste Bestandteile des immunologisch
aktiven Systems gelten können. Von seltenen Ausnahmen abgesehen (*106*), kann
eine einzelne Zelle jeweils nur eine Sorte Antikörper bilden, selbst wenn sie dem
Reiz mehrerer Antigene ausgesetzt ist (*130—132, 145, 195*). Das Knochenmark
und die Lymphoidschicht des Darmes der Neugeborenen enthalten keine Plasmocyten. Diese erscheinen erst zwischen der 4. und der 6. Woche des extrauterinen
Lebens (*21*). Erst von diesem Alter an ist der Säugling imstande, seine eigenen
γ-Globuline zu bilden (*21, 61*).

Die „Halbwertszeit" der γ-Globuline beträgt beim Neugeborenen ungefähr 33 Tage, beim Kind ungefähr 22 Tage und beim Erwachsenen ungefähr 17 Tage (9).

Die γ-Globulinkonzentration im menschlichen Plasma beträgt rund 900 mg% (95). Da das mittlere Plasmavolumen eines Kindes etwa 5% oder 50 cm^3 pro kg Körpergewicht beträgt, enthält das Gefäß-System pro kg Körpergewicht etwa 450 mg γ-Globulin. Rund 55% des γ-Globulins befindet sich im extravasalen Raum (57). Die Gesamtmenge γ-Globulin pro kg Körpergewicht beträgt somit 450 + 550 mg, d. h. rund 1 g (95). Mit einer „Halbwertszeit" von etwa 20 Tagen kann man eine tägliche Umbaurate des γ-Globulins von etwa 35 mg/kg Körpergewicht ausrechnen (57); das macht z. B. für ein 20 kg schweres Kind 700 mg/Tag. Ungefähr die Hälfte des γ-Globulins, das im Gefäß-System enthalten ist, diffundiert jeden Tag in die interstitielle Flüssigkeit und gelangt durch die lymphatischen Gefäße wieder in die Blutbahn (95).

Die Frage, ob γ-Globulin außerhalb der Bildungsstätten (Plasmazellen) intracellulär vorkommt, ist noch unklar (95). Leukocyten und Lymphocyten enthalten offenbar kein γ-Globulin (167); in den Thrombocyten dagegen scheint es in geringer Menge vorhanden zu sein (154). Auch in anderen Körperzellen wurden kleine γ-Globulinmengen gefunden (55).

Das $\beta_{2\mathrm{M}}$-Globulin entsteht in lymphoiden und reticulären Zellelementen der Milz (25, 149) und der Lymphdrüsen (25).

Die „Halbwertszeit" des $\beta_{2\mathrm{M}}$-Globulins ist ungefähr dreimal kürzer als diejenige der γ-Globuline (30). Im Gegensatz zu den γ-Globulinen bleibt das $\beta_{2\mathrm{M}}$-Globulin in der Blutbahn und diffundiert nicht in den extravasalen Raum (30).

Über den Bildungsort und die „Halbwertszeit" des $\beta_{2\mathrm{A}}$-Globulins ist zur Zeit nichts Sicheres bekannt.

Zahlreiche immunochemische Untersuchungen zeigen, daß Serumproteine in unverändertem Zustand in den Speichel (24, 53), den Magensaft (46, 99, 133, 134, 135) und die Darmsäfte (11, 12, 133, 134, 135, 199) ausgeschieden werden können. Eine geringgradige Ausscheidung von Serumproteinen in den Magen und den Darm findet schon bei gesunden Neugeborenen, Kindern und Erwachsenen statt. Es werden vor allem Albumin und γ-Globulin ausgeschieden. Aber auch andere Serumproteine (Präalbumin, Siderophilin, $\beta_{2\mathrm{A}}$- und $\beta_{2\mathrm{M}}$-Globuline) treten in kleineren Mengen durch die Darmwand ins Darmlumen über. Diese Ausscheidung von Serumproteinen in den Magendarmtrakt spielt wahrscheinlich beim Katabolismus der Serumproteine eine maßgebende Rolle. Über den Anteil dieses Phänomens am gesamten Eiweißkatabolismus sowie über den genauen Mechanismus der Eiweißpassage durch die Magendarmwand und deren Regulation ist zur Zeit aber noch nichts Genaues bekannt.

In pathologischen Fällen ist dieser enterale Proteinverlust so ausgeprägt, daß er zum klinischen Bild der „idiopathischen Hypoproteinämie" führt (11, 12, 90).

Die biologische Funktion des γ-Globulins und der β_2-Globuline beruht auf ihrer Antikörperaktivität (6, 8, 174). Die Antikörperglobuline binden sich spezifisch auf die entsprechenden Oberflächenantigene der betreffenden Mikroorganismen. Sie bewirken eine Opsonisierung der Mikroben, worauf diese entweder primär oder unter Vermittlung von Mikrophagen im RES phagocytiert werden. Direkt bakteriolytische und bactericide Mechanismen, welche an die Gegenwart von Komplement gebunden sind, dürften demgegenüber in den Hintergrund treten. Für den Wirkungsmechanismus der Antikörper in vivo ist es unerläßlich, daß sich die zu eliminierenden Antigene frei im extracellulären Raum befinden. Sobald nämlich das invasive Agens das Innere der Körperzellen erreicht hat, entzieht es sich der Beeinflußbarkeit durch den humoralen Antikörper. Dazu kommt, daß an der Peripherie lokal entzündlicher Prozesse Gewebsreaktionen ablaufen, welche rein mechanisch den Zutritt des Antikörpers zum Antigen verunmöglichen. Innerhalb der spezifischen Immunität des Organismus haben demnach die Immunglobuline die Aufgabe, im extracellulären Bereich die humorale Ausbreitung von Antigenen und ihren Zutritt ins Zellinnere zu verhindern (*5, 6, 8, 10, 174*). Das Fehlen von rezidivierenden Viruserkrankungen und von Tuberkulose bei Agammaglobulinämiepatienten zeigt, daß die celluläre Immunität bei solchen Patienten trotz des völligen Fehlens der Immunglobuline intakt ist (*7, 9*). Da bei solchen Patienten auch im Zellinnern kein γ-Globulin nachgewiesen werden kann (*31, 60*), ist die Annahme naheliegend, daß die celluläre Immunität nicht an die Anwesenheit von Immunglobulinen gebunden ist.

III. Die Reifung der Immunglobuline

Die Immunglobuline bei der schwangeren Frau

a) Elektrophorese. Bei der schwangeren Frau ist der Blutspiegel des Gesamteiweißes pro Volumeneinheit im allgemeinen erniedrigt und schwankt mit 6,5—7,5 g% um die untere Grenze der Norm gesunder Erwachsener. Als Folge der gleichzeitigen Plasmavermehrung während der Gravidität läßt sich hingegen in der ganzen Serummenge 22% (*82*) bis 49% (*27*) oder in absoluten Zahlen rund 50 g (*142*) mehr Serumeiweiß nachweisen als bei normalen, nicht schwangeren Frauen.

Diese Abnahme des Gesamteiweißes beruht auf einer absoluten und relativen Verminderung des Albuminspiegels. Die α_1-, α_2- und β_1-Globuline erfahren eine statistisch signifikante leichte Vermehrung (*180*), während die β_2- und γ-Globuline nicht verändert oder nur leicht vermindert sind.

Das eben geschilderte Bild bezieht sich auf weiße Frauen, die in unseren Breiten wohnen. Bei gut ernährten Negerinnen, Inderinnen oder Bantu-Frauen, die in ihren Ländern leben, kann der Gesamteiweißspiegel bei der Geburt sogar erhöht sein [7,2—8,0 g% (*143, 168*)]. Wie bei den weißen Frauen ist die Hypoalbuminämie ausgesprochen: 2,4 (*175*)—2,8 (*168*) oder 3,0 g% (*143*); dagegen ist der γ-Globulinspiegel immer sehr hoch: 1,4 (*175*)—1,9 g% (*17, 128, 143*).

b) Immunologische Methoden. Im Ansatz mit normalen Anti-Mensch-Immunseren ergibt das Serum einer schwangeren Frau ein immunoelektrophoretisches Spektrum, das sich zu Beginn der Schwangerschaft von demjenigen eines normalen Erwachsenen nicht unterscheiden läßt (*123*). Am Ende der Schwangerschaft dagegen zeigt es eine Erhöhung des α_2-Makroglobulins, des α_2- und β-Lipoproteins und des Siderophilins (*160*). Im Serum gravider Frauen lassen sich mit Hilfe eines Kaninchen-Immunserums gegen Schwangerenserum auf der Ouchterlony-Platte zwei zusätzliche Antigene nachweisen, die im Blut Nichtschwangerer fehlen. Mit einem Kaninchen-Immunserum gegen menschliche Placentaextrakte erlaubt die gleiche Technik den Nachweis von vier Antigenen in der Fraktion α_2, die bei nicht schwangeren Frauen nicht vorhanden sind (*183*)[1].

Die Immunglobuline beim Fetus

a) Elektrophorese. Beim Fetus nimmt der Gesamteiweißwert des Serums im Verlauf der intrauterinen Entwicklung kontinuierlich zu. Von 1,55 g% im 3. Fetalmonat steigt er auf durchschnittlich 5,8 g% bei der Geburt (*38, 43, 66, 67, 142*).

---

[1] Für den elektrophoretischen und immunologischen Nachweis des menschlichen Fetoproteins bei Mutter und Fet s. (*126*).

Der relative Albuminwert sinkt während der intrauterinen Entwicklung von 80—90% im Alter von 4 Monaten auf etwa 60% bei der Geburt. Wegen der progressiven Zunahme des Gesamteiweißwertes steigt der absolute Albuminwert jedoch in der gleichen Zeit von 2 g-% auf 3,5—4 g-% an.

Die absoluten und relativen Werte der α- und β-Globuline nehmen während der fetalen Entwicklung nicht oder nur wenig zu. Der γ-Globulinwert nimmt vom 4. Monat an relativ und absolut rasch zu: im 4. Monat beträgt er im Mittel 0,1 g-%, im Nabelschnurserum bei der Geburt im Mittel 1,1—1,3 g-% und entspricht damit demjenigen der Mutter. Hat die Mutter einen erhöhten γ-Globulinspiegel [Afrikanerinnen, Inderinnen, Bantu-Frauen, Mütter mit Lebercirrhose (170)],

Tabelle 2. *Immunoelektrophoretische Analyse der Seren von 37 Feten verschiedenen Alters mit einem Anti-Menschen-Immunserum*

[Institut Pasteur Nr. 13413 (125)]

Alter (Wochen)	Länge (cm)	Anzahl der Präzipitationslinien	Albumin	α_1	α_2	β_1	β_2	γ
11	6,6	7	1	2	2	1	1	—
11	6,7	8	1	2	3	1	—	(1)
11	7,0	8	1	1	3	1	1	(1)
11	7,0	8	1	2	3	1	1	—
13	10,0	8	1	2	3	1	1	—
13	10,5	11	1	2	4	1	2	1
13	11,0	10	1	2	4	1	1	1
14	12,0	7	1	1	4	1	—	—
14	12,0	10	1	2	3	1	1	1
14	12,0	8	1	3	2	2	1	—
14	12,5	8	1	2	4	1	—	—
14	13,0	9	1	3	3	1	1	—
16	15,0	9	1	2	3	1	1	1
18	21,0	11	1	3	4	1	1	1
19	23,0	10	1	3	3	1	1	1
24	29,0	13	1	2	4	1	2	1
28	35,0	9	1	2	3	3	1	1
29	36,0	9	1	2	3	1	1	1
30	38,0	10	1	2	4	1	1	1
33	41,0	10	1	3	4	1	—	1
38	48,0	9	1	2	3	1	1	1

ist der kindliche γ-Globulinwert entsprechend erhöht. Ist der mütterliche γ-Globulinspiegel dagegen stark erniedrigt, so ist derjenige des Kindes auch abnorm niedrig. Kinder einer agammaglobulinämischen Mutter kommen ohne γ-Globuline auf die Welt (21, 61, 191, 202).

b) Immunologische Methoden. Die Immunoelektrophorese gestattet eine aufschlußreichere Analyse der fetalen Serumproteine als die Elektrophorese (Tab. 2, Abb. 1). Im Alter von 8 Wochen gibt das fetale Serum im Ansatz mit Anti-Humanserum lediglich 5 Präcipitationslinien. Diese Linien entsprechen folgenden Serumproteinen: ϱ, Albumin, je ein α_1, α_2- und β_1-Globulin (158). Im Alter von 11—12 Wochen erscheinen die γ-Globuline und 6 weitere Proteine, nämlich 4 α- und 2 β-Globuline (125, 158). Dieser Zustand bleibt bis zur Geburt bestehen. Das Kind kommt mit einem unvollständigen Eiweiß-Spektrum zur Welt: das Haptoglobin und die β_{2A}- und β_{2M}-Globuline sind stark vermindert oder können sogar fehlen (85, 91, 97, 111, 125, 158, 159, 190).

Bei 37 Feten im Alter von 11 Wochen bis 9 Monaten konnte das tryptophanreiche Präalbumin, das Albumin, das α_2-Lipoprotein, das α_2-Makroglobulin, das

β-Lipoprotein, das Siderophilin und das γ-Globulin in allen Fällen mit Hilfe des Ouchterlonytestes nachgewiesen werden. Das β_{2M}-Globulin konnte dagegen nur in $^2/_3$ der Fälle und das β_{2A} nur in der Hälfte der Fälle dargestellt werden. Das

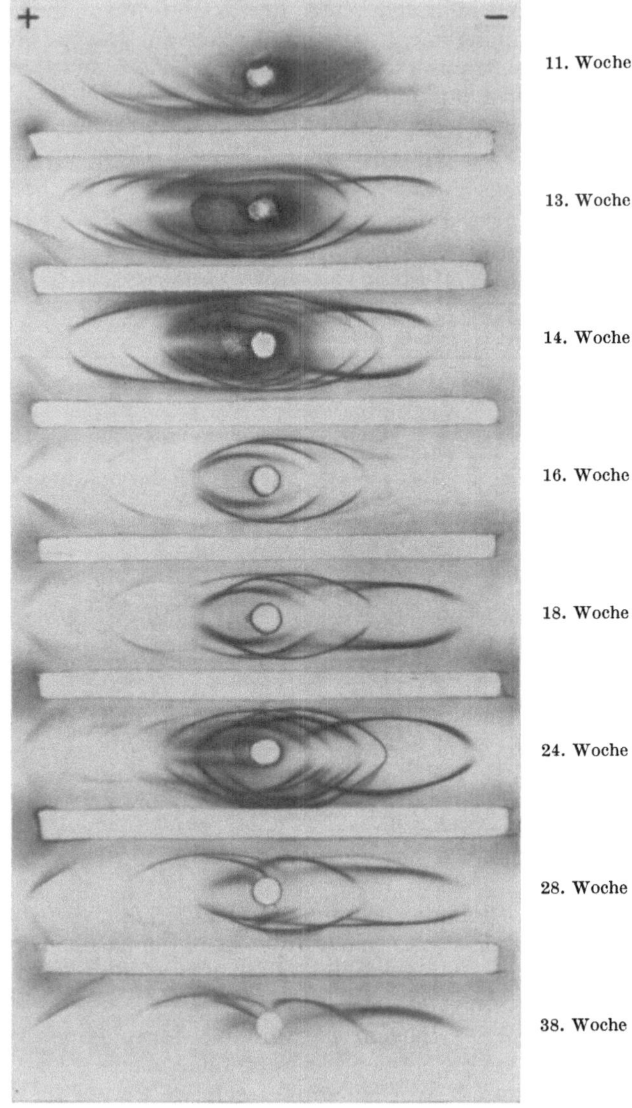

Abb. 1. Immunoelektrophoretische Untersuchung der Seren von Feten verschiedenen Alters mittels eines Anti-Menschen-Pferdeimmunserum (Institut Pasteur Nr. 13 411)

β_{2M}-Globulin war schon im Blut eines 14 Wochen alten Feten und das β_{2A}-Globulin in demjenigen eines 11 Wochen alten Feten nachweisbar. Bei der termingerechten Geburt war das β_{2M}-Globulin bei allen Neugeborenen und das β_{2A}-Globulin in der Hälfte der Neugeborenen vorhanden (*125*).

In allen Fällen ergab der Ouchterlonytest eine Identitätsreaktion zwischen mütterlichen und fetalen Serumantigenen von der 11. Schwangerschaftswoche an

(*125*). Die Proteine, die der Fet selber synthetisiert — wie das Albumin und sehr wahrscheinlich die β_{2A}- und β_{2M}- Globuline — scheinen somit während der fetalen Entwicklung keine Strukturveränderung zu erfahren. Auch die Passage durch die Placenta verändert die Antigenstruktur der mütterlichen γ-Globuline nicht. Abb. 2 zeigt das Beispiel der γ-Globuline.

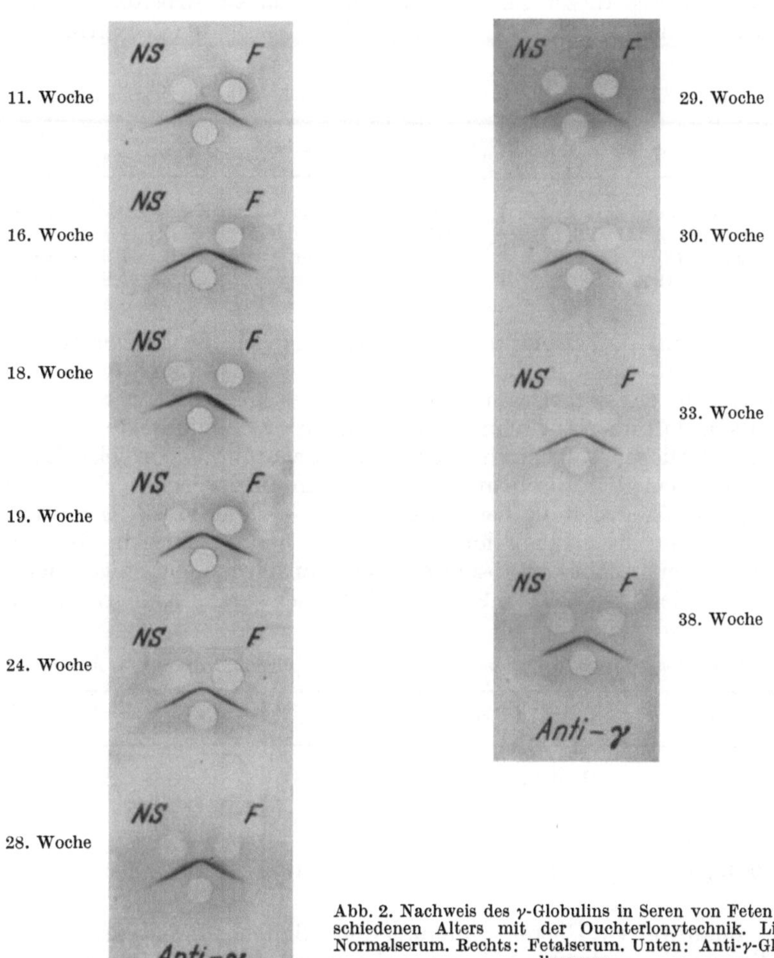

Abb. 2. Nachweis des γ-Globulins in Seren von Feten verschiedenen Alters mit der Ouchterlonytechnik. Links: Normalserum. Rechts: Fetalserum. Unten: Anti-γ-Globulinserum

Die Übertragung der Immunglobuline von der Mutter auf das Kind

Die Übertragung der Immunglobuline (β_{2A}-, β_{2M}- und γ-Globuline) kann bei den Säugetieren auf drei Wege erfolgen:

1. direkter, transplacentarer Übergang während der Gravidität,

2. perorale Zufuhr nach der Geburt mit dem arteigenen Colostrum und der arteigenen Milch,

3. Aufnahme durch verschluckte Amnionsflüssigkeit und Resorption durch die Magendarmwand des Fetus.

1. Transplacentare Übertragung der Immunglobuline. Soviel man heute weiß, ist der Fet nicht zur Bildung von γ-Globulin befähigt (*42*). Diese stammen ausschließlich aus dem Plasma der Mutter und treten frei durch die Placenta hindurch.

Seit der Einführung der Elektrophorese haben zahlreiche Autoren den γ-Globulinspiegel des Nabelschnurblutes mit demjenigen des mütterlichen Blutes zur Zeit der Geburt verglichen. Wir haben aus der uns zugänglichen Literatur nur diejenigen Arbeiten herausgesucht, in welchen der γ-Globulinspiegel im Nabelschnurblut und im mütterlichen Blut zur selben Zeit und mit derselben Methode bestimmt wurde. Aus dieser Zusammenstellung von 44 Arbeiten mit insgesamt 1597 Mutter-Kind-Paaren seien 4 der größten Serien herausgegriffen (Tab. 3).

Tabelle 3. *Elektrophoretische Bestimmung des γ-Globulins bei Mutter und Kind*

Autoren	Anzahl der Paare Mutter — Kind	Rasse	mütterliches Blut %	g-%	Nabelschnurblut %	g-%
Lawrowa 1957 (*105a*)	100	Weißrussen	14,8	0,93	17,3	0,98
Mellander u. Mitarb. 1959 (*116*)	246	Schweden	17	1,1	20	1,1
Plagnol 1958 (*143*)	149	Neger	19,8	1,9	18,2	1,8
Neeb und Bolle 1962 (*128*)	44	Papuas	20,7	1,9	20,4	1,6

Aus den erwähnten Beispielen wie aus der ganzen Zusammenstellung (*126*) geht hervor, daß kein signifikanter Unterschied zwischen den absoluten γ-Globulinspiegeln des Nabelschnurserums und des mütterlichen Serums besteht. Die Angaben, daß im Nabelschnurserum höhere γ-Globulinwerte als im mütterlichen Blut vorliegen sollen, sind zur Hauptsache darauf zurückzuführen, daß einige Autoren lediglich die relativen γ-Globulinwerte verglichen — die bei den Neugeborenen höher sind als bei den Müttern —, ohne dabei die physiologische Hypoproteinämie des Nabelschnurserums zu berücksichtigen. Bei gesunden Neugeborenen entspricht der absolute γ-Globulinspiegel demjenigen der Mütter; bei weißen Kindern beträgt er 0,9—1,3 g-%, bei schwarzen Kindern 1,5—1,8 g-%.

Tabelle 4. *Immunochemische Bestimmung der γ-Globulinkonzentration bei Mutter und Kind*

Autoren	Methoden	Anzahl der Paare Mutter — Kind	Nabelschnurblut g-%	mütterliches Blut g-%
Zak und Good (1959) (*202*)	Heidelberger und Kendall	31	$1,08 \pm 0,28$	$0,97 \pm 0,29$
v. Muralt und Gugler (1959) (*126*)	Rosetten	20	keine Titerstufendifferenz	
Hitzig (1960) (*86*)	Oudin	16	$1,25 \pm 0,20$	$1,09 \pm 0,08$

Diese quantitative Übereinstimmung der kindlichen und der mütterlichen γ-Globulinspiegel wurde durch immunochemische Methoden bestätigt (Tab. 4).

Weitere Beweise für den mütterlichen Ursprung des fetalen γ-Globulins liefern die Untersuchungen der Kinder agammaglobulinämischer Mütter, das Studium der Gm-Gruppe des Neugeborenen und die Untersuchungen mit markiertem γ-Globulin.

Bei den Kindern agammaglobulinämischer Mütter fehlt das Serum-γ-Globulin zur Zeit der Geburt fast vollständig (*21, 202*). Die γ-Globulinproduktion setzte bei den Kindern im Laufe der 3.—4. Lebenswoche ein. Im 2. Monat gelang es erstmals, Isoagglutinine nachzuweisen, im 3. Monat erstmals Antikörper gegen die Salmonellenantigene H, 0 und B. (Die Kinder hatten am 6. Lebenstag eine Impfung mit TAB-Vaccine erhalten.) Parallel zum Anstieg der γ-Globulinspiegel und zum Auftreten der spezifischen Antikörper erschienen im Knochenmark und in den Lymphknoten Plasmazellen, die bis anhin gefehlt hatten.

Das Kind kommt mit der gleichen Gm-Gruppe wie seine Mutter zur Welt (*22, 105, 109, 121*). Erst wenn die mütterlichen γ-Globuline aus der kindlichen Blutbahn verschwunden sind, und wenn die eigene γ-Globulinproduktion genügend ist, kann der eigene Gm-Faktor der Kinder bestimmt werden.

J^{131}-markiertes γ-Globulin, welches schwangeren Frauen 2—48 Std vor der normalen Geburt i. v. injiziert wird, kann bereits 3 Std nach der Injektion im Nabelschnurblut nachgewiesen werden (*114*). J^{131}-markiertes γ-Globulin, das Frauen im 3. Schwangerschaftsmonat 18—24 Std vor einem Kaiserschnitt zur legalen Schwangerschaftsunterbrechung injiziert wird, erreicht die fetale Blutbahn direkt durch die Placenta ohne den Umweg über die Amnionsflüssigkeit (*36*).

Im Verlauf der Schwangerschaft nimmt die Zahl der Placentarzotten und damit der fetalen Capillargefäße ständig zu, die Dicke des Trophoblasten dagegen ab. Im 3.—4. Schwangerschaftsmonat verschwindet die Langhans'sche Zellschicht. Die Oberfläche der gesamten Placentarmembran wächst von 1 m² am 100. Tag der Schwangerschaft auf etwa 14 m² am Termin (*29, 197*). Mit diesen histologischen Strukturänderungen der Placenta ist eine Zunahme ihrer Durchlässigkeit verbunden. So ist die Permeabilität für Elektrolyte, z. B. Natrium, am Ende der Schwangerschaft etwa 70mal größer als in der 9. Schwangerschaftswoche (*50*). Auch die Durchlässigkeit der Placenta für Antikörper nimmt während der Fetalentwicklung ständig zu, wie die Untersuchungen über den Gehalt des fetalen Serums an Anti-Streptolysinen (*78, 94, 101, 110, 189*), an Anti-Staphylolysinen (*110, 189*) und an Diphtherieantikörpern (*33, 137*) gezeigt haben. Diese ständige Zunahme der fetalen Antikörpertiter stimmt grosso modo mit dem steigenden γ-Globulinspiegel des Feten überein. Der Fet wird somit von der Mutter mit γ-Globulin und Antikörpern mit vorwiegendem γ-Globulincharakter — wie z. B. die Diphtherie-, Tetanus-, Poliomyelitis-, Masernantikörper, die Immunisoagglutinine und die inkompletten Rhesusantikörper — versorgt, während die β_{2A}- und β_{2M}-Globuline und Antikörper, die vorwiegend die Eigenschaften dieser Immunglobuline besitzen — wie z. B. natürliche Isoagglutinine, komplette Rhesusantikörper, Antikörper gegen die 0-Antigene von Salmonellen und E. coli, Reagine — nicht oder nur in verschwindenden Mengen durch die Placenta in den fetalen Kreislauf übertreten.

Aus dem Gesagten muß geschlossen werden, daß die Placenta ein seltenes Beispiel einer nicht-entodermalen Membran mit selektiver Durchlässigkeit für Proteine darstellt (*4*). Diese selektive Durchlässigkeit der Placenta für Proteine beruht nicht auf der Größe der verschiedenen Eiweißmoleküle. Das kleinmolekulare Albumin (Molekulargewicht 69000) passiert nur in geringen Mengen die menschliche Placenta, wie aus den Versuchen mit homologem markiertem Albumin hervorgeht (*36*). Die Placenta läßt dagegen die γ-Globuline (Molekulargewicht etwa 150000) frei durch, während das immunologisch verwandte β_{2A}-Globulin (Molekulargewicht ebenfalls etwa 150000) ganz oder zum größten Teil zurückgehalten wird. Ein selektiver, aktiver Transportmechanismus dürfte hier vorliegen. Die linksdrehende Form des Histidins z. B. tritt viel rascher als die rechtsdrehende Form durch die Placenta durch (*138*). Verschiedene Untersuchungen (*14, 139, 177*) lassen vermuten, daß der Übergang des Albumins und der γ-Globuline durch das Syncytium erfolgt, wahrscheinlich durch Pinocytose mit anschließender Passage in das Stroma der Zotten.

Produziert die Placenta Proteine, insbesondere Immunglobuline? Eine Bildung von Immunglobulinen durch die Placenta wurde von gewissen Autoren auf Grund von nicht überzeugenden morphologischen (*37*), biochemischen (*144*), elektrophoretischen (*44, 107*) und immunoelektrophoretischen (*203*) Untersuchungen postuliert. Ferner nehmen einzelne Forscher (*44*) an, daß der Placenta eine aktive

Rolle bei der Synthese der fetalen Serumproteine, zumindest der Albumine zukomme. Sie begründen diese Auffassung mit der fehlenden Korrelation des fetalen und des mütterlichen Serumeiweißbildes. Trotz erheblicher Dysproteinämie der Mutter im Verlauf von Toxikosen bleibt das Serumeiweißbild des Feten unverändert (67, 103). Außerdem ist das Nabelschnurvenenblut reicher an Albuminen, Aminosäuren und Fettsäuren als das Blut der Nabelschnurarterie (44, 107). Diese Befunde können aber ebensogut durch die Annahme einer selektiven Durchlässigkeit der Placenta für Serumproteine erklärt werden. Die Ähnlichkeit zwischen dem immunoelektrophoretischen Spektrum eines Extraktes aus blutfrei gewaschener Placenta und demjenigen des Neugeborenenserums ist größer als die Ähnlichkeit zwischen demjenigen des mütterlichen und des kindlichen Serums (203). Da es sehr schwierig ist, eine Placenta von jeglichem Blut zu befreien, erscheint dieses Argument aber für den Beweis einer Synthese von Immunglobulinen durch die Placenta sehr fragwürdig.

Die Frage der Proteinsynthese in der Placenta hat durch die Arbeiten von DANCIS u. Mitarb. (35) und BARDAWIL u. Mitarb. (14) eine weitgehende Klärung erfahren. Inkubationsversuche mit C^{14}-markiertem Glykokoll zeigten, daß die normale Placenta in vitro zwar gewisse α- und β-Globuline, nicht aber Albumin und γ-Globulin zu bilden vermag (35). Auch die Resultate der Untersuchungen von menschlichen Placenten — kurz vor dem Ende oder am Termin der Schwangerschaft — mit der Technik der fluorescierenden Antikörper von *Coons* unter Anwendung von Immunseren gegen menschliches Albumin oder γ-Globulin (14) erlauben nicht, eine Synthese dieser Proteine durch die Placenta anzunehmen.

Die nur wenig höheren Werte der γ-Globuline, die mit der quantitativen Immunpräcipitationsmethode nach HEIDELBERGER (202) oder mit der einfachen Diffusionsmethode nach OUDIN (86) im Nabelschnurblut gefunden wurden (Tab. 4), erlauben auch noch nicht eine Produktion von γ-Globulinen in der Placenta anzunehmen. Nach SCHULTZE und HEIDE (166) beruht diese geringe, statistisch nicht signifikante Differenz zwischen mütterlichen und kindlichen γ-Globulinspiegeln auf der längeren „Halbwertszeit" der γ-Globuline des Neugeborenen.

Normalerweise bildet somit die Placenta keine Immunglobuline. Bei gewissen pathologischen Zuständen dagegen scheint eine Immunglobulinbildung in der Placenta möglich zu sein. GOOD u. Mitarb. (62) haben eine agammaglobulinämische Mutter (10—13 mg-% Serum-γ-Globulin) beobachten können, die im dritten Trimenon der Schwangerschaft Antityphus- und Antiparatyphusantikörper zu bilden vermochte. Diese Antikörperbildung war im ersten und zweiten Trimenon der Schwangerschaft nicht vorhanden und verschwand rasch nach der Geburt. Das Neugeborene war nicht dazu befähigt.

Ob das menschliche Fetoprotein eventuell in der Langhans'schen Zellschicht der Placenta produziert wird, steht heute noch nicht fest.

2. Die Frage der Übertragung der Immunglobuline über das arteigene Colostrum und die arteigene Milch. Die immunochemische Untersuchung des Colostrums und der Milch der Frau (69, 70, 75, 76, 77, 96, 124) zeigt, daß sie eine gewisse Anzahl Serumproteine enthalten (Abb. 3, 4; Tab. 5).

Das β_{2A}-*Globulin der Frauenmilch* unterscheidet sich vom β_{2A}-Globulin des Serums durch die etwas raschere elektrophoretische Wanderungsgeschwindigkeit und durch seine vom Serum-β_{2A}-Globulin leicht abweichende Antigenstruktur (77).

Das β_{2M}-*Globulin der Frauenmilch* unterscheidet sich weder elektrophoretisch noch antigenanalytisch vom β_{2M}-Globulin des Serums (77).

Die γ-*Globuline der Frauenmilch* unterscheiden sich von den γ-Globulinen des Serums durch das Fehlen einiger γ-spezifischer Antigendeterminanten sowie durch ihre raschere elektrophoretische Wanderungsgeschwindigkeit (im β_2-Bereich) (*77, 124, 127, 152*). Neben diesen rasch wandernden γ-Globulinen sind noch Spuren langsam wandernder γ-Globuline im Colostrum und in der Frauenmilch vorhanden (*76*).

Bei der Geburt enthält das Colostrum etwa 500 mg-% rasch wandernder γ-Globuline; nach 48 Std fällt der Spiegel auf etwa 100 mg-%, nach 10 Tagen auf etwa 30 mg-%, und zwischen dem 15. und 30. Tag schwankt er um 10 mg-%. Bei der Geburt findet man im Colostrum 5–6 g-% Immunglobuline; etwa 90% davon sind β_{2A}- und β_{2M}-Globuline und ungefähr 10% rasch wandernde γ-Globuline. In der reifen Frauenmilch besteht der größte Teil der Immunglobuline aus β_{2A}-Globulinen (*124*).

Wie eingangs erwähnt, enthält das Nabelschnurserum nur Spuren von β_{2A}- und β_{2M}-Globulinen. Da diese beiden Globuline im Colostrum und das β_{2A} auch in der reifen Frauenmilch in erheblichen Mengen vorkommen, wurden die Seren von 58 gestillten Neugeborenen mit denjenigen von 50 ausschließlich künstlich ernährten Neugeborenen im Alter von 9–10 Tagen immunoelektrophoretisch auf

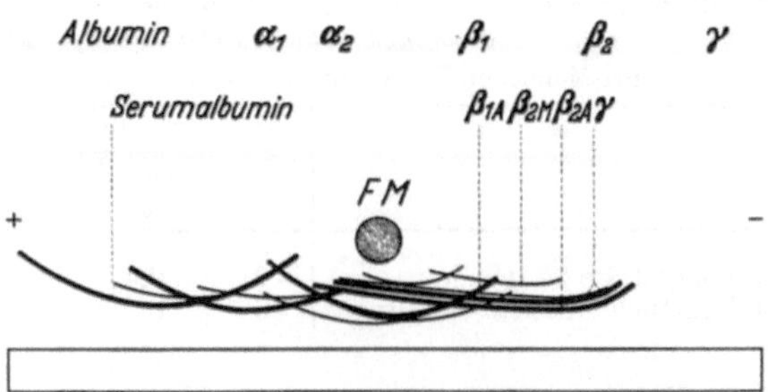

Abb. 3. Immunoelektrophoretisches Spektrum der Proteine des Colostrums. (Im Ansatz mit Anti-Human-Immunserum)

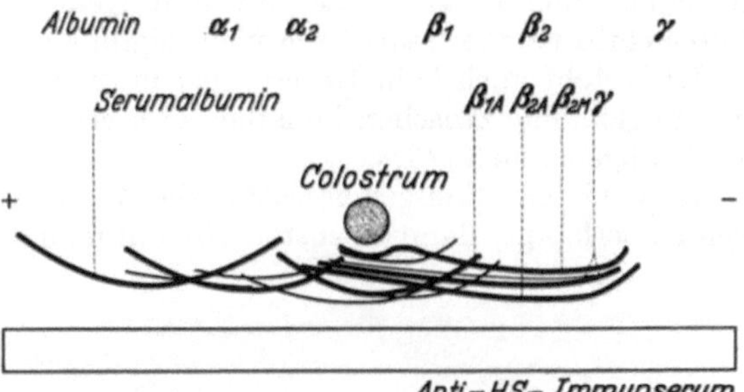

Abb. 4. Immunoelektrophoretisches Spektrum der Frauenmilchproteine. (Im Ansatz mit Anti-Human-Immunserum)

Tabelle 5. *Vorhandene Serumproteine im Colostrum und in der Frauenmilch*

	Colostrum	Frauenmilch
Präalbumin	(+)	(+)
Albumin	+ +	+
Saures Seromucoid	(+)	(+)
α_1-Globulin (3,5 S)	(+)	(+)
α_2-Makroglobulin	—	—
α_2-Lipoprotein	(+)	((+))
Coeruloplasmin	(+)	((+))
Haptoglobin	(+)	(+)
Siderophilin (Transferrin)	(+)	(+)
Fibrinogen	(+)	—
β_1-Lipoprotein	((+))	((+))
β_{1A}-Globulin	+	+
β_{2A}-Globulin	+	+ +
β_{2M}-Globulin	+ +	+
rasch wandernde γ-Globuline (im β_2-Bereich)	+ +	+
langsam wandernde γ-Globuline (im γ-Bereich)	(+)	((+))

+ + = sehr große Mengen
+ = große Mengen } mit der gewöhnlichen Immunoelektrophorese nachweisbar.

(+) = Spuren
((+)) = minimale Spuren } nur im Anreicherungsverfahren (vergleichende Immunoelektrophorese von Wadsworth-Hanson-Osserman) nachweisbar.

das Vorkommen dieser beiden Immunglobuline untersucht (s. Tab. 6). Das β_{2A}-Globulin war am 10. Tag nur bei 2 (3,4%) der gestillten Kinder vorhanden und fehlte bei allen künstlich ernährten Neugeborenen. Das β_{2M}-Globulin dagegen war am 10. Lebenstag praktisch bei allen Neugeborenen vorhanden, unabhängig von

Tabelle 6. *Immunoelektrophoretische Untersuchung der Seren von 108 10 Tage alten Neugeborenen auf den Gehalt an β_{2A}- und β_{2M}-Globulinen*
(Anti-Menschen-Pferdeimmunseren No. 491 und No. 511 des Institut Pasteur)

	β_{2A}-Globuline				β_{2M}-Globuline			
	vorhanden		fehlen		vorhanden		fehlen	
	N	%	N	%	N	%	N	%
58 vollgestillte Säuglinge . . .	2	3,4	56	96,6	54	93	4	7
50 künstlich ernährte Säuglinge	0	0	50	100	47	94	3	6

ihrer Nahrung (*124*). Eine frühere Untersuchung (*71*) mit einem Immunserum, das reicher an Anti-β_{2A}-Antikörpern war, ergab in großen Zügen das gleiche Resultat, nur daß das β_{2A}-Globulin am 10. Tag in 39% der künstlich ernährten Neugeborenen und in 49% der gestillten Neugeborenen nachweisbar war. Dieser Unterschied ist aber statistisch nicht signifikant.

Es besteht auch kein Unterschied im zeitlichen Auftreten der β_{2A}- und β_{2M}-Immunglobuline zwischen künstlich ernährten und mit Frauencolostrum ernährten Frühgeborenen (*162*).

Diese Untersuchungen gestatten die Aussage, daß native Frauenmilchproteine wenn überhaupt, dann höchstens in minimalen Mengen (die mit den empfind-

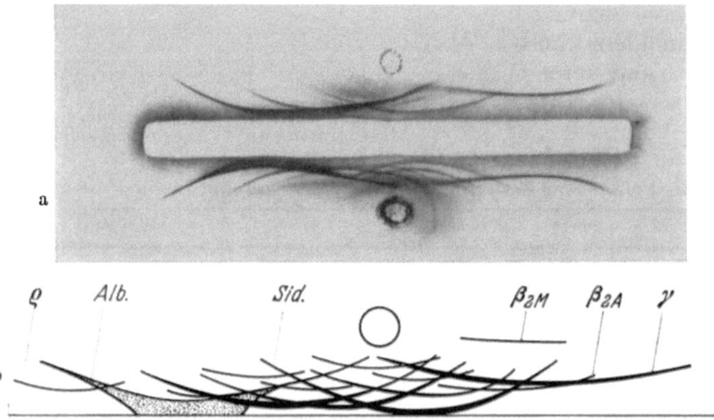

Abb. 5a u. b. a Immunoelektrophoretische Untersuchung der Fruchtwasserproteine mittels eines Anti-Menschen-Pferdeimmunserums (auf dieser Abbildung fehlt die β_{2M}-Linie; die β_{2A}-Linie ist auf dem Original ersichtlich) b Schematische Darstellung der immunoelektrophoretischen Untersuchung der Fruchtwasserproteine mittels eines Anti-Menschen-Pferdeimmunserums

lichsten heute zur Verfügung stehenden immunologischen Methoden nicht mehr erfaßbar sind), aus dem Magendarmtrakt in den Kreislauf des Säuglings aufgenommen werden.

3. Die Frage der Übertragung der Immunglobuline über die Amnionsflüssigkeit. Je nach Alter der Schwangerschaft und Grad der Eindickung der untersuchten Muster ergibt die immunoelektrophoretische Analyse der Fruchtwasserproteine mittels Anti-Mensch-Humanserum 5—15 Präcipitationslinien (Abb. 5). 6 dieser Linien konnten identifiziert werden: das tryptophanreiche ϱ, Albumin, Siderophilin (Transferrin) und die β_{2A}-, β_{2M}- und γ-Globuline. Folgende Serumproteine konnten dagegen nicht nachgewiesen werden: α_2-Lipoprotein, α_2-Makroglobulin, β_1-Lipoprotein und Fibrinogen (*56, 92, 104, 115, 152, 178*).

Bildung und Ursprung der Proteine der Amnionsflüssigkeit sind noch umstritten. Von elektrophoretischen Untersuchungen und Beobachtungen mit markierten Proteinen kann angenommen werden, daß sie aus der mütterlichen Blutbahn stammen und durch die fetalen Membranen die Amnionsflüssigkeit erreichen (*1, 13, 36, 163*). Andere Organe spielen aber dabei auch eine gewisse Rolle: die Placenta (*198*), das Epithel des Amnions (*47*) und der Fetus selber (*119*).

Tabelle 7. *Die Immunglobuline im menschlichen Fruchtwasser*

Schwangerschaftswochen	Anzahl der Fälle	γ-Globuline in mg-% (Durchschnitt)	Immunoelektrophorese (Anti-Menschen-Pferdeimmunserum No. 511 des Institut Pasteur)	
			β_{2A}	β_{2M}
8.—12.	7	10,5	1+ 6—	0+ 7—
13.—24.	10	38	7+ 3—	6+ 4—
37.—42.	9	51	9+ 0—	5+ 4—

Wie aus Tab. 7 hervorgeht, nimmt der Gehalt der γ-Globuline in der Amnionsflüssigkeit im Verlauf der Schwangerschaft ständig zu und erreicht am Termin ungefähr 50 mg-% (*152*). Dieser immunologisch festgestellte Wert liegt etwas über demjenigen der elektrophoretischen Untersuchungen anderer Autoren (20—40 mg-%) (*1, 74, 98, 117, 140, 141, 181*). In der ersten Schwangerschaftswoche sind die β_{2A}- und β_{2M}-Globuline nur selten vorhanden. In den letztenWochen dagegen ist das β_{2A}-Globulin regelmäßig und das β_{2M}-Globulin in der Hälfte der Fälle vorhanden (*152*).

Am Ende der Schwangerschaft verschluckt der Fetus täglich etwa 500 ml Amnionsflüssigkeit (*102, 148*) und diese wird alle 3 Std vollständig erneuert (*192*). Die Bedingung zu einer Übertragung der Immunglobuline von der Mutter zum Kind über die Amnionsflüssigkeit ist somit gegeben.

Die Existenz dieses 3. Weges der Übertragung der humoralen Immunität wurde durch geschickte Untersuchungen bei gewissen Tieren bewiesen [Ratte (*20*), Meerschweinchen (*15*), Kaninchen (*16, 19, 156*)]. γ-Globuline wurden auch im Magensaft menschlicher Feten verschiedenen Alters gefunden (*99*). Nach unserer heutigen Auffassung stammen diese aber nicht aus der verschluckten Amnionsflüssigkeit, sondern gelangen aus der Blutbahn des Feten in seinen Magensaft (s. S. 33). Mit Hilfe von J^{131}-markiertem γ-Globulin konnten DANCIS u. Mitarb. (*36*) zeigen, daß der menschliche Fetus im 3. Schwangerschaftsmonat noch in der Lage ist, γ-Globuline, die in das Amnion eingeführt werden, zu resorbieren. Am Ende der Schwangerschaft dagegen ist eine solche Resorption, wenigstens in meßbaren Mengen, nicht mehr möglich, wie aus den Untersuchungen an Rhesusaffen (*4*), deren Placenta eine Struktur hat, die derjenigen der menschlichen Placenta entspricht, hervorgeht. Beim Menschen findet die Übertragung der markierten γ-Globuline von Mutter zu Kind direkt über die Placenta, ohne Umweg über die Amnionsflüssigkeit statt (*36*). Die Serum-γ-Globuline, die im Meconium gesunder Neugeborener vorhanden sind, können nicht von verschlucktem Fruchtwasser stammen, da man γ-Globuline mit identischer Antigenstruktur im Meconium von Neugeborenen mit Oesophagusatresie ohne tracheo-oesophagealer

Fistel findet (*152*). Wie gesunde Neugeborene, besitzen Neugeborene mit Oesophagusatresie bei der Geburt einen γ-Globulin- (*99*) und Diphtherie-Antitoxinspiegel
(*194*), der demjenigen ihrer Mütter entspricht. In 22 untersuchten Fällen waren
die Titer der neutralisierenden Poliomyelitisantikörper (I—III) bei Mutter und
Kind identisch, während das Fruchtwasser dieser 22 Kinder keine oder nur geringe Spuren enthielt (*176*). Wenn die mütterlichen Titer normal sind, enthält
das Fruchtwasser kein Anti-Streptolysin und kein Anti-Staphylolysin, obwohl
die Titer bei Mutter und Kind die gleichen sind (*48, 51, 179*). Selbst wenn die Seren
der Mutter und des Kindes eine stark positive Reaktion geben, findet man in der
Amnionsflüssigkeit kein C-reaktives Protein (*118*).

Durch diese Untersuchungen ist somit das Problem des Weges, über welchen
die Immunglobuline von Mutter zu Kind bei den Primaten übertragen werden,
gelöst. Beim Menschen findet diese Übertragung durch die Placenta statt, und
zwar auf selektive Weise. Die 7S-γ-Globuline treten frei durch die Placenta hindurch. Ihr Spiegel und ihre Antigenstruktur (Gm-Gruppe) beim Neugeborenen
entsprechen demjenigen der Mutter. Die β_{2A}- und β_{2M}-Globuline dagegen werden
durch die Placenta größtenteils zurückgehalten. Die Amnionsflüssigkeit enthält
wohl Immunglobuline, spielt aber keine Rolle in ihrer Übertragung von Mutter
zu Kind. Um das unvollständige immunologische Spektrum, das das Neugeborene
bei der Geburt besitzt (wenig β_{2A}- und β_{2M}- Globuline), zu vervollständigen, kann
es die Immunglobuline des Colostrums und der Milch seiner Mutter nicht verwenden. Es muß alle seine β_{2A}- und β_{2M}-Globuline selber produzieren.

Die Immunglobuline beim Neugeborenen, Säugling und Kleinkind

Bei der Geburt hat das Neugeborene einen Gesamteiweißgehalt, der mit
5,5—6,0 g-% deutlich unter demjenigen seiner Mutter liegt. Diese Hypoproteinämie beruht hauptsächlich auf einer Verminderung der Fraktionen α_1, α_2 und β
und im geringeren Maße auf einer Verminderung des Albuminspiegels. Wenn
vorhanden, korrigiert sich die Hypoalbuminämie im Laufe des ersten Lebensjahres. Die α- und β-Globuline, die bei der Geburt sehr tief sind, steigen in den
ersten Lebenstagen stark an. Dieser postpartale Anstieg der α- und β-Globuline
soll bei colostralernährten Säuglingen besonders ausgeprägt sein (*113*). Der Einfluß des Colostrums auf das Serumeiweißbild des Säuglings ist aber noch umstritten. Bei den kleinen Säuglingen, am Termin oder vorzeitig geboren, scheint
die Art der Ernährung (Frauenmilch, Frauencolostrum oder Kuhmilch) keinen
Einfluß auf die elektrophoretische (*3, 23, 32, 79, 108, 155, 161, 162*) und die
immunoelektrophoretische (*71, 126, 161*) Zusammensetzung der Serumproteine
zu haben, sofern die tägliche Nahrungsmenge ausreichend ist. Erst im Alter
von 7^1/$_2$ Monaten findet man einen statistisch gesicherten Unterschied zwischen
dem γ-Globulinspiegel der künstlich ernährten Kinder und demjenigen der
gestillten Kinder; bei letzteren ist er deutlich vermindert (*116*).

Bei der Geburt entspricht der absolute γ-Globulinspiegel des Kindes demjenigen seiner Mutter (1,1—1,3 g-% bei weißen und 1,8—1,9 g-% bei schwarzen
Kindern). Im ersten Trimenon fällt der γ-Globulinspiegel ab und erreicht ein
Minimum von etwa 0,4—0,6 g-% in der 6.—10. Lebenswoche. Mindestens 2 Faktoren sind an diesem γ-Globulinabfall beteiligt:

1. der Katabolismus der von der Mutter übertragenen γ-Globuline (z. T.
durch Verlust in das Darmlumen) zu einem Zeitpunkt, an welchem die Eigenproduktion an γ-Globulinen noch ungenügend ist, und

2. die Verdünnung des γ-Globulinvorrates in das ständig größer werdende
Plasmavolumen des wachsenden Kindes (*186*). Vom 3. Monat an nimmt der

γ-Globulinspiegel ständig zu und erreicht mit 18—24 Monaten die Erwachsenenwerte (Abb. 6).

Der Gehalt an β_{2A}-Globulinen des Nabelschnurblutes ist ungefähr 0,3 mg-% und nimmt vom 20. Lebenstag an ständig zu (151). Der Spiegel des Erwachsenen (etwa 200 mg-%) ist mit etwa 3 Jahren erreicht (151). Der Gehalt an β_{2M}-Globulinen des Nabelschnurblutes ist ungefähr 8 mg-% und nimmt schon in den ersten zehn Lebenstagen rasch zu (151). Im Verlauf des 2. Semesters (86), spätestens des 3. Lebensjahres (151), erreicht er denjenigen des Erwachsenen (etwa 160 mg-%).

Faktoren, die die immunologische Reifung des Neugeborenen beeinflussen

Die Dauer der Schwangerschaft spielt eine große Rolle. Die Permeabilität der Placenta erreicht ihr Maximum erst gegen Ende der Schwangerschaft. Das Frühgeborene kommt mit einem γ-Globulinvorrat zur Welt, der um so kleiner ist, als sein Geburtsgewicht geringer ist (112, 129, 153). Die Serumkonzentration der β_{2A}- und β_{2M}-Globuline der Frühgeborenen ist gegenüber derjenigen der am Termin geborenen Kinder ebenfalls vermindert (151).

Die Stimulation durch exogene Antigene, welchen das Neugeborene

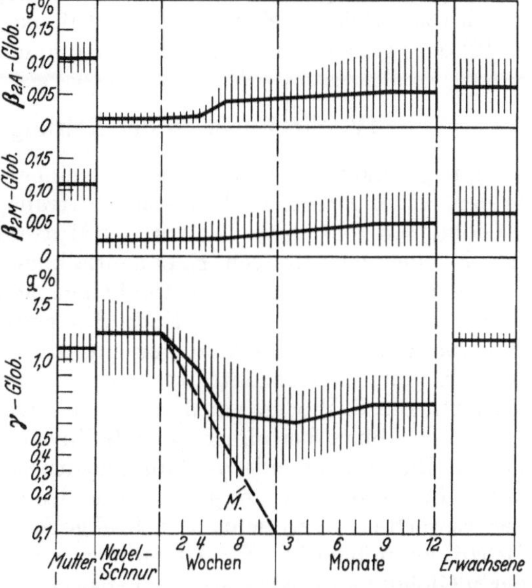

Abb. 6. β_{2A}-, β_{2M}- und γ-Globulinspiegel beim Säugling und Kleinkind [nach (87, 151)]

nach der Geburt ausgesetzt ist, spielt aber eine noch wichtigere Rolle als die Dauer der Schwangerschaft. Bei Frühgeborenen, die an einer Infektion leiden oder die geimpft worden sind, ist der Abfall des γ-Globulins nach der Geburt geringer als bei gesunden Frühgeborenen von gleichem Gewicht (73, 87, 93, 147, 169). Die β_{2A}- und β_{2M}- Globuline erscheinen im Serum von Frühgeborenen, die an verschiedenen Infektionen leiden, früher als im Serum von gesunden, gleichschweren Frühgeborenen (39, 87). Wenn das benützte Antigen stark genug ist, sind selbst Frühgeborene imstande, nach einer Impfung Antikörper zu produzieren (26, 34, 40, 68, 136, 146, 188). Frühgeborene, die bei einem Alter, das ihrer termingerechten Geburt entspricht, geimpft werden, bilden mehr Antikörper als Kinder, die am Termin geboren sind (34).

Die Reihenfolge der Antikörperbildung beim Neugeborenen wurde kürzlich genau festgestellt (49, 171): das frühgeborene und das neugeborene Kind bilden nur β_{2M}-Globuline. Beim älteren Säugling setzt die γ-Globulin (7S)-Produktion einige Tage nach derjenigen des β_{2M}-Globulins (19S) ein.

Die Bedeutung des äußeren Antigenreizes für die Bildung der γ-Globuline wird durch die eleganten Untersuchungen an den steril aufgezogenen Tieren unterstrichen (2, 18, 64, 72, 120, 173, 182, 193, 200, 201). Bei diesen Tieren ist die γ-Globulinproduktion auf $^1/_3$—$^1/_5$ der Norm vermindert; der β/γ-Globulinspiegel im Serum ist stark erniedrigt bei normalen Gesamteiweiß- und Albuminwerten. Auch diese kleinen Mengen können noch als Reaktion auf Antigene der Nahrung aufgefaßt werden, denn es gelingt lediglich, ein Tier keimfrei, nicht aber antigenfrei aufzuziehen. Die Zahl der Lymphocyten und der Plasmocyten ist bei keimfreien Tieren gegenüber normalen Tieren stark vermindert. Zwei Wochen nach Einführen einer normalen Bakterienflora in den Darm steril aufgezogener Tiere normalisiert sich die Zahl der Lymphocyten und Plasmazellen in der Darmwand, was eine Vermehrung der Immunglobuline zur Folge hat (64).

Die Ernährung mit roher Frauenmilch oder sogar mit rohem Frauencolostrum während mehreren Wochen hat dagegen keinen Einfluß auf die immunologische Reifung des Neugeborenen: die β_{2A}- und β_{2M}-Globuline erscheinen im Serum des Kindes zur gleichen Zeit, ob sie gestillt oder künstlich ernährt werden (s. S. 41 u. 42) oder gekochte Frauenmilch bekommen (97).

IV. Störungen in der Reifung von Immunglobulinen

Das gesunde Neugeborene gleicht einem Agammaglobulinämiepatienten, der in den ersten Lebenswochen von den transplacentar übertragenen mütterlichen γ-Globulinen zehrt (58). Die von der Mutter stammenden γ-Globuline verschwinden in einer geradlinigen Exponentialkurve mit einer Halbwertszeit von etwa 20 Tagen. Von der Mitte des ersten Lebensmonates an erscheinen die ersten Plasmazellen (21, 164), und gegen Ende des ersten Monates setzt beim Säugling die Eigenproduktion an γ-Globulinen ein, wobei diese zunächst noch nicht ausreicht, um den weiteren Konzentrationsabfall auszugleichen. Mit steigender Produktion wird um die 6. Woche ein dynamisches Gleichgewicht erreicht, wobei sich der Auf- und Abbau bei einem γ-Globulinwert von etwa 0,4 g-% eben die Waage halten. Die zunehmende γ-Globulinsynthese bewirkt einen allmählichen Anstieg des γ-Globulinwertes, der gegen Ende des ersten Lebensjahres den unteren Wert der Erwachsenen erreicht. Bei Frühgeborenen, die bereits bei der Geburt ein Defizit an mütterlichen γ-Globulinen aufweisen, ist der physiologische Abfall der γ-Globuline in den ersten Lebenswochen besonders ausgeprägt und kann die Grenzen der „Agammaglobulinämie" (100 mg-%) erreichen. Je kleiner das Frühgeborene, umso stärker ist dieser Abfall.

Als Folge des Schwundes der mütterlichen γ-Globuline und der noch ungenügenden Eigenproduktion entwickelt sich bei Kindern von 3—6 Monaten ein *physiologisches transitorisches hypogammaglobulinämisches Antikörpermangelsyndrom* (AMS) (9,58). Bei der Mehrzahl dieser Kinder kommt es aber nicht zum klinischen Bild des AMS, und sie benötigen keine Therapie. Die Neigung zu schweren bakteriellen Infekten tritt erst auf, wenn der Spiegel der γ-Globuline unter 100 mg-% abfällt (63, 95). In gewissen Fällen setzt die Bildung der γ-Globuline und besonders der β_{2A}- und β_{2M}-Globuline stark verzögert ein. Solche Kinder leiden im ersten — manchmal noch im zweiten Lebensjahr — an einem schweren AMS, welches durch γ-Globulininjektionen (0,5—1 ml 16% γ-Globulinlösung pro kg Körpergewicht in 3—4 wöchigen Abständen) günstig beeinflußt werden kann (80, 184).

Von diesen transitorischen Fällen des AMS muß man die folgenden 3 klinischen Erscheinungsformen scharf abtrennen:

1. *Die kongenitale Agammaglobulinämie* (BRUTON) oder *hereditäre plasmocytäre Dysgenesie* (88). Die Bildung von Plasmazellen und Keimzentren ist gestört; die lymphatischen Elemente sind kaum verändert. Im allgemeinen ist das Blutbild normal. Die Abwehrschwäche ist ausschließlich auf die humoralen spezifischen Antikörper beschränkt. Die Ersatztherapie mit γ-Globulin ist erfolgreich.

2. *Die familiäre Lymphopenie mit Agammaglobulinämie* (52, 54, 100, 185) oder *hereditäre lymphoplasmocytäre Dysgenesie* (88) wurde früher noch unter anderen Namen beschrieben: Essentielle Lymphocytophthise (59) oder Alympho-

cytose (*41*). Bei diesem Krankheitsbild ist der gesamte lymphoplasmocytäre Apparat betroffen. Neben der Agammaglobulinämie besteht eine extreme Lymphopenie (weniger als 1000 Zellen/mm^3) im peripheren Blutbild. Der Verlauf ist äußerst maligne und die Ersatztherapie mit γ-Globulin bleibt erfolglos.

3. *Die reticuläre Dysgenesie* (*187*). Hier ist der gesamte lymphoreticuläre Apparat nur rudimentär ausgeprägt. Im peripheren Blut fehlen sämtliche Leukocyten.

Bei diesen 3 Affektionen handelt es sich nicht um eine verzögerte Reifung der Immunglobuline, sondern um verschiedene Schweregrade einer Anlage- oder Differenzierungsstörung der immunologisch aktiven Zellen (*89*). Bei der kongenitalen Agammaglobulinämie (BRUTON) fehlt die Ausdifferenzierung der Plasmazellen. Die zweite Form beruht auf einem noch tiefer liegenden Bildungs- und Leistungsdefekt des lymphoplasmocytären Gewebes, in dem nicht nur die für die Bildung der Immunglobuline verantwortlichen Entwicklungsreihen der Plasmazellen, sondern der gesamte lymphatische Apparat betroffen ist. In der reticulären Dysgenesie fehlt schon die Differenzierung der multipotenten Reticulumzellen in Stammzellen der myeloiden Reihe, der Lymphocyten und Monocyten (*187*).

Literatur

(*1*) ABBAS, T. M., and J. E. TOVEY: Proteins of the liquor amnii. Brit. med. J. **1960** I, 476. — (*2*) Annotation. Lancet **1960** II, 86.

(*3*) BALDI, U., e C. LAMBERTINI: Considerazioni sulla elettroforesi delle sostanze proteiche del latte umano e del siero di sangue di bambini allattati al seno. Minerva pediat. **10**, 451 (1958). — (*4*) BANGHAM, D. R.: The transmission of homologous serum proteins to the foetus and to the amniotic fluid in the Rhesus monkey. J. Physiol. (Lond.) **153**, 265 (1960). — (*5*) BARANDUN, S., H. BÜCHLER u. A. HÄSSIG: Das Antikörpermangelsyndrom. Schweiz. med. Wschr. **86**, 33 (1956). — (*6*) BARANDUN, S., R. KIPFER, G. RIVA u. A. NICOLET: Über die therapeutische Verwendung von Gammaglobulinen bei bakteriellen Infektionen. Schweiz. med. Wschr. **87**, 155 (1957). — (*7*) BARANDUN, S., H. J. HUSER u. A. HÄSSIG: Klinische Erscheinungsformen des Antikörpermangelsyndroms. Schweiz. med. Wschr. **88**, 78 (1958). — (*8*) BARANDUN, S., u. A. HÄSSIG: Die Bedeutung der humoralen Antikörper für die Infektabwehr. Helv. med. Acta **26**, 111 (1959). — (*9*) BARANDUN, S., K. STAMPFLI, G. H. SPENGLER u. G. RIVA: Die Klinik des Antikörpermangelsyndroms (AMS). Helv. med. Acta **26**, 163 (1959). — (*10*) BARANDUN, S., H. COTTIER, and A. HÄSSIG: New aspects of agammaglobulinemia and antibody deficiency syndrome. In: Immunpathology, 1st international Symposium Basel/Seelisberg 1958, p. 66. Basel-Stuttgart: Benno Schwabe & Co. 1959. — (*11*) BARANDUN, S., J. AEBERSOLD, R. BIANCHI, R. KLUTHE, G. DE MURALT, G. PORETTI u. G. RIVA: „Proteindiarrhöe". Zugleich ein Beitrag zur Frage der sogenannten essentiellen Hypoproteinämie. Schweiz. med. Wschr. **90**, 1458 (1960). — (*12*) BARANDUN, S., D. NUSSLÉ, H. P. WITSCHI u. F. BUSER: Untersuchungen über den Durchtritt von Plasmaproteinen in das Darmlumen bei gesunden Kindern. Schweiz. med. Wschr. **92**, 316, 353 (1962). — (*13*) BARBANTI, A.: Il quadro proteico del liquido amniotico valuto elettroforeticamente e suoi rapporti col siero materno e quello fetale. Minerva ginec. **8**, 780 (1956). — (*14*) BARDAWIL, W. A., B. L. TOY, and A. T. HERTIG: Localization of homologous plasma proteins in the human placenta by fluorescent antibody. Amer. J. Obstet. Gynec. **75**, 708 (1958). — (*15*) BARNES, J. M.: Antitoxin transfer from mother to foetus in the guineapig. J. Path. Bact. **77**, 371 (1959). — (*16*) BATTY, J., F. W. R. BRAMBELL, W. A. HEMMINGS, and C. L. OAKLEY: Selection of antitoxins by the foetal membranes of rabbits. Proc. roy. Soc. Med. **142 B**, 452 (1954). — (*17*) BOIRON, H., H. PLAGNOL, M. MALLET et M. CASTETS: Etude de la protidémie de l'Africain résidant à Dakar. Sem. Hop. Paris (Path. Biol.) **8**, 929 (1960). — (*18*) BORSOS, T., and H. N. KENT: Serum Gammaglobulin and Trypanosoma cruzi agglutinin in embryonic "normal" and germfree chickens. Proc. Soc. exp. Biol. (N. Y.) **99**, 105 (1958). — (*19*) BRAMBELL, F. W. R., R. HALLIDAY, J. BRIERLEY, and W. A. HEMMINGS: Transference of passive immunity from mother to young. Lancet **1954** I, 694. — (*20*) BRAMBELL, F. W. R., and R. HALLIDAY: The route by which passive immunity is transmitted from mother to foetus in the rat. Proc. roy. Soc. Med. **145 B**, 170 (1956). — (*21*) BRIDGES, R. A., R. M. CONDIE, S. J. ZAK, and R. A. GOOD: The morphologic basis of antibody formation development during the neonatal period. J. Lab. clin. Med. **53**, 331 (1959). — (*22*) BRÖNNESTAM, R., and S. B. NILSSON: Gammaglobulin group (Gm) of mothers and their new-born infants. Vox Sang. (Basel) **2**, 316 (1957). — *(23)* BROWN, D. F., R. B. McGANDY, E. GILLIE, and J. T. DOYLE: Observation on some serum components in mothers and their new-born infants. Amer. J. Obstet. Gynec. **77**, 556 (1959). — *(24)* BURGER-GIRARD, N.: Etude immunologique des protéines de la salive normale et de mucoviscidose. Schweiz. med. Wschr. **94**, 23 (1964). — *(25)* BURTIN, P., B. GUILBERT, and T. TERNYNCK: A study of serum proteins related to immunity and their cellular origin. In: Ciba Foundation Symposium on cellular aspects of immunity. London: Churchill 1960. — *(26)* BUTLER, N. R., M. BARR, and A. T. GLENNY: Immunization of young babies against diphtheria. Brit. med. J. **1954 I**, 476.

(27) CATON, W. L.: Plasma volume and extravascular fluid volume during pregnancy and the puerperium. Amer. J. Obstet. Gynec. **57**, 471 (1949). — *(28)* CHARMOT, G., J. LINHARD, P. GINDICELLI et J. TRAPET: Cité d'après H. PLAGNOL: Protidémie et syphilis chez les mères et nouveau-nés Africains à Dakar. Bull. méd. AOF (Dakar, Sénégal) **3**, 399 (1958). — *(29)* CHRISTOFFERSEN, A. K.: Die Dimensionen der Zottenoberfläche der vollgetragenen menschlichen Placenta. Acta path. microbiol. scand. **17**, 348 (1940). — *(30)* COHEN, S., and T. FREEMAN: Metabolism of human γ-globulin: In: H. PEETERS: Protides of the biological fluids, 8th Colloquium Bruges 1960. Amsterdam: Elsevier 1961. — *(31)* CRAIG, J. M., D. GITLIN, and T. C. JEWITT: The response of lymphnodes of normal and congenitally agammaglobulinemic children to antigenic stimulation. Amer. J. Dis. Child. **88**, 626 (1954). — *(32)* CROSSE, V. M., E. M. HICKMANS, B. E. HOWARTH, and J. AUBREY: The value of human milk compared with other feeds for premature infants. Arch. J. Dis. Child. **29**, 178 (1954).

(33) DANCIS, J., and coll.: Diphteria antitoxin in mother and child in premature delivery; cité d'après B. VALQUIST: Placental transfer of antibodies in human beings. Etud. néo-natal. **1**, 31 (1952). — *(34)* DANCIS, J., J. J. OSBORN, and H. W. KUNZ: Studies of the immunology of the newborn infant. Pediatrics **12**, 151 (1953). — *(35)* DANCIS, J., N. BRAVERMAN, and J. LIND: Plasma protein synthesis in the human fetus and in placenta. J. clin. Invest. **36**, 398 (1957). — *(36)* DANCIS, J., J. LIND, and P. VARA: Transfer of proteins across the human placenta: In: C. A. VILLEE: The placenta and fetal membranes. p. 185. Baltimore: Williams & Wilkins 1960. — *(37)* DEMPSEY, E. W., and G. B. WISLOCKI: Histochemical reactions associated with basophilia and acidophilia in the placenta and pituitary gland. Amer. J. Anat. **76**, 277 (1945).— *(38)* DESMOND, M. M., and L. K. SWEET: Relation of plasma proteins to birth weight, multiple births and edema in the newborn. Pediatrics **4**, 484 (1949). — *(39)* DIETEL, V., u. D. LOHMANN: Die Entwicklung der Serumeiweißkörper bei Frühgeborenen. Z. Kinderheilk. **84**, 560 (1960). — *(40)* DONALLY, H. H., and M. M. NICHOLSON: A study of vaccination in five hundred new-born infants. J. Amer. med. Ass. **103**, 1269 (1934). — *(41)* DONOHUE, W. L.: Alymphocytosis. Pediatrics **11**, 129 (1953).

(42) ENGLE, R. L., and K. R. WOODS: Comparative biochemistry and embryology: In: F. E. PUTNAM: The plasma proteins, vol. 2, New York-London: Academic Press 1960. — *(43)* EWERBECK, H., u. H. E. LEVENS: Elektrophoretische Untersuchungen am Fetalserum. Klin. Wschr. **28**, 582 (1950). — *(44)* EWERBECK, H., u. H. E. LEVENS: Über die Bildung der Serumeiweißkörper in der Placenta sowie ihren Beitrag am Fettstoffwechsel des Feten. Mschr. Kinderheilk. **99**, 297 (1951).

(45) FALCHETTI, M. M., et J. MÉRIEUX: Titrage sur lapins et sur cultures de tissus des anticorps neutralisants de sérums et de laits de vaches immunisées par le virus de la vaccine. Rev. Path. gén. **58**, 399 (1958). — *(46)* FASEL, J., et J. J. SCHEIDEGGER: Etude immunoélectrophorétique des sucs gastriques humains normaux et pathologiques. Gastroenterologia (Basel) **94**, 236 (1960). — *(47)* FELETIG, P.: Studio sperimentale circa l'origine delle proteine nel liquido amniotico. Minerva ginec. **9**, 859 (1957). — *(48)* FERRARIO, E.: Prime indagini sulla presenza di antistreptolisine nel liquido amniotico umano. Minerva ginec. **9**, 127 (1957). — *(49)* FINK, C. W., J. LOSPALLUTO, W. MILLER, and B. DORWARD: The sequences of gammaglobulin formation in immunized premature infants: macroglobulin (19S) antibody formation followed by 7S antibody. Amer. J. Dis. Child. **102**, 460 (1961). — *(50)* FLEXNER, L. B., D. B. COWIE, L. M. HELLMAN, W. S. WILDE, and G. J. VOSBURGH: The permeability of the human placenta to sodium in normal and abnormal pregnancies and the supply of sodium to the human fetus as determined with radioactive sodium. Amer. J. Obstet. Gynec. **55**, 469 (1948). — *(51)* FRANCO, G., e V. GASPARINI: Titolazioni comparative dei livelli antistreptolisinici e antistafilolisinici nel liquido amniotico, nel colostro e nel sangue materno e fetale. Attual. Ostet. Ginec. **5**, 555 (1959). — *(52)* FREYCON, F., M. JEUNE, F. LARBRE, et D. GERMAIN: L'aplasie lymphoplasmocytaire du nourrisson avec alymphocytose et hypogammaglobulinémie. J. Méd. Lyon **42**, 147 (1961).

(53) GABL, F., u. H. WACHTER: Weitere Untersuchungen zur Charakterisierung von Speichelproteinen. III. Mitteilung: In: H. PEETERS: Protides of the biological fluids. 9th Colloquium Bruges 1961. Amsterdam: Elsevier 1962. — *(54)* GASSER, C.: Der Lymphozyt beim Kinde. Klinisch-hämatologische Betrachtungen. Schweiz. med. Wschr. **91**, 1169 (1961). —

(55) GITLIN, D., C. A. JANEWAY, and A. WHIPPLE: The localization of homologous plasma proteins in the tissues of young human beings as demonstrated with fluorescent antibodies. J. exp. Med. 97, 163 (1953). — (56) GITLIN, D., and J. M. CRAIG: The nature of the hyaline membrane in asphyxia of the newborn. Pediatrics 17, 64 (1956). — (57) GITLIN, D., C. A. JANEWAY, and L. E. FARR: Studies on the metabolism of plasma proteins in the nephrotic syndrome: I. Albumin, γ-globulin and iron-binding globulin. J. clin. Invest. 35, 44 (1956). — (58) GITLIN, D., and C. A. JANEWAY: Agammaglobulinemia. Congenital, acquired and transient forms. In: Progress in Haematology. New York: Grune & Stratton 1956. — (59) GLANZMANN, E., u. P. RINIKER: Essentielle Lymphocytophtise. Ann. paediat. (Basel) 175, 1 (1950).— (60) GOOD, R. A.: Studies on agammaglobulinemia. J. Lab. clin. Med. 46, 167 (1955). — (61) GOOD, R. A., and S. J. ZAK: Disturbances in gammaglobulin synthesis as "experiment of nature". Pediatrics 18, 109 (1956). — (62) GOOD, R. A., R. L. VARCO, J. B. AUST, and S. J. ZAK: Transplantation studies in patients with agammaglobulinemia. Ann. N. Y. Acad. Sci. 64, 882 (1957). — (63) GOOD, R. A., S. J. ZAK, R. M. CONDIE, and R. A. BRIDGES: Clinical investigation of patients with agammaglobulinemia and hypogammaglobulinemia. Pediat. Clin. N. Amer. 7, 397 (1960). — (64) GORDON, H. A., B. S. WOSTMANN, and M. WAGNER: The use of germfree animals in the study of defensive functions. G. Mal. infett. 11, 328 (1959). — (65) GRABAR, P., et C. A. WILLIAMS: Méthode permettant l'étude conjugée des propriétés électrophorétiques et immunochimiques d'un mélange de protéines. Application au sérum sanguin. Biochim. biophys. Acta (Amst.) 10, 193 (1953). — (66) GRELL, A.: Ergebnisse elektrophoretischer Serumproteinbestimmungen bei Feten und Neugeborenen im Vergleich zum Erwachsenen. Zbl. Gynäk. 72, 1827 (1950). — (67) GRELL, A., u. K. STÜRMER: Der Bluteiweißgehalt von Feten und Neugeborenen mit Berücksichtigung übertragener Kinder. Arch. Gynäk. 182, 497 (1953). — (68) GREENBERG, L., and D. S. FLEMING: The effect of inherited antibodies on the active immunization of infants. II. Duration of immunity. J. Pediat. 39, 672 (1951). — (69) GUGLER, E., G. BOKELMANN, A. DAETWYLER u. G. DE MURALT: Über immunoelektrophoretische Untersuchungen an Frauenmilchproteinen. Schweiz. med. Wschr. 88, 1264 (1958). — (70) GUGLER, E., G. DE MURALT u. R. BÜTLER: Die immunoelektrophoretische Analyse der menschlichen Serumproteine. Schweiz. med. Wschr. 89, 703 (1959). — (71) GUGLER, E., u. G. DE MURALT: Über immunoelektrophoretische Untersuchungen an Frauenmilchproteinen. 2. Mitteilung. Schweiz. med. Wschr. 89, 925 (1959). — (72) GUSTAFSSON, B. E., and C. B. LAURELL: Gammaglobulins in germ-free-rats. J. exp. Med. 108, 251 (1958).

(73) HALLMAN, N., J. KAUHTIO, A. LOUHIVUORI, and E. UROMA: Electrophoretic studies of plasma proteins in severe infantile gastroenteritis. Scand. J. clin. Lab. Invest. 4, 89 (1952). — (74) HANON, F., M. COQUOIN-CARNOT et P. PIGNARD: Le liquide amniotique. Paris: Masson & Cie. 1955. — (75) HANSON, L. Å.: Immunological analysis of human milk. Int. Arch. Allergy 15, 245 (1959). — (76) HANSON, L. Å.: The serological relationship between human milk and blood plasma. Int. Arch. Allergy 17, 45 (1960). — (77) HANSON, L. Å.: Comparative immunological studies of the immune globulins of human milk and of blood serum. Int. Arch. Allergy 18, 241 (1961). — (78) HANSON, L. Å., and S. E. HOLM: Precipitating antibodies in human sera from different age groups and in colostrum as determined by streptococcal antigens with diffusion — in gel methods. Acta paediat. (Uppsala) 50, 7 (1961). — (79) HASSAN, F., and M. GUNTHER: The serum proteins at 6 months of age in infants fed on human milk. Arch. Dis. Childh. 33, 30 (1958). — (80) HÄSSIG, A., S. BARANDUN u. K. STAMPFLI: Zur therapeutischen Verwendung von Plasmafraktionen. Ber. 7. Tag. Dtsch. Ges. Bluttransf., Berlin 1958. Bibl. haemat. (Basel) 9, 42 (1959). — (81) HEIDE, K.: Das γ-Globulinkomponentensystem. Ber. 9. Tag. Dtsch. Ges. Bluttransf. Braunschweig 1960. Bibl. haemat. (Basel) 12, 245 (1961). — (82) HELLER, L.: Die Eiweißtherapie der Spättoxikosen und ihre physiologischen Grundlagen. Geburtsh. u. Frauenheilk. 12, 207 (1952). — (83) HEREMANS, J. F.: Immunochemical studies on protein pathology. The immunoglobulin concept. Clin. chim. Acta 4, 639 (1959). — (84) HEREMANS, J.: Les globulines sériques du système gamma. Leur nature et leur pathologie. Bruxelles-Paris: Arscia S. A. et Masson & Cie. 1960. — (85) HITZIG, W. H.: Die physiologische Entwicklung der Immunglobuline (Gamma- und Beta$_2$-globuline). Helv. paediat. Acta 12, 596 (1957). — (86) HITZIG, W. H.: Praktische und theoretische Ergebnisse neuerer Bluteiweißuntersuchungen. Schweiz. med. Wschr. 90, 1449 (1960). — (87) HITZIG, W. H.: Das Bluteiweißbild im Säuglingsalter. Bull. schweiz. Akad. med. Wiss. 17, 228 (1961). — (88) HITZIG, W. H., u. H. WILLI: Hereditäre lympho-plasmocytäre Dysgenesie („Alymphocytose mit Agammaglobulinämie"). Schweiz. med. Wschr. 91, 1625 (1961). — (89) HITZIG, W. H., u. H. COTTIER: Das Antikörpermangelsyndrom. In: W. H. HITZIG: Die Plasmaproteine in der klinischen Medizin, p. 142. Berlin-Göttingen-Heidelberg: Springer-Verlag 1963. — (90) HOLMAN, H., W. F. NICKEL, and M. H. SLEISENGER: Hypoproteinemia antedating intestinal lesions and possibly due to excessive serum protein loss into the intestine. Amer. J. Med. 27, 693 (1959). — (91) HONG, R., C. D. WEST, V. HINRICHS, N. H. HINKLE, and W. K. SCHUBERT: The influence of age and disease on the serum levels of the β_2 immunglobulins, β_{2A} and β_{2M}. Amer. J. Dis. Child. 102, 545 (1961). — (92) HOTTINGER, A., et L. STREBEL: Quelques

remarques sur la composition du liquide amniotique. Méd. et Hyg. (Genève) 18, 132 (1960).

(93) IMPERATO, C.: Ricerche elettroforetiche sulle proteine seriche nel lattante sano e immaturo. Lattante 22, 449 (1951). — (94) IMPERATO, C.: Il titolo di antistreptolisina nel feto, madre e neonato a termine e prematuro e nel lattante. Lattante 22, 641 (1951). (95) JANEWAY, C. A., and D. GITLIN: The gammaglobulins. Advanc. Pediat. 9, 65 (1957). (96) KARTE, H.: Über das Vorkommen von Serumproteinen in der Frauenmilch. Mschr. Kinderheilk. 107, 265 (1959). — (97) KARTE, H.: Die Immunoelektrophorese in der Pädiatrie. In: H. PEETERS: Protides of the biological fluids. 8th Colloquium Bruges 1960. Amsterdam: Elsevier 1961. — (98) McKAY, D. G., M. V. RICHARDSON, and A. T. HERTIG: Studies of the function of early human throphoblast. III. A study of the protein structure of mole fluid, chorionic and amniotic fluids by paper electrophoresis. Amer. J. Obstet. Gynec. 75, 699 (1958). — (99) KOCH, F., u. G. SCHWICK: Wege neonataler Immunität, speziell über einen dritten Weg der Antikörperpassage von der Mutter zum Kind. Bibl. microbiol. (Basel) 1, 75 (1960). — (100) KOCH, F., H. E. SCHULTZE u. G. SCHWICK: Über angeborene Defekte humoraler und cellulärer Abwehr. Antikörpermangelsyndrom-Plasmocytopenie, Lymphocytopenie, Neutrocytopenie. Z. Kinderheilk. 85, 227 (1961). — (101) KÖHLER, W., u. W. SCHMIDT: Das Verhalten des Antistreptolysintiters während des intra- und extrauterinen Lebens bis zum Ende des ersten Lebensjahres. Z. Immun.-Forsch. 114, 253 (1957). — (102) KRAUS, E.: Beobachtungen über die Fruchtwassertrinkmenge des Kindes intra partum bei einem Fall von vorzeitiger Lösung der normal sitzenden Plazenta. Zbl. Gynäk. 73, 1300 (1951).

(103) LAGERCRANTZ, C.: Electrophoretic analysis of serum in pregnancy and in pregnancy toxemia. Uppsala Läk.-Fören. Föhr. 51, 117 (1945). — (104) LAMBOTTE, R., et J. SALMON: Etude immuno-électrophorétique du liquide amniotique humain. C. R. Soc. Biol. (Paris) 156, 530 (1962). — (105) LAWLER, S. D.: A genetical study of the Gm groups in human serum. Immunology 3, 90 (1960). — (105a) LAWROWA, W. J.: Belik siwonotki krowi noworoschden- nych djetjei i ich matjerei (Les protéines sériques des nouveau-nés et de leurs mères). Vop. Okhvany Materin. Dets. (U.R.S.S.) 2, 27 (1957). — (106) LEDERBERG, J.: Genes and anti- bodies. Do antigens bear instructions for antibody specificity or do they select cell lines that arise by mutation. Science 129, 1649 (1959). — (107) LEVENS, H. E.: Die Bedeutung der Placenta im fetalen Eiweißstoffwechsel. Arch. Gynäk. 180, 281 (1951). — (108) LEVIN, B., H. M. M. MACKAY, C. A. NEIL, V. G. OBERHOLZER, and T. D. WHITEHEAD: Weight gains, serum protein levels and health of breast fed and artificially fed infants. Medical Research Council. Special report series No. 296. London: Her Majesty's Stationary Office 1959. — (109) LINNET-JEPSEN, P., F. GALATIUS-JENSEN, and M. HAUGE: On the inheritance of the Gm serumgroup. Acta genet. (Basel) 8, 164 (1958).

(110) MALMNÄS, C.: Immunity in pregnancy. Stockholm: Almqvist & Wiksell 1958. — (111) MANSMANN, H. C.: The comparison of maternal and cord sera by immuno-electro- phoresis. Amer. J. Dis. Child. 102, 543 (1961). — (112) MARTIN DU PAN, R., J. J. SCHEIDEGGER et H. ROULET: Etude électrophorétique des protéines sériques chez le prématuré pendant les 4 premières années de sa vie. Arch. franç. Pédiat. 10, 1013 (1953). — (113) MARTIN DU PAN, R., J. J. SCHEIDEGGER, E. PONGRATZ et H. ROULET: Le role du colostrum dans l'alimentation du prématuré. Arch. franç. Pédiat. 12, 243 (1955). — (114) MARTIN DU PAN, R., J. J. SCHEI- DEGGER, E. WENGER, B. KOECHLI u. J. ROUX: Das Verhalten der intramuskulär, intravenös und per os verabreichten Gammaglobuline. Blut 5, 104 (1959). — (115) MASSEYEFF, R.: Etude des protéines du liquide amniotique humain par électrophorèse et immuno-électro- phorèse en gel de gélose. Rev. franç. Etud. clin. biol. 5, 471 (1960). — (116) MELLANDER, O., R. OESTERBERG, and L. SVENNERHOLM: Breast feeding and artificial feeding. 4. Biochemical analysis of the blood. Acta paediat. (Uppsala) 48, suppl. 116 (1959). — (117) MENTASTI, P.: Il protidogramma del liquido amniotico (valutazione con microelettroforesi libera). I. Nella gravidanza fisiologica. Minerva ginec. 11, 547 (1959). — (118) MENTASTI, P.: La proteine C reattiva nel liquido amniotico. Riv. Ostet. Ginec. 14, 299 (1959). — (119) MENTASTI, P.: Valutazione elettroforetica delle proteine della membrana amniotica. Considerazioni sulla genesi dei protidi del liquido amniotico. Minerva ginec. 12, 276 (1960). — (120) MIYAKAWA, M.: The lymphatic system of germfree guinea-pigs. Ann. N. Y. Acad. Sci. 78, 221 (1959). — (121) MOULLEC, J., R. KHERUMIAN, E. SUTTON et P. ESPAGNON: Contribution à l'étude du facteur de groupe Gmᵃ du plasma humain. Rev. Hémat. 11, 512 (1956). — (122) MÜLLER-EBERHARD, H. J., and U. NILSSON: Relation of a β_1-glycoprotein of human serum to the complement system. J. exp. Med. 111, 217 (1960). — (123) MURALT, G. DE, H. COTTIER, E. GUGLER u. A. HÄSSIG: Die Immunglobuline beim Embryo, Neugeborenen und Säugling. In: F. LINNE- WEH: Die physiologische Entwicklung des Kindes. Berlin-Göttingen-Heidelberg: Springer- Verlag 1959. — (124) MURALT, G. DE, E. GUGLER et D. L. A. ROULET: Analyse antigénique du colostrum et du lait de femme et du colostrum et du lait de vache; dans: H. PEETERS: Protides of the biological fluids. 8th Colloquium Bruges 1960. Amsterdam: Elsevier 1961. — (125) MURALT, G. DE, et D. L. A. ROULET: Etude immunologique des protéines sériques foetales

humaines. Helv. paediat. Acta 16, 517 (1961). — (126) MURALT, G. DE: La maturation de l'immunité humorale chez l'homme. Basel-Stuttgart: Benno Schwabe 1962. — (127) MURALT, G. DE, E. GUGLER and D. L. A. ROULET: Immuno-electrophoretic studies of the proteins of human milk and colostrum. In: P. GRABAR, and P. BURTIN: Immuno-electrophoretic analysis. Amsterdam: Elsevier 1964.

(128) NEEB, H., u. N. BOLLE-DE GROOT: Het eiwitspectrum bij enkele groepen Papoea's. Ned. T. Geneesk. 106, 2572 (1962). — (129) NORTON, M., H. KUNZ, and E. L. PRATT: Electrophoretic analysis of serum proteins in premature infants. Pediatrics 10, 527 (1952). — (130) NOSSAL, G. J. V.: Antibody production by single cells. Brit. J. exp. Path. 39, 544 (1958). — (131) NOSSAL, G. J. V.: Antibody production by single cells. II. The difference between primary and secondary response. Brit. J. exp. Path. 40, 118 (1959). — (132) NOSSAL, G. J. V.: Antibody production by single cells. IV. Further studies on multiply immunized animals. Brit. J. exp. Path. 41, 89 (1960). — (133) NUSSLÉ, D., S. BARANDUN, H. P. WITSCHI, H. KÄSER, M. BETTEX et P. GIRARDET: Entéropathie exsudative. Ann. Pediat. 198, 153 (1962). — (134) NUSSLÉ, D., S. BARANDUN, H. P. WITSCHI u. F. BUSER: Untersuchungen über den Durchtritt von Plasmaproteinen in das Darmlumen bei gesunden Kindern. Schweiz. med. Wschr. 92, 316 u. 353 (1962). — (135) NUSSLÉ, D., S. BARANDUN, H. P. WITSCHI, H. KÄSER, M. BETTEX et P. GIRARDET: Déperdition intestinale de protéines plasmatiques chez l'enfant. Aspects étiologiques et pathogéniques. Helv. paediat. Acta Suppl. X, ad 16 (1961).

(136) OSBORN, J. J., J. DANCIS, and J. F. JULIA: Studies of immunology of newborn infants. I. Age and antibody production. Pediatrics 9, 736 (1952). — (137) OSBORN, J. J., J. DANCIS, and B. V. ROSENBERG: Studies of the immunology of the newborn infant. III. Permeability of the placenta to maternal antibody during foetal life. Pediatrics 10, 450 (1952).

(138) PAGE, E. W., M. B. GLENDENING, A. MARGOLIS, and H. A. HARPER: Transfer of D- and L-Histidine across the human placenta. Amer. J. Obstet. Gynec. 73, 589 (1957). — (139) PAGE, E. W.: Transfer of materials across the human placenta. Amer. J. Obstet. Gynec. 74, 705 (1957). — (140) PALLIEZ, R., G. BISERTE, P. COTTEEL et M. DELECOUR: Biochimie du liquide amniotique: les protides. Bull. Féd. Soc. Gynéc. Obstét. franç. 6, 162 (1954). — (141) PALLIEZ, R., G. BISERTE, J. SAVARY et J. MONTREUIL: Biochimie du liquide amniotique: complexes protéiques, acides organiques et cétoniques. Bull. Soc. belge Gynéc. Obstét. 26, 446 (1956). — (142) PFAU, P.: Die Serumverhältnisse während der normalen und gestörten Schwangerschaft (Papierelektrophoretische Untersuchungen). Arch. Gynäk. 185, 188 (1954). — (143) PLAGNOL, H.: Protidémie et syphilis chez les mères et nouveau-nés Africains à Dakar. Bull. méd. A.O.F. (Dakar, Sénégal) 3, 399 (1958). — (144) POPJAK, G.: Discussion of the paper of F. W. R. BRAMBELL: „Transport of proteins across the fetal membranes". Cold Spring Harbor Symposia on quantitative biology, vol. 19, p. 81. New York: Biological Laboratory Cold Spring Harbor L. J. 1954.

(145) REISS, E., W. MERTENS, and W. E. EHRICH: Agglutination of bacteria by lymphoid cells in vitro. Proc. Soc. exp. Biol. (N. Y.) 74, 732 (1950). — (146) RENTSCH, M., E. ROSSI, G. DE MURALT u. E. WIESMANN: Zur Frage der Antikörperbildung beim Neugeborenen nach peroraler Poliomyelitisimpfung. Helv. paediat. Acta 16, 821 (1961). — (147) RÖPKE, G.: Über die Serumeiweißverhätlnisse bei frühgeborenen Kindern unter besonderer Berücksichtigung der plasmacellulären Pneumonie. Z. Kinderheilk. 73, 601 (1953). — (148) ROSA, P.: Etude de la circulation du liquide amniotique humain. Gynéc. et Obstét. 50, 463 (1951). — (149) ROSEN, F., A. CRUCHAUD, J. M. CRAIG, CH. A. JANEWAY, and D. GITLIN: Site of 19S gamma globulin synthesis in children with dysgammaglobulinemia. Communication 341, X e Congr. int. Pédiat. Lisbonne: 1962. — (150) ROSS, C. A. C., and E. A. DAWES: Resistance of the breast-fed infant to gastro-enteritis. Lancet 1954/I, 994. — (151) ROTH, N.: Zur semiquantitativen Erfassung der beiden Serum-Immunglobuline Beta$_{2}$A und Beta$_{2}$M im Neugeborenen- und Kindesalter. Ann. paediat. (Basel) 199, 548 (1962). — (152) ROULET, D. L. A., u. G. DE MURALT: Antigenanalytische Untersuchungen an Fruchtwasser- und Mekoniumproteinen. Beitrag zur Frage der Immunglobulinübertragung von der Mutter zum Kind. Schweiz. med. Wschr. 91, 74 (1961).

(153) SAITO, M., J. F. GITTLEMAN, J. B. PINCUS, and A. E. SOBEL: Plasma proteins patterns in premature infants of varying weights on the first day of life. Pediatrics 17, 657 (1956). — (154) SALMON, J.: Etude immuno-électrophorétique des antigènes plaquettaires humains. Schweiz. med. Wschr. 88, 1047 (1958). — (155) SCHÄFER, K. H.: Elektrophoretische Untersuchungen zum Milcheiweißproblem. Mschr. Kinderheilk. 99, 69 (1951). — (156) SCHECHTMAN, A. M., and K. C. ABRAHAM: Passage of serum albumin from the mother to the foetus. Nature (Lond.) 181, 120 (1958). — (157) SCHEIDEGGER, J. J.: Une microméthode de l'immuno-électrophorèse. Int. Arch. Allergy 7, 103 (1955). — (158) SCHEIDEGGER, J. J., E. MARTIN et G. RIOTTON: L'apparition des diverses composantes antigéniques du sérum au cours du développement foetal. Schweiz. med. Wschr. 86, 224 (1956). — (159) SCHEIDEGGER, J. J., et R. MARTIN DU PAN: Etude immuno-électrophorétique des protéines sériques du nouveau-né et du nourrisson. Etud. néo-natal. 6, 135 (1957). — (160) SCHLAGETTER, K., u.

G. SCHWICK: Immunchemische Untersuchungen der Serumproteine von Schwangeren. Z. Geburtsh. Gynäk. **157**, 225 (1961). — (*161*) SCHNEEGANS, E., G. DE MURALT et C. DIRHEIMER-VAURY: Elevage des prématurés au colostrum. Maturation des immuno-globulines chez le nouveau-né et le prématuré. Arch. franç. Pédiat. **19**, 663 (1962). — (*162*) SCHNEEGANS, E., G. DE MURALT, G. HEUMANN et J. LEVY-SILAGY: Etude compaiée des protéinogrammes de prématurés nourris au colostrum et au lait maternel parfait. Arch. franç. Pédiat. **20**, 551 (1963). — (*163*) SCHREIER, K.: Persönliche Mitteilung. — (*164*) SCHULTZE, H. E.: Immunitäts-lehre. In: R. COBERT, K. GUTZEIT und H. E. BOCK: Klinik der Gegenwart, vol. 9. München-Berlin: Urban & Schwarzenberg 1960. — (*165*) SCHULTZE, H. E., G. SCHWICK, J. SONNET, J. HEREMANS u. J. L. MICHAUX: Gamma-X-Globulin, eine immunoelektrophoretisch nach-weisbare γ-Globulin-Komponente. Klin. Wschr. **38**, 62 (1960). — (*166*) SCHULTZE, H. E., u. K. HEIDE: Der neueste Stand der Plasmaproteinforschung. In: K. F. BAUER: Medizinische Grundlagenforschung, vol. 3, p. 352. Stuttgart: Thieme 1960. — (*167*) SELIGMANN, M., B. GOUDEMAND, A. JANIN, J. BERNARD et P. GRABAR: Etude immunochimiques sur la présence de fibrinogène dans des extraits leucocytaires. Rev. Hémat. **12**, 302 (1957). — (*168*) SÉNÉCAL, J., et M. BERTON: Etude comparative des protéines sériques de la mère, de l'enfant et du cordon à la Maternité africaine de Dakar. Considération sur la transmission des gammaglobulines. Bull. méd. A.O.F. (Dakar, Sénégal) **2**, 303 (1957). — (*169*) SEVERI, F., e A. MATTEIS: Variazioni delle proteine seriche nell' immaturo in condizioni normali, in seguito ad infezioni acute e sotto stimolazioni antigeniche artificiali. Aggiorn. pediat. **9**, 491 (1958). — (*170*) SLATER, R. J.: Investigation of an infant born of a mother suffering from cirrhosis of the liver. Pediatrics **13**, 308 (1954). — (*171*) SMITH, R. T.: Immunity in infancy. Pediat. Clin. N. Amer. **7**, 269 (1960). — (*172*) SONNET, J., et J. L. MICHAUX: Considérations sur l'hyperglobulinémie du Bantou normal. Ann. Soc. belge Méd. trop. **39**, 495 (1959). — (*173*) SPRINGER, G. F., R. E. HORTON, and M. FORBES: Origin of antihuman blood group B agglutinins in germ-free chickens. Ann. N. Y. Acad. Sci. **78**, 272 (1959). — (*174*) STAMPFLI, K., G. A. SPENGLER, S. BARANDUN u. G. RIVA: Die Therapie bakterieller Infektionen mit Gamma-Globulin-Präparaten. Helv. med. Acta **26**, 424 (1959). — (*175*) STANIER, M. W., and M. D. THOMPSON: Serum protein levels of newborn African infants. Arch. Dis. Childh. **29**, 110 (1954). — (*176*) STEIGMAN, A. J., and M. M. LIPTON: Neonatal immunity. II. Poliocidal effects of human amniotic fluids. Proc. Soc. exp. Biol. (N. Y.) **99**, 576 (1958). — (*177*) STERNBERG, J.: L'emploi des isotopes radioactifs dans l'étude de la perméabilité placentaire. Gynéc. et Obstét. **59**, 187 (1960). — (*178*) STREBEL, L.: Immuno-elektrophoretische Untersuchungen im Fruchtwasser. Vergleich mit Nabelschnurblutserum und mütterlichem Venenblutserum. Biol. Neonat. (Basel) **2**, 55 (1960). — (*179*) STÜCK, B., J. NATZSCHKA u. H. WIESENER: Untersuchungen zum Antistreptolysingehalt im Serum von Müttern, Neugeborenen und Säuglingen. Klin. Wschr. **35**, 924 (1957). — (*180*) STUDNITZ, W. VON: Studies on serum proteins in pregnancy. Scand. J. clin. Lab. Invest. **7**, 324 (1955).

(*181*) TAPPARELLI, E., e G. FRANCO: Il quadro proteico del liquido amniotico nella gravi-danza normale e patologica. Riv. Ostet. Ginec. **38**, 264 (1956). — (*182*) THORBECKE, G. J., and B. BENACERRAF: Some histological and functional aspects of lymphoid tissue in germfree animals. 2. Studies on phagocytosis in vivo. Ann. N. Y. Acad. Sci. **78**, 247 (1959). — (*183*) THORNES, R. D.: Proteins of pregnancy. An immuno-biochemical approach to the study of human serum revealing α_2-globulins peculiar to pregnancy and conditions of abnormal tissue metabolism. Dublin: M. D. Thesis 1958. — (*184*) TOBLER, R.: Frühkindliche transitorische Agammaglobulinämie. Verspätetes Auftreten der γ-Globuline und spezifischer β_2-Globuline. Helv. paediat. Acta **13**, 339 (1958). — (*185*) TOBLER, R., u. H. COTTIER: Familiäre Lympho-penie mit Agammaglobulinämie und schwerer Moniliasis. Die „essentielle Lymphocytophtise" als besondere Form der frühkindlichen Agammaglobulinämie. Helv. paediat. Acta **13**, 313 (1958). — (*186*) TREVORROW, V. E.: Concentration of gammaglobulin in the serum of infants during the first 3 months of life. Pediatrics **24**, 746 (1959).

(*187*) VAAL, O. M. DE, and V. SEYNHAEVE: Reticular dysgenesia. Lancet **1959 II**, 1123. — (*188*) VAHLQUIST, B., U. MURRAY, and N. G. PERSSON: Studies on diphteria. II. Immunization against diphteria in newborn babies and infants. Acta paediat. (Uppsala) **35**, 130 (1948). — (*189*) VAHLQUIST, B., R. LAGERCRANTZ, and F. NORDBRING: Maternal and foetal titres of antistreptolysin and antistaphylolisin at different stages of gestation. Lancet **1950 II**, 851. — (*190*) VIVELL, O., T. SICK u. G. LIPS: Nachweis von β-Fraktionen im Nabelschnurserum. Klin. Wschr. **38**, 721 (1960). — (*191*) VOGT, H.: Diskussionsbemerkung zu Vortrag ZAPP. Mschr. Kinderheilk. **108**, 122 (1960). — (*192*) VOSBURGH, G. J., L. B. FLEXNER, D. B. COWIE, L. M. HELLMAN, N. K. PROCTOR, and W. S. WILDE: The rate of renewal in women of the water and sodium of the amniotic fluid as determined by tracer techniques. Amer. J. Obstet. Gynec. **56**, 1156 (1948).

(*193*) WAGNER, M.: Serologic aspects of germfree life. Ann. N. Y. Acad. Sci. **78**, 261 (1959). — (*194*) WASZ-HÖCKERT, O., O. WAGNER, T. HAUTALA, and O. WIDHOLM: Trans-mission of antibodies from mother to fetus. A study of the diphteria antitoxin level in the newborn with oesophageal atresia. Ann. Med. exp. Fenn. **34**, 444 (1956). — (*195*) WHITE,

R. G.: Antibody production by single cells. Nature (Lond.) 182, 1383 (1958). — (196) WIEME, R. J.: Studies on agar gel electrophoresis. Techniques-Applications. Ed. Arscia, Bruxelles 1959. — (197) WILKIN, P., et M. BURSZTEIN: Etude quantitative de l'évolution, au cours de la grossesse, de la superficie de la membrane d'échange du placenta humain; dans: J. SNOECK: Le placenta humain. Paris: Masson et Cie. 1958. — (198) WIRTSCHAFTER, Z. T.: Free amino acids in human amniotic fluid, fetal and maternal serum. Amer. J. Obstet. Gynec. 76, 1219 (1958). — (199) WITSCHI, H. P., S. BARANDUN et D. NUSSLÉ: Entéropathies et déperdition de protéines. Gastroenterologia (Basel) 98, 64 (1962). — (200) WOSTMANN, B. S., and H. A. GORDON: Electrophoretic studies on serum proteins of young germfree, conventional and antibiotic treated conventional chickens. Proc. Soc. exp. Biol. (N. Y.) 97, 832 (1958). — (201) WOSTMAN, B. S.: Serum proteins in germfree vertebrates. Ann. N. Y. Acad. Sci. 78, 254 (1959).

(202) ZAK, S. J., and R. A. GOOD: Immunochemical studies of human serum gammaglobulins. J. clin. Invest. 38, 579 (1959). — (203) ZAPP, E., u. H. J. KEUTEL: Vergleichende Untersuchungen über das Serumeiweißbild bei Müttern und Neugeborenen und über die Placenta-Proteine. Ein Beitrag zur Herkunft der Immunglobuline beim Neugeborenen. Clin. chim. Acta 5, 366 (1960).

Immunisatorische Besonderheiten in der Perinatalzeit: Antigentoleranz und Fremdzellensensibilisierung

Von

J. Oehme

Mit 1 Abbildung

Einleitung

Die Fähigkeit der Vertebraten, Antikörper zu bilden, ist einem Reifungsprozeß unterworfen, der von vielen Faktoren abhängig ist. Außer der genetisch bedingten Maturation des antikörperbildenden Zellsystems in Knochenmark, Thymus, Milz und Lymphknoten kommt nach der Geburt der exogenen Stimulation, von Linneweh (46) als „postnatale Adaptation" bezeichnet (S. 1), eine große Bedeutung zu. In der Embryonalzeit ist das antikörperbildende Zellsystem noch nicht entwickelt; daher werden in diesem Lebensstadium noch keine Antikörper gebildet. In der Fetalzeit ist das immunologische Verhalten je nach Species und Antigen unterschiedlich (vgl. S. 57) und abhängig von der Exposition. Kommt ein Individuum während der Perinatalzeit mit einem Antigen in Berührung, so soll es nach den Erfahrungen von Owen (1945) und der Theorie von Burnet (1949), die experimentell von Billingham, Brent und Medawar (1953) ausgebaut wurde, später auf dieses gleiche Antigen nicht mit einer Antikörperproduktion reagieren, obwohl es zu diesem Zeitpunkt seinem Reifungsgrad nach dazu fähig sein müßte. Diese fehlende oder reduzierte Reaktion auf das spezielle Antigen ist die Folge einer vorausgegangenen Exposition, also erworbener Art. Sie wird von Burnet als „Immuntoleranz" (9) bezeichnet; von uns wurde hierfür die Bezeichnung Antigentoleranz vorgeschlagen (52). Kennzeichnend für die Auslösung einer *Antigentoleranz* (AT) ist also ein massiver Kontakt mit diesem Antigen *vor* dem Erreichen der vollen immunologischen Reife. Die AT ist ebenso spezifisch wie die Antikörperbildung. Die Bedeutung der AT für die Klinik liegt in der Tatsache, daß man durch absichtliche Erzeugung dieser Reaktionslage die Bildung von schädigenden Antikörpern unterdrücken kann, wie sie z. B. bei bestimmten Blutkrankheiten und den sog. Autoaggressionskrankheiten vorkommen; für diese Krankheitsgruppen werden bekanntlich Autoantikörper gegen körpereigene Gewebs- und Blutzellen verantwortlich gemacht. Medawar (47) erklärt das Auftreten von Autoantikörpern als Beendigung einer AT.

Therapeutisch wäre es ferner bei den *allergischen* Krankheiten wünschenswert, wenn man auch hier die Antikörperbildung verhindern könnte. Statt humoraler Antikörper gegen das Allergen sind bei der Reaktion vom „verzögerten Typ" celluläre Antikörper im Spiele.

Bei der experimentellen Erzeugung einer AT beobachteten Billingham u. Mitarb. (3, 4) sowie Simonsen (66) eine sog. Runt-Disease, wenn sie Gewebszellen als Antigen verwendeten. Diese immunologisch aktiven, d. h. zur Antikörperbildung befähigten Zellen verursachten in einem immunologisch unreifen Organismus eine „*Fremdzellensensibilisierung*" (FZS). In diesem Falle stellt der zur Antikörperbildung noch unfähige Organismus die Antigene, gegen welche die übertragenen fremden Zellen Antikörper bilden. Die Folgen beim immununfähigen Empfänger sind Veränderungen der lymphatischen Organe mit Lymphopenie und Anämie, Wachstumsstillstand und Tod (vgl. S. 62). Die amerikanische Bezeichnung "Runt-Disease" berücksichtigt nur eines der wesentlichen Symptome, nämlich den Minderwuchs. Der aus der Transplantationsforschung stammende Name "graft versus host reaction" ist zwar sachlich richtig, aber weniger anschaulich als der von uns dafür vorgeschlagene Terminus „Fremdzellensensibilisierung" (*53*), der die Pathogenese berücksichtigt.

A. Antigentoleranz

Zur Erzeugung einer Antigentoleranz (AT) wurden verschiedene Toleranzantigene verwendet, so z. B. Proteine, Mikroorganismen, Allergene sowie Gewebs- und Blutzellen. Auf die von WOODRUFF 1958 veröffentlichte Übersicht bauen die nachfolgenden Ausführungen auf, die weniger die Ergebnisse der Transplantationsforschung berücksichtigen, sondern hauptsächlich die möglichen Immunitätsreaktionen der Perinatalzeit.

1. Proteine

Für die experimentelle Forschung sind von der Vielzahl der Antigene, die auf ihre Brauchbarkeit zur Erzeugung einer Antigentoleranz (AT) geprüft wurden, die Serumproteine besonders geeignet. Sie bieten den Vorteil, ein einigermaßen gut definierbares Antigen zu sein. Außerdem können wir das Antigen in seiner Dosis exakt bemessen, seinen Verbleib im Organismus kontrollieren und das Auftreten von Antikörpern (z. B. mit dem „Hämagglutinationstest" und im „Geldiffusionstest") prüfen. Als Antigene wurden wegen ihrer relativ leichten Isolierung Serumalbumine und γ-Globuline vom Rind und Menschen sowie in einer eigenen Versuchsreihe mit SCHWICK (*55*) auch antihämophiles Globulin vom Rind verwendet. Die Ergebnisse der Literatur (*9, 12, 16, 34, 44, 64, 65, 67, 69, 76*) und eigene Untersuchungen (*50—55*) lassen sich folgendermaßen zusammenfassen:

Nach allen bisher erfolgten Untersuchungen sind die Beziehungen zwischen der Antigendosis bei Erstinjektion und der Dauer der AT am besten aufgeklärt worden. Nach SMITH und BRIDGES (*67*) weisen Kaninchen, denen am 1. Lebenstag Antigenmengen von 10 mg Rinderserumalbumin injiziert wurden, eine AT von 103—198 Tagen nach der Geburt auf. Wurde als Antigendosis nur 0,1 mg verabreicht, so betrug die Dauer der AT nur 47—62 Tage. Auch bei Mäusen und Hühnern sind Dauer und Stärke der AT von der bei Geburt gegebenen Dosis abhängig. Die Höhe der Antigendosis wiederum beeinflußt die Verweildauer des Antigens im Organismus. Verschiedene Untersuchungen in den letzten Jahren haben gezeigt, daß ein in den Wirtsorganismus verbrachtes Antigen dort viel länger verweilt, als man früher annahm, statt 8—10 Tage, Wochen, Monate und Jahre. Neugeborene und Erwachsene unterscheiden sich im Hinblick auf Deponierung, Verteilung und Nachweisbarkeit der Antigene in den einzelnen Organen nicht. Lediglich scheint die selektive Anreicherung des Antigens in der Kernfraktion von Leberzellen bei antigentoleranten Tieren länger nachweisbar zu sein als bei erwachsenen Tieren (*27*).

Für die Dauer der AT ist auch die chemische Zusammensetzung des Antigens bedeutungsvoll. Je ähnlicher die Struktur der Antigendeterminanten (Partialantigene) der Proteine mit derjenigen der Proteine des Wirts ist, um so leichter läßt sich eine AT mit diesem Antigen erzielen. Dieses Verhalten steht im Gegensatz zu der Erzeugung einer Fremdzellensensibilisierung (vgl. S. 63), da hierzu genetisch möglichst differente Stämme benutzt werden.

Die einzelnen Serumproteine besitzen eine unterschiedlich große Anzahl von Antigendeterminanten, die bei Immunisierung Anlaß zur Antikörperbildung geben können. Bestimmte Antigendeterminanten eines Proteins sind für die heterologen Kreuzreaktionen verantwortlich.

Die Ergebnisse der experimentellen Forschung führen zu der wohlbegründeten Annahme, daß die Erzeugung einer AT nicht nur vom Antigen, d. h. von seinen physiko-chemischen und immunologischen Eigenschaften abhängt, sondern auch von der genetischen Beziehung zwischen Wirt und Protein-Antigen.

Nach den Untersuchungen von Weigle (73) hängt die Halbwertszeit von homologen Proteinen fast ausschließlich von der jeweiligen Stoffwechselrate des Wirtsorganismus ab, während die Halbwertszeit heterologer Proteine zusätzlich von der Anpassung des jeweiligen Proteins an die physiologischen und metabolischen Verhältnisse des Wirts beeinflußt wird. Die relativ lange Verweildauer von großmolekularen Proteinen im Blut neugeborener Kaninchen kann man vielleicht auf die noch mangelhafte Enzym-Ausstattung des Neugeborenenorganismus zurückführen (vgl. S. 75).

Schon frühzeitig erhob sich die Frage nach der Spezifität der AT. Ist der Immunmechanismus bei antigentoleranten Individuen insgesamt funktionsuntüchtig oder versagt er nur jenem Antigen gegenüber, mit dem der Organismus Kontakt hatte ?

Kaninchen, die gegen menschliches Serumalbumin tolerant waren, bildeten bei Reinjektionen mit Diazoalbumin keine Antikörper oder reagierten nur gegen die determinante Gruppe (16); allerdings zeigen andere Versuche, daß auch zugleich die Toleranz gegen das homologe Antigen aufgehoben werden kann (74). Bei den gegen Rinderalbumin toleranten Kaninchen bestand eine völlig ungestörte Immunreaktion gegen Eieralbumin. Eigene Versuche mit einem Mischantigen, das sich zu gleichen Teilen aus Rinderalbumin und -γ-Globulin zusammensetzte, ergaben eine AT gegen Albumin, aber nicht gegen γ-Globulin (50). Eine hohe Spezifität der Toleranz fand man auch gegen Bence-Jones-Protein und Myelomglobulin.

Der Antigentoleranz ist also ähnlich der Antikörperbildung eine strenge Spezifität eigen (Lit. bei 16, 25, 55, 66, 67, 75).

Von verschiedenen Autoren wurde gefunden, daß antigentolerante Tiere wieder Antikörper produzieren, wenn das Antigen nicht reinjiziert wird. Danach sind, wie auch eigene Untersuchungen zeigen, für Aufrechterhaltung einer AT nicht nur frühembryonaler Kontakt mit dem Antigen, sondern wiederholte Reinjektionen postnatal erforderlich. Sind die Reinjektions-Intervalle der Antigenzufuhr zu lang, wird die AT beendet. Cinader (15) vertritt dagegen die Auffassung, daß eine postnatal erworbene AT über längere Zeit auch ohne Reinjektion anhält.

Für die Pathogenese der AT sind noch folgende Untersuchungsbefunde von Bedeutung:

a) Adjuvantien, z. B. Aluminiumhydroxyd, wirken bei der Erzeugung einer AT wie bei der aktiven Immunisierung antigeneinsparend (51).

b) Bei neugeborenen Kaninchen ist eine AT auch durch *orale* Zufuhr des Antigens zu erzielen (67a).

c) Nach Reinjektion erfolgt die Ausscheidung des Antigens bei antigentoleranten Tieren kontinuierlich, während bei den Kontrollen das Antigen mit dem Erscheinen der Antikörper schnell verschwindet (Immunelimination).

d) Der γ-Globulingehalt der antigentoleranten Tiere ist nach unseren Untersuchungen nicht erhöht (55).

e) Normale Spenderzellen, auf tolerante Tiere übertragen, bilden keine Antikörper, während immune Zellen unter gleichen Bedingungen dieses tun (67a).

f) Es gelingt nicht, eine gegenüber Rinderalbumin bestehende AT beim Kaninchen durch Infusion großer Mengen von Antikörpern gegen Rinderalbumin aufzuheben (55).

g) Dagegen gelingt es, eine erworbene AT gegenüber Proteinantigenen zu beenden, wenn „alterierte" Proteine z. B. mit Arsanil oder Sulfanil gekoppelte Proteine dem Tier statt des homologen Protein-Antigens zugeführt werden (74).

Der letzte Befund (vgl. g) trägt zum Verständnis der Autoantikörperbildung auf dem Boden einer Entzündung oder eines Traumas bei (15).

Schließlich sind bei der Erzeugung einer AT *Lebensalter* und *Reife* bei Geburt von großer Bedeutung. Die sensible Phase der Toleranz umfaßt für die einzelnen Tierarten, vielleicht auch für die verschiedenen Antigene (44, 65), unterschiedliche Zeiten. Im allgemeinen läßt sich eine AT in der Perinatalzeit erzielen. Für Mäuse liegt der Reaktionswechsel beim Geburtstermin, für Tiere mit längerer Tragzeit, z. B. Meerschweinchen und Schafe früher [vgl. (54)], also pränatal. Für Kaninchen liegt nach Gaben von 200 mg/kg Rinderserumalbumin die Grenze um den 20. Lebenstag. Wann der kritische Zeitpunkt gegenüber Serumproteinen beim Menschen liegt, ist noch unbekannt; Beobachtungen hierzu liegen nur gegenüber Blutzellen vor (vgl. S. 61).

Eigene orientierende Untersuchungen bei 14 Frühgeborenen, die am ersten Lebenstag 5 mg/kg Rinderserumalbumin mit $AlOH_3$ erhalten hatten, zeigten, daß diese auch nach Reinjektion bis zum Alter von 16 Wochen post partum keine Antikörper gegenüber Rinderserumalbumin bildeten. EITZMANN (21) beobachtete nach Tetanusserumgaben in der Neugeborenenperiode später ebenfalls keine Antikörperbildung gegen Pferdeserum.

Allerdings sind beide Untersuchungsreihen nicht genügend lange durchgeführt worden, so daß sie keine endgültige Antwort auf die Frage, ob und wie lange eine AT beim Menschen zu erzielen ist, geben können.

2. Mikroorganismen (Bakterien, Viren) bzw. Toxine

Nach FLAMM (24) wäre ein Kind nach pränataler Infektion als Folge einer Antigentoleranz (AT) später dieser gleichen Infektion schutzlos ausgeliefert und müsse an ihr zugrunde gehen. Gegen diese spekulative Behauptung lassen sich mehrere Einwände vorbringen: Erfahrungen bei Patienten mit Antikörpermangelsyndrom zeigen, daß Antikörperbildungsfähigkeit und Immunität nicht gleichzusetzen sind (72). Es liegen klinische Beobachtungen vor, die einer AT beim Menschen gegenüber mikrobiellen Erregern durch Infektion während der *Fetalzeit* widersprechen. Patienten mit Lues connata können später eine luische Neuinfektion bekommen. In Übereinstimmung damit stehen die Ergebnisse von Experimenten an Ratten, bei welchen trotz frühen Kontaktes mit Treponemen eine AT gegenüber diesen Erregern nicht erzeugt werden konnte (22).

BURNET beobachtete bei 8 von 150 Kindern mit Röteln-Embryopathie später typische Röteln. Dieser Befund spricht jedenfalls bezüglich des Zeitpunktes des Kontaktes dagegen, daß die intrauterine Infektion mit dem Rötelnvirus eine AT zur Folge hatte. Um die Frage einer AT durch Krankheitserreger beantworten zu können, wollen wir zunächst die Untersuchungsergebnisse mit Bakterien und Toxinen besprechen und später auf die Befunde bei Viren eingehen.

a) **Bakterien.** Die umfangreichsten Untersuchungen liegen dazu von SMITH und BRIDGES vor (67). Es gelang ihnen nicht, eine AT gegenüber Diphtherie-Toxoid, Typhus-Paratyphus-Vaccine oder Meningokokken zu erzeugen. Gleich negative Ergebnisse brachten die Untersuchungen anderer Autoren gegenüber Pneumokokken Typ II (Lit. bei 52) sowie eigene Untersuchungen mit Tetanustoxoid (50). Außer diesen negativen Ergebnissen liegen im Schrifttum auch einige positive Teilbefunde vor (Lit. bei 24, 52).

Hühner, die vor dem 15. Tag der Bebrütung mit einer abgetöteten Kultur von Salmonella pullorum infiziert wurden, zeigten eine deutliche Beeinträchtigung ihrer Fähigkeit zur Antikörperbildung nach einer späteren oralen Infektion. Auch bei Kälbern, die bis zum Alter von 4 Monaten nach einer i.m. Injektion von Trichomonas-fetus-Antigen keine Antikörper bildeten, war die spätere Fähigkeit zur Antikörperbildung gegen diesen Mikroorganismus deutlich herabgesetzt (*41*), wenn genügend *große* Dosen injiziert worden waren. Es könnte deshalb der Einwand gegenüber unseren Versuchen mit Tetanus-Toxoid gemacht werden, daß die Dosierung zu gering gewesen sei (*50*).

Beachtenswert sind die Ergebnisse von Lindorfer u. Mitarb. (*45*), die bei Ratten eine partielle AT gegenüber Staphylokokken-Toxoiden fanden. Die vorbehandelten Tiere zeigten niedrigere Antikörpertiter (Antihämolysine) als die Kontrollen; auch an der Haut dieser Tiere zeigte sich nach intracutaner Injektion des Toxins ein weniger ausgeprägter nekrotischer Effekt als bei den Kontrollen.

Die erwähnten Versuche mit Staphylokokken veranlaßten uns, die Möglichkeit einer AT gegenüber Streptokokken-Antigenen zu prüfen (*52*). An neugeborenen Kaninchen durchgeführte Untersuchungen ergaben auch unter Berücksichtigung der Partialantigene keine AT gegenüber dem Streptokokkenmischantigen.

Insgesamt zeigen die Ergebnisse bei den bisher durchgeführten Untersuchungen im allgemeinen keine AT gegenüber Bakterien und Toxinen; nur gelegentlich findet man eine partielle AT.

b) Viren. Es ist nun die Frage, ob der *Embryo* gegenüber einem pränatalen Kontakt mit Viren eine AT entwickelt. Ein klares Beispiel für die Entstehung einer AT durch Viren stellt die lymphocytäre Chorio-Meningitis (LCM) dar.

Nach Traub (*70, 71*) bilden Mäuse, die in der Embryonalzeit Kontakt mit dem LCM-Virus hatten, postnatal keine Antikörper, auch wenn sich das Virus ungehemmt vermehrt. Die gegenüber dem LCM-Virus toleranten Mäuse bildeten auch später nach einer Hyperimmunisierung keine komplementbindenden und keine neutralisierenden Antikörper. Auch erkrankten die Tiere nicht an den typischen Krämpfen, solange sie immunologisch nicht reagierten (*28*). Bei Hunden, die mit dem abgeschwächten Flurystamm des Lyssavirus infiziert waren, fand Koprowski ebenfalls eine AT (*42*).

Von Bedeutung ist, daß eine AT nicht unbedingt immer vollständig sein muß, sondern partiell auftreten kann. Diese Form ist an dem reduzierten Antikörperbildungsvermögen erkennbar. Wie Rubin (*60*) in seinen Experimenten mit dem Leukämievirus beim Küken zeigen konnte, war Maßstab für die Größe der erzielten AT die Höhe des Virustiters in der auslösenden Antigensuspension. Auch für die Entstehung der durch das Polyoma-Virus bedingten Tumoren der Maus ist eine partielle AT kausal anzunehmen (*32*).

Bakterien und Viren verhalten sich also bezüglich der Auslösung einer AT unterschiedlich. Als Ursache hierfür wären vor allem folgende zwei Gründe zu nennen. Die AT ist abhängig:

1. Von der Antigen-Masse und der Zahl der Antigendeterminanten.

Zweifellos ist bei den mikrobiellen Erregern mit einer Vielzahl von Antigenen zu rechnen. Die AT muß in diesen Fällen gegen den Antigenbezirk entwickelt werden, der für die Antigenität verantwortlich ist.

2. Von der Persistenz des Antigens.

Wahrscheinlich hält die AT nur so lange an, wie die korrespondierenden Antigene in den Zellen des Organismus verbleiben. Die Persistenz von Antigenen wird bei einigen Viren für möglich gehalten. So nimmt man an, daß die Immunität gegenüber Viruskrankheiten nicht nur auf häufigen inapparenten Reinfektionen, sondern auch auf dem Verbleiben der Viren im Organismus beruht. Diese Anschauung ist für die Herpes-Infektion erwiesen und wird für die Cytomegalie und für die Masern als Mechanismus der andauernden Immunität erörtert.

Ferner scheint zwischen AT und dem Vermögen zur Interferonbildung zumindest bei der LCM eine gewisse Beziehung zu bestehen. Auch das Interferon wird erst gebildet, wenn der Embryo eine gewisse Reife erreicht hat. Dieser Zeitpunkt liegt beim Huhn etwa um den 10.—12. Tag, Untersuchungen beim Menschen liegen noch nicht vor [vgl. (*52*)].

Für den Menschen ist bisher eine AT gegenüber mikrobiellen Erregern nicht bewiesen. Die bei der Impfung verwendeten Antigenmengen sind viel zu klein, um mit Hilfe des darin enthaltenen Proteinantigens eine AT zu bewirken. Die Empfehlung, wegen einer möglichen AT Schwangere nicht zu impfen, entbehrt der experimentellen Grundlage.

Dagegen wird man wegen der Möglichkeit einer Embryopathie durch Viren z. B. eine Pockenschutzimpfung während der ersten 3 Schwangerschaftsmonate besser unterlassen (*31, 36*).

3. Allergene

Die Grundlage allergischer Vorgänge ist eine Sensibilisierung mit einem Allergen. Für die Erscheinungsform der Allergie, d. h. ob z. B. eine Anaphylaxie oder eine Hyperergie entsteht, ist die reaktive Antwort des Organismus mit verantwortlich. Während die im ersten Falle gebildeten Reagine (Serumantikörper) eine Sofortreaktion auslösen, spielen „Immunocyten" (vgl. S. 62) bei den Überempfindlichkeitsreaktionen vom Spättyp die Hauptrolle. In unserem Zusammenhang interessiert die Frage, ob nach perinatalem Kontakt mit einem Allergen eine Toleranz entsteht, ähnlich wie gegenüber einem Antigen. Als Modellversuch dient seit langem die Auslösung einer Anaphylaxie beim Meerschweinchen.

Es besteht kein Anlaß, zwischen den für die Anaphylaxie verantwortlichen Antikörpern und anderen Antikörpern einen grundsätzlichen Unterschied zu machen. Lediglich die Frage der besonderen Zellständigkeit (*18*) und des Verhältnisses zum Präcipitin-Titer (*6*) scheint bisher ungeklärt.

Wir prüften gemeinsam mit W. BREDT, ob sich die Anaphylaxie des Meerschweinchens für Rinderserum im Sinne einer AT beeinflussen läßt (*54*). Im Endergebnis zeigte die Prüfung der anaphylaktischen Reaktion nach der Schultz-Daleschen Methode am isolierten Enddarm keine Unterschiede in der Sensibilität der mit Rinderserumalbumin vorbehandelten Tiere im Vergleich zu den Kontrollen. Das Ausbleiben einer AT bei neugeborenen Meerschweinchen führten wir auf ihren hohen Reifegrad bei Geburt zurück. Demgegenüber konnte FILIPP durch paranatale Antigenbehandlung die Intensität des anaphylaktischen Schocks bei Meerschweinchen dämpfen und bei Kaninchen das Ausmaß des Arthus-Phänomens abschwächen. In Analogie zur Antigentoleranz spricht er von Allergotoleranz (*24*).

Eine Allergose stellt auch das Säuglingsekzem dar. Die Deutung des Eczema infantum als Autoimmunkrankheit bestätigten jetzt HASHEM u. Mitarb. (*33*) durch eine neu eingeführte Versuchsanordnung. Sie benutzten den von PEARMAIN u. Mitarb. (*57*) ausgearbeiteten in vitro-Test an Lymphocytenkulturen, der ein Indicator für den Nachweis von Antigenen (Allergenen) darstellt. Wenn der in vitro-Kultur von Lymphocyten einer sensibilisierten Person das homologe Allergen (oder Antigen) zugesetzt wird, dann tritt eine Steigerung des Wachstums und der Mitoserate an den Lymphocyten ein. Beide Effekte konnten an Lymphocytenkulturen von 4 ekzemkranken Säuglingen ausgelöst werden, wenn man ihrer Kultur einen autologen oder homologen zellfreien Hautextrakt zusetzte. Dagegen blieb diese Stimulation aus, wenn den Lymphocyten *gesunder* Kinder eigener Hautextrakt zugeführt wurde. Die Haut ekzemkranker Kinder enthält also das Antigen.

Ungeklärt ist der Mechanismus der „Allergotoleranz" bei erwachsenen Meerschweinchen in der Versuchsanordnung von CHASE (*14*).

Eine Überempfindlichkeit gegenüber bestimmten Chemikalien z. B. Dinitrochlorbenzol blieb aus, wenn diese Substanz *vor* der Sensibilisierung verabreicht worden war. Diese Schutzwirkung war spezifisch und langdauernd, konnte aber durch Peritoneal-Exsudatzellen überempfindlicher Tiere wieder zerstört werden.

4. Gewebszellen

Die Gewebsverpflanzung von einem Körperteil auf den anderen macht keine besonderen Schwierigkeiten; das verpflanzte Stück heilt gewöhnlich leicht ein. Auch genetisch nahe verwandte Individuen wie beispielsweise eineiige Zwillinge oder Mäuse aus gleichem hochgradigen Inzuchtstamm haben eine genügende Histokompatibilität, um gegenseitig voneinander Gewebe anzunehmen. Diese Isoplastik ist biologisch einer Autotransplantation gleichzusetzen.

Die homologe Gewebsübertragung löst dagegen immunbiologische Vorgänge aus, die zu einer Abstoßung des Transplantates führen. Wenn mit überpflanztem Gewebe ein immunologisch fremdes „Muster" eingeführt wird, dann löst dieses eine Immunreaktion aus. Nach etwa 2 Wochen wird der überpflanzte Teil, wenn er in der Zwischenzeit angeheilt ist, abgegrenzt und abgestoßen.

Die von BURNET entwickelte Theorie, daß ein fremdes Gewebsmuster, welches *vor* der immunologischen Reife einem Organismus eingeführt wird, nach Re-Injektionen von dem Immunität-produzierenden System toleriert würde (Antigentoleranz), wurde experimentell von BILLINGHAM, BRENT (*3*) sowie von MEDAWAR geprüft und bestätigt (*47*).

Mäuseembryonen erhielten Gewebszellen von einer anderen Mäuserasse. Als später Gewebe von der ursprünglichen Spenderrasse übertragen wurde, nahm die Mehrheit der vorbehandelten Mäuse die übertragenen Gewebe an, während nicht behandelte diese regelmäßig ablehnten. Die Ausbildung der homologen Gewebsantigene ist durch die dominanten Histokompatibilitätsantigene fixiert. Im Y-Chromosom der Zellen männlicher Tiere findet sich ein weiteres Gewebsantigen, das für die Abstoßung männlicher Gewebstransplantate von weiblichen Inzuchttieren verantwortlich gemacht wird [Lit. bei (*50*)].

Bei der Zerstörung eines Homotransplantates spielen *zellgebundene* Mechanismen die Hauptrolle; Serum-Antikörper sind zwar in gewissen Fällen nachweisbar, doch ist deren Bedeutung für die Histokompatibilität unklar. Die „sessilen" Antikörper werden nicht von Plasmazellen sezerniert, sondern stammen wahrscheinlich von Lymphocyten. Welche Einzelvorgänge sich bei der Reaktion vom verzögerten Typ (Tuberkulintyp) abspielen, ist vorläufig unbekannt.

Die Unterdrückung der immunologischen Reaktion wurde nicht nur durch Erzeugung einer Antigentoleranz (AT), sondern auch durch Anwendung von Antimetaboliten, z. B. Purinethol (*62*) und Methotrexat, versucht. Ferner wurden zur Lähmung des Immunitätsapparates Letal-Dosen von Röntgenstrahlen verwandt und anschließend vorher entnommenes und tiefgekühlt konserviertes Knochenmark des Patienten re-transfundiert. Knochenmarkstransplantationen wurden auch zur Behandlung von Strahlenschäden und Leukämien erprobt. Meist scheitert dieses Vorgehen an dem Auftreten des sog. *Sekundärsyndroms*. Bei der Übertragung lymphatischen Gewebes, wie Knochenmark oder Milzzellen gelingt es, die Abwehrreaktion des Empfängers (Wirt gegen Transplantat) durch Röntgenstrahlen oder durch Erzeugung einer AT zu beseitigen; es müssen aber auch die Reaktionen des Transplantates gegen den Empfänger unterdrückt werden (Transplantat gegen Wirt); denn diese Reaktion ist wohl meistens die Ursache des Sekundärsyndroms. Dieses tritt nach etwa 20—100 Tagen auf und ist klinisch durch Anorexie, Diarrhoe, Gewichtsverlust, Neigung zu Infektionen und Dermatosen gekennzeichnet. Hämatologisch findet man Anämie und Lympho-penie, histologisch eine Aplasie des lymphatischen Systems.

Schon frühzeitig fiel die Ähnlichkeit der Symptomatik des Sekundärsyndroms mit der einer Fremdzellensensibilisierung auf. Diese entsteht als Folge der Über-tragung fremder, immunologisch aktiver Zellen in einem zur Abwehr noch nicht fähigen Organismus. Die klinische, hämatologische und histologische Symptomatik ist bei der Fremdzellensensibilisierung und dem Sekundärsyndrom ähnlich, allerdings ist das Knochenmark bei ersterer stärker hypoplastisch.

Da die Bemühungen, die immunologische Abwehr auszuschalten, bisher zu keinen praktisch greifbaren Ergebnissen geführt haben, ist die klinische Transplantationsforschung noch einen anderen Weg zur Umgehung der immunologischen Gegenregulation gegangen.

Durch Konservierung gelingt eine Alteration der Eiweißkörper; dabei gehen die wenig widerstandsfähigen Kern-Antigene zugrunde. So wird die antigene Potenz des konservierten Transplantats vermindert und die immunologische Abwehrreaktion beim Empfänger herabgesetzt.

Für die Gewebskonservierung stehen die Tiefkühltruhe, die Gefriertrocknung bzw. Lyophilisation und chemische Konservierungsverfahren zur Verfügung.

Ein weiterer Weg liegt in der Verwendung von fetalem, humanem Gewebe, das gegen die Gewebsantigene des Empfängers keine Antikörper zu bilden vermag.

5. Blutzellen

a) Erythrocyten. Eine Antigentoleranz kann auch gegenüber Blutzellen erzeugt werden.

Die erste Mitteilung über eine derartige Toleranz machte OWEN, der die Folgen vasculärer Anastomosen zwischen Rinderembryonen in utero untersuchte. Dabei konnte er auf Grund serologischer Teste nachweisen, daß die meisten Rinderzwillinge bei der Geburt Erythrocytenchimären sind, indem jedes Rind in seinem Blut Erythrocyten auch des Zwillings aufweist, ohne gegen diese Isoagglutinine zu bilden. Da diese fremden Blutzellen im Embryonalstadium zugeführt wurden, wirken sie nicht als Antigene. Weil auch Stammzellen der Erythropoese übertreten (*29*), werden die speziellen Erythrocyten weiterhin gebildet; deshalb dauert der Zustand des Chimärismus länger an als die Überlebenszeit von übertragenen Erythrocyten.

Beim Menschen ist das Phänomen des Erythrocytenchimärismus, der zwei Erythrocytenpopulationen bei Fehlen der Isoagglutinine gegen die erworbene Erythrocytenart aufweist, bisher nur an fünf Zwillingspaaren beobachtet worden (Lit. bei *43*).

Wir beobachteten (*50*) eine partielle AT bei einem Säugling mit der Blutgruppe A_1, der wegen einer Hyperbilirubinämie am 3. Lebenstag irrtümlich mit B-Blut ausgetauscht wurde. Der Austausch wurde gut vertragen. Im kindlichen Blut wurden die transfundierten B-Zellen noch 35 Tage nach der Übertragung festgestellt. Die dem Kind eigene Isoantikörperbildung von Anti-B erfolgte infolge des frühen Kontaktes mit dem B-Antigen verzögert. Im Alter von 9 Monaten wurde erstmalig ein Isoagglutinationstiter von Anti-B in Höhe von nur 1:2 gegenüber einem Durchschnittswert von 1:16 festgestellt; mit 14 Monaten betrug der Titer 1:64. Auch WIENER u. Mitarb. (*75*) berichteten später, daß eine Übertragung von AB0 unverträglichem Blut auf Neugeborene keine AT gegen A- und B-Substanz bewirke.

Es lag nun nahe, den Einfluß mütterlicher Erythrocytenantigene auf das Kind zu prüfen, um eine Antwort auf die Frage der unterschiedlichen Sensibilisierbarkeit von Frauen bei Blutgruppen-heterologen Schwangerschaften zu erhalten. Unabhängig voneinander haben BRAMBEL und MITCHISON (*8*) die Vermutung geäußert, daß rh-negative Töchter von Rh-positiven Müttern als Folge eines möglichen pränatalen Kontaktes mit dem Rh-Antigen dieses später tolerieren und somit schlechtere Antikörperbildner sind. Diese Hypothese ist allerdings in Nachuntersuchungen nur teilweise insofern bestätigt worden, als die Erkrankungshäufigkeit an Erythroblastose nicht vom Rh-Typ der Großmutter abhängt, dagegen wohl die Titerhöhe der Rh-Antikörper bei den sensibilisierten Frauen. Ähnliche Untersuchungen wurden auch für das AB0-System angestellt. Im Rahmen unserer Untersuchungen über inmunologische Reifungsprobleme junger Säuglinge prüften wir gemeinsam mit HACKENBERG, ob ein pränataler Kontakt mit heterologen AB-Blutgruppen-Substanzen der Mutter das Auftreten von Isoagglutininen beim Säugling beeinträchtigt. Nach der Lehre der AT müßten Anti-A-Agglutinine eines Kindes mit der Blutgruppe 0, das eine A-Mutter hat, verzögert auftreten.

Zur Klärung dieser Frage bestimmten wir im Serum bei 100 normalen und bei 50 Säuglingen mit einer „Immunkonstellation", d. h. heterospezifischen Blutgruppen von Mutter und Kind, die kompletten Isoagglutinine und die inkompletten Immunantikörper im Verlauf des 1. Lebensjahres (*53*). Wir fanden, daß die Reifung der Antikörper bei den immuntoleranten Fällen um 2 Monate verzögert erfolgte. Aber schon Ende des 1. Lebensjahres zeigten die Isoagglutinine Normaltiter.

Somit hat die Mutter/Kind-Blutgruppenkonstellation für eine spätere Sensibilisierungsfähigkeit keine Bedeutung. Daraus darf man schließen, daß einer AT für das Auftreten einer immunologisch bedingten Hämolysekrankheit Neugeborener im AB0-System pathogenetisch keine Bedeutung zukommt.

Im Gegensatz dazu ergab die Untersuchung von Jakobowicz u. Mitarb. (*39*) einen verminderten Isoagglutiningehalt der Seren von Männern der Blutgruppe 0, wenn diese eine A-Mutter hatten. Dieses Verhältnis blieb auch bestehen, wenn beide Gruppen mit Tetanustoxoid-Impfstoff, der bei unvollständiger Reinigung A-Substanz enthält, immunisiert worden waren.

b) Lymphocyten. Die Übertragung homologer immunologisch aktiver Zellen von der Mutter auf das Kind (Materno-fetale Passage) kann wesentlich schwerwiegendere Folgen haben als der Erythrocyten-Chimärismus: Es kann zu einer Fremdzellensensibilisierung (FZS) und damit zur sog. Runt-Disease (Billingham u. Brent) kommen (vgl. Abb.).

Die Frage, welche Zellen als immunologisch kompetent angesprochen werden dürfen, wird nicht einheitlich beantwortet. Nach einem Komiteevorschlag (Prag 1960) werden die Immunocyten bzw. Immunoblasten morphologisch wie folgt gekennzeichnet.

Nomenklatur der immunbiologisch kompetenten Zellen [nach (*37*)]

Funktionelle Bezeichnung:

„Immunoblasten" oder „Immunocyten"

Morphologische Unterteilung:

1. Reticulumzelle
   primitive
   basophile = aktivierte
2. Hämocytoblast
3. Plasmazelle
4. Lymphocyt
   großer
   kleiner
5. Monocyt − in Zirkulation
   Histiocyt − im Gewebe (= Makrophag)

Zweifellos spielen dabei die lange Zeit als Stiefkind der Hämatologie behandelten kleinen Lymphocyten, die sich in große pyroninophile Zellen umwandeln können, eine besondere Rolle (*7, 13*). Welche Beziehungen zu den Follikel- und Sinuslymphocyten (*30*) oder zu den bei immunologischen Vorgängen vermehrt nachweisbaren azurgranulierten Zellen (*1*) besteht, müssen weitere Untersuchungen zeigen. Die Pluripotenz der kleinen Lymphocyten scheint durch Aktivierungszusätze zu Zellkulturen sowie durch Untersuchungen mit radioaktiven Markierungen der DNS mit ^{32}P oder mit tritiumhaltigem Thymidin oder Cystidin erwiesen (*61*). Dabei ist eine große Anzahl der kleinen Lymphocyten einer ständigen Rezirkulation unterworfen [vgl. (*37*)].

Somit kommt den kleinen Lymphocyten für Immunvorgänge eine wesentliche Bedeutung zu; sie sind nicht nur, wie bisher angenommen, die Endstufe der Entwicklung, sondern die Ruhe- oder Reserveform für zusätzliche Entwicklungspotenzen zum Histiocyten, Fibrocyten oder Plasmocyten.

B. Fremdzellensensibilisierung (Runt-Disease)

Eine Fremdzellensensibiliseirung (FSZ) äußert sich durch Milz- und Lymphknotenschwellung sowie durch Lymphopenie und Anämie, ferner durch Dermatitis mit perioralen und perianalen Exkoriationen, Diarrhoe und Gewichtsverlust.

Schon frühzeitig setzt ein Wachstumsstillstand ein, bis die Tiere im allgemeinen zwischen dem 15. und 22. Tag nach der Injektion von ,,Immunocyten" sterben.

Zellart und Zelldosis scheinen bei der Erzeugung einer FZS eine wichtige Rolle zu spielen. Lymphocyten sind wirksamer als Milzzellen; auch ,,Thymocyten" wurden mit Erfolg angewendet. Die Zahl der übertragenen Zellen, die zur Auslösung einer FZS nötig sind, schwankt nach Literaturangaben zwischen 30000 und mehreren Millionen. Möglicherweise ist die Dauer des Latenzstadiums dosisabhängig. Die Injektion erfolgt meist intravenös; über intraperitoneale Gaben berichten OLINER u. Mitarb. (56). Vielfach werden Spenderzellen von weiblichen Tieren verwendet, da diese kein chromosomales Gewebsantigen besitzen.

Eine genaue Analyse der Organe von Tieren mit FZS ergab, daß die Luftwege nicht betroffen sind. Auch in der Leber sind die Veränderungen relativ gering; es wurden lediglich vereinzelt Nekrosen mit umgebenden Entzündungsreaktionen beobachtet. Das lymphoide Gewebe ist anfangs vermehrt (Splenomegalie!), später findet man eine Atrophie und Fibrose in den lymphoreticulären Organen wie Lymphknoten, Thymus und Milz. Hämatologisch steht die Knochenmarkshypoplasie im Vordergrund. Im peripheren Blutbild wird meist eine immunhämolytische Anämie mit positivem Coombs-Test beobachtet; die Zahl der Leukocyten schwankt erheblich, stets aber sind die Lymphocyten vermindert; gelegentlich wurden auch Thrombocytopenien beobachtet (49). Der Komplementspiegel ist erniedrigt (23).

Die Symptomatologie der FZS hat schon frühzeitig den Gedanken aufkommen lassen, daß Beziehungen zu den Autoimmunkrankheiten des Menschen bestehen. Treten doch auch hier Auto-Antikörper gegen den eigenen Organismus auf. Einige bisher ungeklärte Krankheitszustände des Neugeborenen, die mit Veränderungen der Haut, des Blutbildes und der lymphoreticulären Organe einhergehen, könnten eine Aufklärung erfahren, wenn man pathogenetisch eine FZS annimmt.

Der Übertritt von Blutzellen vom Feten zur Mutter (feto-maternale Passage), der die Voraussetzung für die Entstehung einer immunologisch bedingten Hämolysekrankheit Neugeborener ist, darf heute durch den Nachweis von Hb_F-haltigen Erythrocyten bei der Mutter als erwiesen angesehen werden [vgl. (2)].

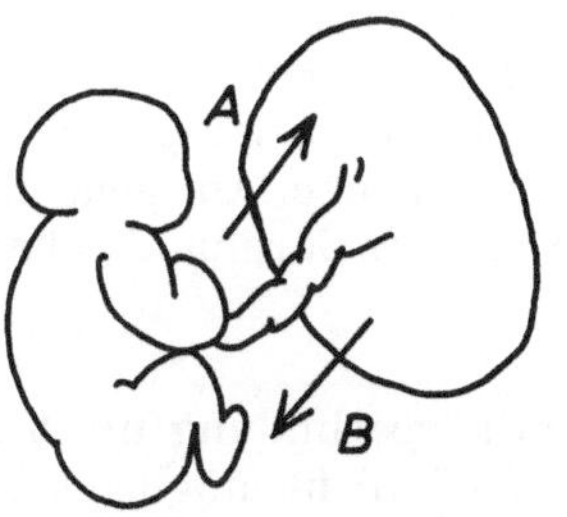

Abb. 1. Die Auswirkung der feto-maternalen und materno-fetalen Passage am Kinde

Für das Auftreten einer FZS ist der umgekehrte Weg (materno-fetale-Passage) erforderlich (vgl. Abb.). Dieser Beweis gelang jüngst durch eine elegante Methode auch beim Menschen (59). Durch Markierung von Blutzellen der Mutter mit Atebrin sind diese Zellen im

Fluorescenzlicht wieder zu erkennen. Von 9 Fällen wurden 6mal Fluorescenzformen im Na-belschnurblut entdeckt. Unter diesen waren je 4mal Thrombocyten und Granulocyten, sowie 3mal Lymphocyten.

Somit ist das Vorkommen einer FZS auch beim Menschen durchaus möglich, zumal *chronische* Verlaufsformen von Runt-Disease beschrieben wurden (*56*). Offenbar gibt es auch hier kein Alles- oder Nichts-Gesetz, sondern partielle Ver-läufe wie bei der AT. Trotz vieler Gemeinsamkeiten zeigen diese beiden Immuni-tätsvorgänge aber auch wesentliche Unterschiede. Im Tierversuch gelang zahl-reichen Autoren [z. B. (*50, 67*)] die Erzeugung einer AT bei Kaninchen in der Perinatalzeit. Porter berichtet, daß eine FZS bei Kaninchen nur *vor* der Geburt zu erzielen ist (*59*). Vielleicht sind die sensiblen Phasen nicht nur für verschiedene Species, sondern auch für verschiedene Antigene (Proteine, Fremd-Lymphocyten) unterschiedlich. Daß eine Runt-Disease trotz nachgewiesener materno-fetaler Passage selten ist, kann sowohl eine *quantitative* wie auch eine *zeitliche* Ursache haben. Wenn der Übertritt von „Immunocyten" erfolgt, muß sich der Organismus noch in der sensiblen Phase befinden, wenn die klinischen Folgen einer FZS ent-stehen sollen. Welche Bedeutung den Lymphocyten dabei zukommt, ist noch nicht völlig geklärt.

Daß die Lymphocyten für die Überwindung von Krankheiten eine Bedeutung haben, erkannte schon Schilling, als er die postinfektiöse Lymphocytose be-schrieb. Auch die hohe Lymphocytenzahl im frühen Kindesalter bis zur „2. Lymphocytenkreuzung" im 4./5. Lebensjahr weist darauf hin. Wenn aber der gesamte neugeborene Organismus den diaplacentar passierten Lymphocyten als Antigen dient, gegen welchen die fremden Zellen Antikörper bilden, warum werden so unterschiedliche Organsysteme wie Haut und lymphoreticuläre Gewebe davon betroffen und andere Organe, z. B. die Luftwege, verschont? Auch der Befund, daß unter gleichen Bedingungen in einer Versuchsserie AT und FZS entstehen können (*66*), bedarf weiterer Prüfung. Ferner zeigen sich Unterschiede im γ-Globulingehalt. Während dieser bei AT normal ist (vgl. S. 56), fand Simon-sen bei der FZS eine Hyper-γ-Globulinämie. Schließlich ist noch nicht genügend geklärt, ob der Tod nach FZS die Folge immunologischer Vorgänge ist, oder ob toxische Noxen oder Infektionen folgen. So bleibt vorerst die Runt-Disease ein komplexes Syndrom, ähnlich der Sekundärkrankheit nach Bestrahlung und dem Wasting-Syndrom nach Thymektomie. Es hat eine Injektion homologer, genetisch differenter, adulter lymphoider Zellen in einen immunologisch unreifen Organismus zur Voraussetzung. Diese übertragenen, zu Immunreaktion befähig-ten Zellen reagieren gegen verschiedene Antigene des Wirtsorganismus unter-schiedlich, ohne daß wir dafür eine Erklärung abgeben können.

Schlußfolgerung

Solange der Modus der Antikörperbildung nicht geklärt ist, wird auch eine Erklärung der Antigentoleranz (AT) nicht möglich sein. Zweifellos ist die Bildung von Antikörpern von der Art der Zufuhr des Antigens sowie von seinen physiko-chemischen und immunologischen Eigenschaften, ferner auch von der genetischen Beziehung zwischen Wirt und Antigen abhängig. Entscheidend wichtig ist aber die individuelle immunologische Reaktionsbereitschaft des Organismus zur Zeit des Antigenreizes. Eine AT kann nur pränatal oder in der Perinatalzeit erzeugt werden. Die Antikörperbildung ist vom Lebensalter abhängig. Die Immunologie der Perinatalzeit umfaßt eine sensible (adaptative) Periode, von der drei Phasen zu unterscheiden sind:

a) In der ersten Phase wird das Antigen nicht als „fremd" empfunden; es entsteht eine AT.

b) In der zweiten Phase, der sog. „Null-Periode" (*47*) entwickelt sich nach dem Kontakt weder ein nachweisbarer Antikörper noch eine nachweisbare AT; nach Re-Injektion des Antigens werden Antikörper wie nach einer Erstinjektion gebildet.

c) In der dritten Phase schließlich reagiert das Neugeborene mit Antikörperbildung wie ein Erwachsener; allerdings ist diese „Immunantwort" *qualitativ* unterschiedlich, da zunächst γM*-Globuline gebildet werden.

Die Durchbrechung einer AT kann autoimmune Krankheiten zur Folge haben. BURNET (*10*) hält dies bei Hashimoto-Thyreoiditis, erworbener hämolytischer Anämie, rheumatoider Arthritis und Lupus erythematodes für erwiesen.

Bei der experimentellen Erzeugung einer AT mit Gewebszellen beobachteten BILLINGHAM u. BRENT (*4*) wie auch SIMONSEN (*66*) eine Fremdzellensensibilisierung (FZS). Der Wirt nahm das Transplantat an, dieses empfand ihn als fremd (Graft-versus-host-reaction). Dieser „Immunocyten-Chimärismus" kann zur "Runt-Disease" führen. Einzelne bisher noch ungeklärte hämatologische und lympho-reticuläre Erkrankungen, auch Neugeborener, könnte man pathogenetisch besser erklären, wenn man eine FZS annimmt. Solche Überlegungen gelten für die ungeklärte Ätiologie der Erythroblastophthise (Blackfan-Diamondsche Anämie) wie auch für die essentielle Lymphocytophthise (GLANZMANN). Von KAPLAN u. Mitarb. (*40*) wurde auf die Ähnlichkeit der Symptomatik bei FZS und malignen Lymphomen hingewiesen; DAMESHEK machte auf Beziehungen zwischen Auto-immunisierung und Leukämie aufmerksam (*19*).

Ob die im Tierversuch gewonnenen Ergebnisse auf den Menschen übertragbar sind, ist vorerst nicht zu sagen. Wenn auch ein Übertritt immunologisch aktiver Zellen von der Mutter auf das Kind (materno-fetale Passage) grundsätzlich bejaht werden muß, so ist der Beweis für die *Ansiedlung* dieser Zellen beim Menschen noch nicht erbracht.

Wenn die Zeit der sensiblen Periode (s. oben) vorüber ist, dürften auf das Kind übergetretene immunologisch aktive Zellen von der Immunitätsreaktion vernichtet werden. Eine pathogenetische Bedeutung hat eine FZS beim Menschen offenbar nur dann, wenn die Zellen in der Embryonal- bzw. frühen Fetalperiode übergetreten sind.

Die Antigentoleranz und die Fremdzellensensibilisierung haben für die Grundlagenforschung neue Erkenntnisse gebracht. In letzter Zeit zeichnen sich auch einige praktische Anwendungen ab. Die Beobachtung, daß — wie bei aktiver Immunisierung — auch bei der Erzeugung einer AT *Adjuvantien antigensparend wirken* (*55*), hat die Möglichkeit geschaffen, die auslösende Antigenmenge auf $^1/_{10}$ zu reduzieren. Dadurch gelangt man zu Mengen, die auch bei menschlichen Neugeborenen anwendbar sind und eine Sensibilisierung gegen heterologes Protein durch Erzeugung einer AT vermeiden lassen. Gegenüber antihämophilen Globulinen hat eine AT nur dann klinische Bedeutung, wenn das antihämophile Globulin (AHG) des Rindes auch beim Bluter beliebig häufig anwendbar wäre (*51*). Unsere Untersuchungen in einem modifizierten Thrombokinasebildungstest ergaben keinen Anhalt für das Vorliegen eines Hemmkörpers. Da aber auch die Kontrolltiere keine verlängerte Gerinnungszeit im Biggs-Test zeigten, ist vorläufig der Beweis nicht erbracht, daß eine AT gegen die Wirkgruppe des AHG besteht.

Die Erkenntnis, daß der Thymusdrüse eine Sonderstellung im Immungeschehen zukommt (*11, 17, 48*), leitete eine Renaissance (*53*) dieses bisher relativ unfruchtbaren Forschungsgebietes ein.

Die Thymusinvolution im frühen Kindesalter steht bekanntlich zeitlich in keiner Beziehung zur physiologischen Altersatrophie wie andere Organe. Der Zusammenhang zwischen Thymus

* $\gamma M = \gamma_{1M} = \beta_{2M} = $ 19-S $\gamma = \gamma$-Makroglobulin.

und dem Ingangsetzen der Lymphocytenproduktion wurde aber erst in letzter Zeit deutlich. Offenbar ist eine intakte Thymusdrüse für die Entwicklung der Lymphocyten eine conditio sine qua non (*48*).

Der Heilerfolg bei Myasthenia gravis durch Thymektomie wird auf die Beseitigung immunologischer Vorgänge bezogen. Nach Thymektomie werden keine Antikörper gebildet und homologe Hauttransplantate nicht abgestoßen; allerdings kann in der Folgezeit ein der FZS ähnliches Bild, das „Wasting-Syndrom" entstehen, wenn die Thymektomie in der *Neugeborenenzeit* durchgeführt wird. Das angeborene Fehlen der Thymusdrüse oder schwere Entwicklungsanomalien können immunologische Insuffizienzen zur Folge haben. Neben Autoaggressionskrankheiten wie dem Lupus erythematodes wurden in letzter Zeit auch die Leukämie und das Antikörpermangelsyndrom mit Lymphopenie in pathogenetischen Zusammenhang mit Thymusstörungen gebracht. Von besonderem Interesse für den Pädiater ist die Alymphocytose, die eine schlechte Prognose hat; meist sterben die jungen Säuglinge an Infekten in den ersten Lebensmonaten. Die retrospektive Durchsicht der Autopsiebefunde solcher Fälle hat tatsächlich eine mangelhafte Entwicklung der in diesem Alter sonst sehr großen Thymusdrüse ergeben (*26*).

Über klinische Erfahrungen der immunologischen Bedeutung der Thymusdrüse berichtete Hitzig (*37*). Bei einem Säugling mit familiärer lymphoplasmocytärer Dysgenesie wurde fetales Thymusgewebe implantiert mit dem Ziel, die Bildung von Lymphocyten zu stimulieren. Das homologe, lymphoreticuläre Gewebe wurde vom Empfänger voll toleriert, führte zu keiner FZS und stimulierte die Lymphopoese. Daß die Besserung nur vorübergehend anhielt, wurde mit der geringen Aktivität und Menge des Implantates erklärt.

Allergie, Immunität und Antigen-Toleranz sind verschiedene funktionelle Zustände des immunologisch kompetenten Gewebes, für die das Verständnis uns durch die Forschung der letzten Jahre näher gebracht wurde. Das therapeutische Ziel, Antikörper zu erzeugen, kann jenseits der Perinatalperiode, sofern kein Antikörpermangelsyndrom vorliegt, fast immer erreicht werden. Die Verhinderung unerwünschter Antikörperbildung als therapeutische Maßnahme gelingt vorerst nur unvollständig, weil die Unterdrückung immunologischer Vorgänge durch Erzeugung einer AT beim Menschen noch nicht sicher möglich ist. Die Unterdrückung der Antikörper durch eine medikamentös erzeugte AT mit Antimetaboliten oder Röntgenstrahlen schädigt gleichzeitig lebenswichtige Zellfunktionen, so daß ihre Allgemeinanwendung beim Menschen sich von selbst verbietet.

Wenn wir abschließend die Frage stellen, warum es zu Autoimmunkrankheiten kommt, so kann vorerst nur auf zwei Möglichkeiten hingewiesen werden: Die Bildung von Autoantikörpern ist entweder die Folge einer FZS, d. h. einer Implantation mütterlicher „Immunocyten" während der Fetalperiode beim Kind oder die Folge einer Alteration der eigenen lymphoiden Zellen, d. h. die Durchbrechung einer AT. Die Perinatalzeit ist für die Entwicklung von Immunitätsreaktionen im späteren Leben sehr wesentlich. Dabei haben die neuen Untersuchungsergebnisse das Schwergewicht der Immunitätsvorgänge, von der humoralen wieder mehr auf die celluläre Seite verlagert, allerdings nicht im Sinne Metschnikoffs, sondern vielmehr als Synthese beider Möglichkeiten.

Literatur

Ausführliche Literatur bis 1957 bei Woodruff, F. M. A.: Spezifische immunologische Toleranz. Klin. Wschr. **36**, 245 (1958).

(*1*) Becker, I., u. J. Gleiss: Azurgranulierte Lymphocyten in Venen- und Capillarblut kranker Kinder. Z. Kinderheilk. 85, 66 (1961). — (*2*) Betke, K.: Blutverluste und Blutungsanämien bei Neugeborenen. Zbl. Gynäk. **85**, 113 (1963). — (*3*) Billingham, R. E., and L. Brent: Induction of tolerance in newborn mice and studies on the phenomen of runt disease. Phil. Trans. B **242**, 439 (1959). — (*4*) Billingham, R. E., V. Defende, W. K. Silvers, and D. Steinmüller: Quantitative studies on the induction of tolerance of skin homografts and on runt disease in neonatal rats. J. Nat. Cancer Inst. **28**, 365 (1962). — (*5*) Booth, P. M., J. Dunsford, J. Grant, and S. Murray: Haemolytic disease in first-born infants. Brit. med. J. **2**, 41 (1953). — (*6*) Braune, J. F.: Über die Auslegung von Anaphylaxieerscheinungen bei Meerschweinchen durch präzipitierende Antikörper. Zbl. Bakt., I. Abt. Orig. **166**, 403 (1956). — (*7*) Braunsteiner, H., F. Dienstl, and S. Sailer: Das Lymphocytenproblem. Med. Klin. **58**, 662 (1963). — (*8*) Brambel, u. Mitchison: Zit. nach P. M. Booth. — (*9*) Burnet, M. F.: Recent Progress in Microbiology. Stockholm: Almquist & Wiksell 1959. — (*10*) Burnet, M. F.: Autoimmune Disease. Med. J. Aust. **1**, 49 (1), 1 (1962). — (*11*) Burnet, M. F.: Role of the thymus and related organs in immunity. Brit. med. J. **2**, 807 (1962). — (*12*) Buxton, A.: Antibody production in avian embryos and young chicks. J. gen. Microbiol. **10**, 398 (1954).

(*13*) Carstairs, K.: The human small lymphocytes its possible pluripotential quality. Lancet **1**, 829 (1962). — (*14*) Chase, M. W.: Zit. nach Woodruff. — (*15*) Cinader, B.: Acquired Tolerance, Autoantibodies and Cancer. Canad. Med. Ass. J. **86**, 1161 (1962). — (*16*) Cinader, B., and J. B. Dubert: Acquired immunotolerance to human albumin and the response to subsequent injections of diazo human albumin. Brit. J. exp. Path. **36**, 515 (1955). — (*17*) Chaman, H. N., and M. D. Talmage: Thymectomy prolongation of immunological tolerance in the adult mouse. Science **141**, 1193 (1963).

(*18*) Doerr, R.: Die Immunitätsforschung, Bd. VI und VII. Wien: Springer-Verlag 1950. — (*19*) Dameshek, W., and R. Schwartz: Leukemia and auto-immunization — some possible relationships. Blood **15**, 1151 (1959). — (*20*) Gray, S.: Gamma-globulin allotypes in neonatal rabbits effect of maternal isporecipitins. Fed. Proc. **21**, 24 (1962).

(*21*) Eitzman, D. V., and R. T. Smith: The fate of heterologous plasma proteins in the newborn rabbit and in human infants. A. M. A. J. Dis. Child. **96**, 630 (1958).

(*22*) Festenstein, H., and V. Bokkenheuser: Attempted induction of immunological tolerance in rabbits using treponema pallidum. Brit. J. exp. Path. **42**, 158 (1961). — (*23*) Fife, E. H., W. A. Hook, and L. H. Muschel: Tissue antibody and complement levels in runt disease. Proc. Soc. exp. Biol. (N. Y.) **110**, 524 (1962). — (*24*) Filipp, G.: Immuntoleranz-Allergotoleranz. Acta allerg. (Kbh.) **27**, 1 (1962). — (*25*) Flamm, H.: Das Toleranzphänomen in der Immunologie und seine praktische Bedeutung. Wien. klin. Wschr. **72**, 912 (1960). — (*26*) Frick, P. G.: Schutz und Schaden durch Abwehrreaktionen. Schweiz. med. Wschr. **93**, 687 (1963).

(*27*) Garvey, J. S., D. V. Eitzman, and R. T. Smith: The distribution of S[35] labelled bovine serum albumin in newborn and immunologically tolerant adult rabbits. J. exp. Med. **112**, 533 (1960). — (*28*) Good, R. A., W. D. Kelly, J. Rötstein, and R. L. Varco: Immunological deficiency disease. Proc. Allergy **6**, 187 (1962). — (*29*) Goodman, J. W., and G. S. Hodgson: Evidence for stem cells in the peripheral blood of mice. Blood **19**, 702 (1962). — (*30*) Grundmann, E.: Neuere Befunde über Entstehung und Bedeutung der Lymphocyten. Dtsch. med. Wschr. **85**, 741 (1960). — (*31*) Günther, O.: Impftabelle für die Schwangerschaft. Dtsch. med. Wschr. **88**, 1785 (1963).

(*32*) Habel, A. K.: Immunological determinants of polyoma-virus oncogenesis. J. exp. Med. **115**, 181 (1962). — (*33*) Haseem, N., E. Sedlis, H. Hirschhorn, and L. E. Holt: Infantile eczema. Lancet **2**, 269 (1963). — (*34*) Hasek, M.: Vegetative Hybridiation von Lebewesen durch Verbindung ihrer Blutkreisläufe im Laufe der Embryonalentwicklung. Biologia (Bratislava) **2**, 267 (1953) (russ.). — (*35*) Hastings, J., S. Freedman, O. Rendon, H. L. Cooper, and K. Hirschhorn: Culture of human white cells using differential leucocyte separation. Nature (Lond.) **192**, 1214 (1961). — (*36*) Herrlich, A.: Impfung und Schwangerschaft. Münch. med. Wschr. **103**, 2266 (1961). — (*37*) Hitzig, W. H.: Immunbiologische Reaktionen des cellulären und humoralen Systems. Schweiz. med. Wschr. **93**, 1433 (1963). — (*38*) Hotchin, J., and H. Weigand: Studies of lymphocytic choriomeningitis in mice. The relationship between age at inoculation and outcome of infection. J. Immunol. **86**, 392 (1961).

(*39*) Jakobowicz, R., H. Crawford, J. J. Graydon, and M. Pinder: Immunological tolerance within the A-B-0-blood group system. Brit. med. J. Haemat. **5**, 232 (1959).

(*40*) Kaplan, H. S., and D. W. Smithers: Auto-immunity in man and homologous disease in mice in relation to the malignant lymphomas. Lancet **2**, 1 (1959). — (*41*) Kerr, W. R., and M. Robertson: Passively and actively acquired antibodies for trichomonas foetus in very young calves. J. Hyg. (Lond.) **52**, 253 (1954). — (*42*) Koprowski, H.: In: V. A. Najjar: Immunity and virus infection. New York: J. Wiley 1959. — (*43*) Krüpe, M.: In Handb. der Biologie Bd. II. Konstanz: Akad. Verlagsgesellsch. Athenaion 1962.

(*44*) La Via, M. F., D. T. Rowlands, and M. Block: Antibody formation in embryos. Amer. Ass. Advance. Sci. **140**, 1219 (1963). — (*45*) Lindorfer, R. K., and B. Subramanyam: Induced immunological unresponsiveness to staphylococcus toxoid in rabbits. Proc. Soc. exp.

Biol. (N. Y.) **102**, 168 (1959). — (*46*) Linneweh, F.: Über Anpassungskrankheiten nach der Geburt. Klin. Wschr. **39**, 1041 (1961).

(*47*) Medawar, P. B.: Transplantation immunity and subcellular particles. Ann. N. Y. Acad. Sci. **68**, 255 (1957). — (*48*) Miller, J. F. A. P.: Origins of immunological competence. Brit. med. Bull. **19**, 214 (1963).

(*49*) Nisbet, N. W., and B. F. Heslop: Runt disease. Brit. med. J. vol. i 129 (1962).

(*50*) Oehme, J.: Grundlagen und Bedeutung der Immuntoleranz. Z. Kinderheilk. **86**, 77 (1961). — (*51*) Oehme, J.: Untersuchungen zur immunologischen Toleranz gegenüber AHG. Klin. Wschr. **41**, 27 (1963). — (*52*) Oehme, J.: Immuntoleranz (Antigentoleranz) durch Krankheitserreger? Mschr. Kinderheilk. **111**, 299 (1963). — (*53*) Oehme, J.: Immunologische Reifungsprobleme. Mschr. Kinderheilk. **112**, 97 (1964). — (*54*) Oehme, J., u. W. Bredt: Spezifische immunologische Toleranz gegenüber Serumproteinen. Klin. Wschr. **39**, 404 (1961). - (*55*) Oehme, J., u. G. Schwick: Untersuchungen zur Immuntoleranz gegenüber heterologen Serumproteinen. Vox Sang. (Basel) **6**, 435 (1961). — (*56*) Oliner, H., R. Schwartz, and W. Dameshek: Studies in experimental autoimmune disorders. Blood **17**, 20 (1961).

(*57*) Pearmain, G., R. R. Lycette, and P. H. Fitzgerald: Tuberculin-induced mitosis in peripheral blood leucocytes. Lancet **1**, 637 (1963). — (*58*) Porter, A. K.: Runt disease and tolerance in rabbits. Nature (Lond.) **185**, 189 (1960).

(*59*) Ragendra, G. D., G. Desay, and W. P. Creger: Maternofetal passage of leucocytes and platelets in man. Blood **21**, 665 (1963). — (*60*) Rubin, H.: Conditions for establishing immunological tolerance to a tumour virus. Nature (Lond.) **195**, 342 (1962). — (*61*) Rubin, J. R., V. P. Bond, S. Keller, T. M. Fliedner, and E. P. Cronkite: DNA synthesis in circulation blood leucocytes labelled in vitro with H^3 thymidine. J. Lab. clin. Med. **58**, 751 (1961).

(*62*) Schwartz, R., and W. Dameshek: Drug-induced immunological tolerance. Nature (Lond.) **183**, 1682 (1959). — (*63*) Salvaggio, A. T., G. Nigogosyan, and H. C. Mack: Detection of trophoblast in cord blood and fetal circulation. Amer. J. Obstet. Gynec. **80**, 1013 (1960). — (*64*) Sercarz, E., and A. H. Coons: Specific inhibition of antibody formation during immunological paralysis and unresponsiveness. Nature (Lond.) **184**, 1080 (1959). — (*65*) Silverstein, A. B.: Antibody production by the fetal lamb. Fetal response to antigenic stimulus. II. J. exp. Med. **117**, 799 (1963). — (*66*) Simonsen, M.: Graft versus host reactions. In: Proc. Allergy **6**, 349 (1962). Basel-New York: S. Karger. — (*67*) Smith, R. T., and R. T. Bridges: Immunological unresponsiveness in rabbits produced by neonatal injection of defined antigens. J. exp. Med. **108**, 227 (1958). — (*67a*) Smith, R. T.: Immunological tolerance of nonliving antigens. Advances in immunology. I, 67. New York-London: Academic Press 1961. — (*68*) Sterzl, J.: Effect of some metabolic inhibitors on antibody formation. Nature (Lond.) **189**, 1022 (1961). — (*69*) Solomon, J. M., and M. Yokoyama: Actively acquired tolerance in fetal-maternal combinations: a review. Transfusion **1**, 383 (1961).

(*70*) Traub, E.: Persistence of lymphocytic choriomeningitis virus in immune animals and its relation to immunity. J. exp. Med. **63**, 847 (1936). — (*71*) Traub, E.: Über die immunologische Toleranz bei der lymphocytären Choriomeningitis der Maus. Zbl. Bakt. I. Orig. **177**, 472 (1960).

(*72*) Vivell, O.: In: Pränatale Infektionen. Wiener Colloquium 1959, Bibl. Microbiol. Fasc. 1. Basel-New York: S. Karger.

(*73*) Weigle, W. O.: Elimination of I^{131} labelled homologous and heterologous serum proteins from blood of various species. Proc. Soc. exp. Biol. (N. Y.) **94**, 306 (1957). — (*74*) Weigle, W. O.: Termination of acquired immunological tolerance to protein antigens following immunization with altered protein antigens. J. exp. Med. **116**, 913 (1962). — (*75*) Wiener, A. S., K. C. Nieberg, and I. B. Wexler: Observations on the effect of exchange transfusions in erythroblastotic babies on immunologic tolerance for the A-B-0 agglutinogens. Transfusion **3**, 269 (1963). — (*76*) Wolstenhome, G. E. W., and M. P. Cameron, and A. Churchill: In: Ciba Foundation Symposium on Transplantation. London: J. & A. Churchill/Ltd. 1962.

Über Reaktionsmöglichkeiten des kindlichen Blutgerinnungs-Systems

Von

H. HAUPT

Mit 5 Abbildungen

Das Blutgerinnungssystem stellt als wesentlicher Funktionsteil der Blutstillung ein Regulationssystem dar, das mit Regulationen und Gegenregulationen (gerinnungsfördernde Faktoren — geringungshemmende Faktoren; Fibrinbildung — Fibrinolyse) stets einen funktionellen Gleichgewichtszustand anstrebt. Dieses Gleichgewicht innerhalb des Gerinnungsmechanismus läßt sich auf die verschiedenste Art und Weise beeinflussen.

Als *Einflußfaktoren* kommen, abgesehen von ererbten Gerinnungsanomalien, primäre und sekundäre Schädigungen der Gerinnungsfaktoren-Bildungsstätten (akute und chronische Krankheiten der Leber, Leukosen, Panmyelopathien, maligne Tumoren, infektiöse und toxische Organschädigungen, Medikamenteinwirkungen usw.), Synthesestörungen infolge Vitamin K-Mangels und weitere, z. T. noch näher zu besprechende Einwirkungsmöglichkeiten in Frage. Unter ihnen interessieren uns in diesem Zusammenhang besonders diejenigen, welche mehr in der Art eines Reizes als über den Weg der Organschädigung eine Reaktion im Gerinnungsmechanismus auslösen. Praktisch ist es allerdings nicht immer möglich, organbedingte von funktionellen Gerinnungsveränderungen abzugrenzen, da beide Ursachenkomplexe sich gegenseitig überlagern können.

Die *Reaktionsmöglichkeiten* des Gerinnungssystems auf unterschiedliche Einwirkungen sind wie diejenigen eines jeden differenzierten und auf eine bestimmte Leistung gerichteten Funktionssystems begrenzt. Sie beschränken sich auf kürzer oder länger dauernde, negative oder positive Aktivitätsschwankungen einzelner oder meist mehrerer Gerinnungsfaktoren. Es ist dabei häufig eine gewisse Gleichsinnigkeit in der Reaktion bestimmter Gerinnungsfaktoren untereinander, wie auch eine Koordination zwischen Gerinnung und Gerinnungsgegenregulation zu beobachten.

Über den *Wirkungsmechanismus* solcher Noxen, die vorwiegend funktionelle und reaktive Veränderungen im Gerinnungssystem zur Folge haben, ist noch wenig bekannt. Dies dürfte zum Teil darauf beruhen, daß die hervorgerufenen Abweichungen im Gerinnungssystem nur ein geringes Ausmaß annehmen, teils weil sie rasch und kurzdauernd ablaufen, oder auch komplexer Natur und daher schwer zuzuordnen sind.

Tierexperimentell ausgelöste und beim Menschen unter entsprechenden Situationen beobachtete Gerinnungsreaktionen zeigen gewisse Gemeinsamkeiten. Auch zwischen der Reaktionsart des ausgereiften und des noch unreifen menschlichen Organismus ergeben sich keine prinzipiellen Unterschiede. Während der Anpassungsphase des Neugeborenenalters verlaufen die Reaktionen jedoch z. T. heftiger als in späteren Lebensabschnitten, auch lassen sich im Zusammenhang mit dem Geburtsablauf gelegentlich bestimmte Noxen als auslösende

Faktoren erkennen. Die Reaktionen der Neugeburtsperiode sollen daher gesondert besprochen werden.

Reaktionen des reifenden und ausgereiften Organismus

Physikalische und medikamentöse Einwirkungen auf das vegetative Nervensystem führen zu meßbaren Veränderungen im Gerinnungssystem. Tierversuche und Beobachtungen am Menschen haben ergeben, daß für den Ablauf der Reaktionen im Gerinnungssystem die Ausgangslage des Organismus eine wesentliche Rolle spielt.

Bei sympatikotoner Reaktionslage des vegetativen Nervensystems, nach Verabreichung von Adrenalin, weiteren Sympatikomimetika sowie Atropin, aber auch nach Gaben von Phenothiazinabkömmlingen kommt es zu einer vorübergehenden Beschleunigung der Gerinnung, zu einem Anstieg der Prothrombinkomplexfaktoren und zur Verminderung von Antithrombin II (Heparin-Antithrombin). Nach Acetylcholin- und Pilocarpin-Gaben wird ein gegenteiliges Verhalten beobachtet. Hierüber liegen jedoch keine ganz einheitlichen Untersuchungsergebnisse vor (6, 21, 25, 29). Die unterschiedlichen Beobachtungen lassen sich wohl vorwiegend mit dem Einfluß der vegetativen Ausgangslage und der erwiesenen Dosisabhängigkeit der Reaktion erklären. Weitere Pharmaka scheinen, entsprechend ihrer Einwirkung auf das vegetative Nervensystem im wesentlichen analoge Veränderungen hervorzurufen. Insgesamt ist festzustellen, daß die Veränderungen nur kurze Zeit anhalten und einer negativen Nachschwankung Platz machen können.

Auch physikalische Reize am vegetativen Nervensystem führen zu derartigen Aktivitätsschwankungen. So verkürzt sich im Tierversuch die Gerinnungszeit nach Splanchnicus-Reizung. Die reaktiven Schwankungen werden geringer, wenn der Reiz wiederholt in kürzeren Abständen gesetzt wurde und sie bleiben ganz aus, wenn zuvor die gleichseitige Nebenniere entfernt wurde (4, 18).

Die Bedeutung der vegetativen und der Gesamtausgangslage des Organismus für die Reaktion im Bereich des Gerinnungssystems wird durch die Beobachtung unterstrichen, daß Gerinnungsfaktoren-Schwankungen im orthostatischen Kollapszustand normalerweise gering bleiben, jedoch bei Patienten, die sich in hyperergischer Reaktionslage befinden, erhebliches Ausmaß annehmen. In diesem Fall kommt es zu einem deutlichen Anstieg des Antithrombins II, während Prothrombin und Faktor VII auch hier biphasisch mit einem kurzdauernden leichteren Abfall und anschließendem stärkeren Anstieg reagieren (21).

Analoge Verhältnisse zu dem vorausgehenden finden sich bei der Beobachtung von winterschlafenden Tieren (Hamster, Murmeltiere) (23, 28) und beim Menschen im künstlichen Winterschlaf: im Schlafzustand sinken die Prothrombinkomplexfaktoren ab und Antithrombin II steigt an (7, 12, 20). Im künstlichen Winterschlaf wird dieser Gerinnungseffekt zunächst durch die entgegengesetzte Wirkung der Phenothiazinabkömmlinge überlagert.

Weitere verwandte Reaktionen des Gerinnungssystems werden unter hormonellen Einflüssen (anfängliche Gerinnungsaktivierung nach Cortison- und ACTH-Einwirkung; Antagonismus: ACTH-Heparin), nach starker körperlicher Belastung, unter Temperatureinflüssen usw. beobachtet (2, 9, 14, 16, 24).

Entsprechend diesen Beobachtungen, die im wesentlichen unter experimentellen Voraussetzungen zustande kamen, treten beim Menschen (im Kindes- wie im Erwachsenenalter) Gerinnungsveränderungen in Abhängigkeit von *pathologischen Einwirkungen* auf. So wurden in Stress- und Schocksituationen, z. B. nach Verbrennung, von mehreren Autoren vor allem eine Aktivierung der Fibrinolyse und ein Anstieg des Antithrombins II beobachtet (5, 8, 13, 15, 19, 26). Ähnliche Veränderungen mit gesteigerter Fibrinolyse und Verlängerung der Gerinnungszeit sowie der Quickzeit wurden nach Encephalographie und Hirntrauma bzw. operativen Eingriffen am Gehirn beobachtet (1, 22). Ebenso wirken sich Kreislaufstörungen auf das Gerinnungssystem aus (17). Bei Herzinsuffizienz und Leberstauung wird, wohl infolge verminderter Leberfunktion ein Abfall der Faktoren Prothrombin und VII beobachtet. Anoxiezustände dürften unter den, auf das Gerinnungssystem einwirkenden Faktoren fast am konstantesten und sichersten eine Steigerung der Fibrinolyse-Aktivität zur Folge haben.

Bei diesen Beobachtungen fällt, wie schon angedeutet, auf, daß im Großen eine gewisse Korrelation zwischen vegetativer Grundeinstellung und Reaktion des Gerinnungssystems besteht, wobei in der sympatikotonen Reaktionslage eher eine Beschleunigung der Gerinnung, in parasympatikotoner Situation eine Verminderung der Gerinnungstendenz beobachtet wird. Häufig geht dabei eine Verringerung der Gerinnungsfaktorenaktivität mit einer Steigerung der Gegenregulation (besonders Antithrombin II und Fibrinolyse) und umgekehrt einher. In der Regel scheinen die Veränderungen im Gerinnungssystem auch bei anhaltend gestörtem vegetativem Gleichgewicht nach kurzer Zeit gegenregulatorischen Reaktionen Platz zu machen. *Art und Größe der Gerinnungsabweichung scheinen von der einwirkenden Noxe, von der vegetativen Ausgangslage des Organismus und von der Intensität der Einwirkung abzuhängen.* Es braucht nicht besonders betont zu werden, daß zusätzliche oder sekundär entstehende Noxen (Beispiel: gestörte Leberdurchblutung mit folgender verminderter Gerinnungsfaktorensynthese) nicht ohne Einfluß auf Art, Größe und Verlauf der Gerinnungsveränderungen bleiben.

Klinische Bedeutung erlangen bevorzugt Gerinnungsreaktionen, die im Zusammenhang mit hirntraumatischem und Verbrennungs-*Schock* auftreten, da sie in allen Lebensabschnitten von der Neugeburtsperiode bis zum Erwachsenenalter manifeste Blutungen zur Folge haben können. Unter Einwirkung der gleichen Noxen, welche diese Gerinnungsstörungen auslösen, entstehen gelegentlich Erosionen und Ulcerationen im Magen-Duodenalbereich, aus denen Blutungen in den Magen-Darmtrakt zustande kommen können.

Reaktionen des Gerinnungssystems in der postnatalen Anpassungsphase (Neugeburtsperiode)

Die physiologischen Gerinnungsverhältnisse der Neugeburtsperiode sind weitgehend bekannt. Zur Zeit der Geburt findet sich eine deutliche Verminderung sämtlicher leberabhängiger Gerinnungsfaktoren. Die Befunde gleichen sich erst im Laufe des ersten Lebensjahres denen des späteren Kindes- und Erwachsenenalters an. Während der ersten Lebenstage kommt es außerdem zu einem vorübergehenden weiteren Absinken der Vitamin K-abhängigen Gerinnungsfaktoren infolge relativen Vitamin K-Mangels sowie des Faktors V. Bereits gegen Ende der Neugeburtsperiode sind die Ausgangswerte wieder erreicht. Daneben findet man in den ersten Lebenstagen eine durchschnittliche Steigerung der fibrinolytischen Aktivität und eine Vermehrung des Antithrombins II. In beiden Fällen pflegt sich diese Abweichung bereits innerhalb der ersten Lebenstage zurückzubilden. Es liegen damit ähnliche Verhältnisse vor, wie wir sie beim reiferen Organismus zu Beginn einer vorwiegend vagotonen Phase antreffen.

Die Reaktionsformen des Gerinnungssystems beim Neugeborenen sind prinzipiell denjenigen des Erwachsenen ähnlich und gleichgerichtet. Ein Gleichgewichtszustand im Gerinnungssystem scheint jedoch noch weniger stabilisiert zu sein, so daß unter entsprechenden Störeinwirkungen erhebliche reaktive Schwankungen zur Beobachtung kommen können (Abb. 1) (*10, 11*). Von den vorwiegend *reaktiven* Gerinnungsveränderungen des Neugeborenen (bezogen auf die physiologischen Normalverhältnisse des Neugeborenen) müßten Abweichungen, die einer *Organunreife* zur Last zu legen sind, abgetrennt werden. Dies ist nicht immer möglich, da Folgen der Unreife und funktionelle Reaktionen sich häufig gegenseitig überschneiden. Als Folgen einer Unreife treten im Gegensatz zu reaktiven Gerinnungsabweichungen ziemlich konstante, langanhaltende Veränderungen auf, die nur zögernd einer Normalisierung Platz machen (Abb. 2). Es sind vor allem stärkere Verminderungen der Gerinnungsfaktoren Prothrombin, V, VII, X und deutliche Verminderung des Fibrinogens zu erkennen. Auch die Reaktion der Vitamin K-abhängigen Gerinnungsfaktoren auf Vitamin K hin ist vermindert.

Demgegenüber machen sich rein oder vorwiegend *reaktive Veränderungen des Gerinnungssystems beim Neugeborenen* wie auch in späteren Lebensaltern nur kurzdauernd bemerkbar, sie betreffen jedoch im wesentlichen die gleichen, wie die obengenannten Gerinnungsfaktoren. Als häufige Störeinflüsse auf das Gerinnungssystem der Perinatalperiode kommen Sauerstoffmangel, zentralnervöse Störeinwirkungen und Stress- bzw. Schocksituationen in Frage (*11*).

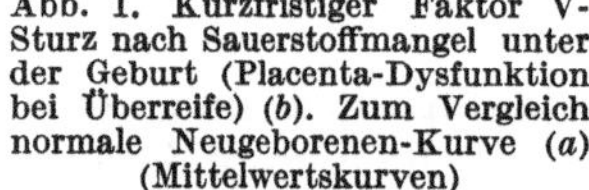

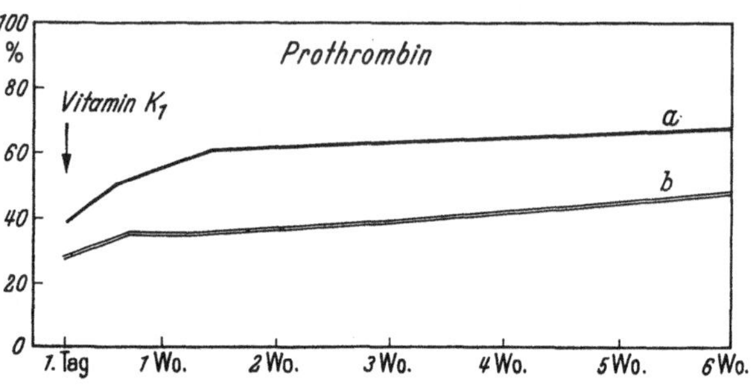

Abb. 2. Anhaltende Verminderung der Prothrombinwerte bei Unreife der Faktorenbildungsstätten. *a* Mittelwertskurve gesunder reifer Neugeborener; *b* Mittelwertskurve unreifer Frühgeborener [nach (*11*)]

Abb. 1. Kurzfristiger Faktor V-Sturz nach Sauerstoffmangel unter der Geburt (Placenta-Dysfunktion bei Überreife) (*b*). Zum Vergleich normale Neugeborenen-Kurve (*a*) (Mittelwertskurven)

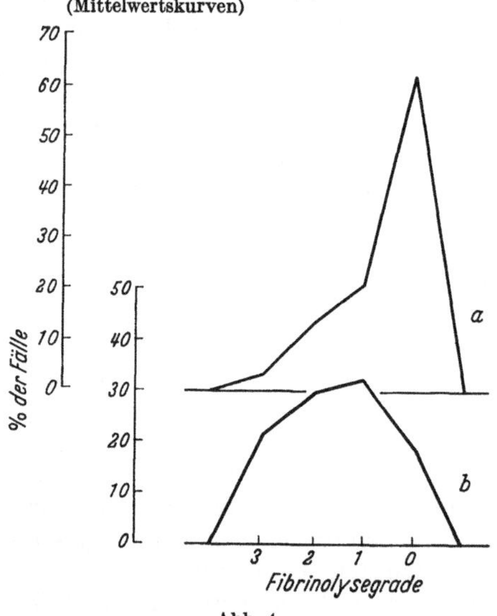

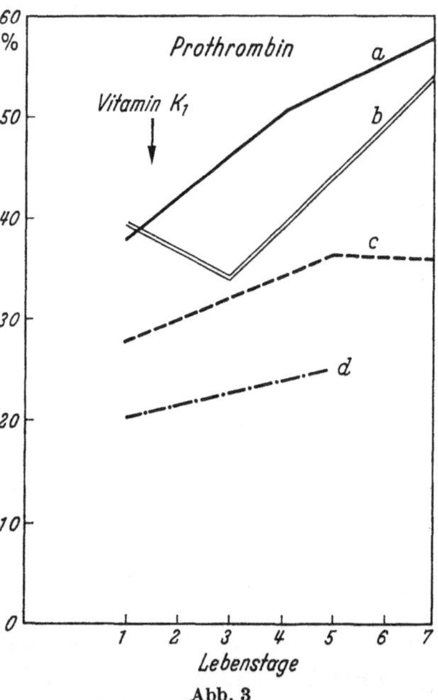

Abb. 4   Abb. 3

Abb. 3. Prothrombin-Mittelwertskurven der ersten Lebenstage: *a* Neugeborenen-Normalkurve; *b* Sauerstoffmangel unter der Geburt; *c* Unreife der Bildungsstätten; *d* Schädigung der Bildungsstätten bei schwerem Schocksyndrom (Placenta praevia). Es zeigt sich der prinzipielle Unterschied zwischen der kurzdauernden reaktiven Prothrombin-Verminderung (*b*) und der anhaltenden Verminderung infolge Insuffizienz der Bildungsstätten

Abb. 4. Häufung von Fällen mit verstärkter Fibrinolyse (*b*) nach zentralnervöser Irritation (geburtsbedingte Hirnschädigung) gegenüber der Normalverteilung bei Neugeborenen (*a*).
Fibrinolysegrade: *0* = keine erkennbare Spontan-Fibrinolyse
                           1 = leichte
                           2 = schwere   } Fibrinolyse
                           3 = vollständige

Ein akuter *Sauerstoffmangel* kann unter der Geburt dann auftreten, wenn die Sauerstoffversorgung bereits im letzten Abschnitt der Schwangerschaft unzureichend war und sich vom Organismus nur noch knapp kompensieren ließ. Dies ist häufig bei überreifen, übertragenen Kindern (Überreifezeichen, Polyglobulie) der Fall. Da in diesem Fall das Kind von einer akuten Sauerstoffnot erst während bzw. gegen Ende der Geburt betroffen wird, beginnt die Reaktion des Gerinnungssystems nicht wesentlich vor Beendigung der Geburt. Man findet daher im Nabelschnurblut noch etwa normale Gerinnungswerte, während deutliche Abweichungen vom Neugeborenendurchschnitt in den folgenden Stunden und Tagen bemerkbar werden. Am auffälligsten ist ein Sturz des Faktor V (Abb. 1), welcher seinen Tiefpunkt im Verlauf des ersten Tages erreicht. Bereits in der zweiten Hälfte der ersten Lebenswoche haben sich die Werte wieder — allerdings unvollständig — normalisiert. Die Faktoren Prothrombin (Abb. 3 b), VII, Fibrinogen sinken ebenfalls kurzfristig deutlich gegenüber der Neugeborenennorm ab. Ein Teil der Reparation findet wie bei Faktor V bereits in der ersten Lebenswoche statt. Der Neugeborenendurchschnitt wird jedoch (außer bei Fibrinogen, das sich rascher normalisiert) erst jenseits der Neugeburtsperiode wieder erreicht. Eine verstärkte Fibrinolyse tritt nach Sauerstoffmangel unter der Geburt häufiger und ausgeprägter auf als normalerweise beim Neugeborenen.

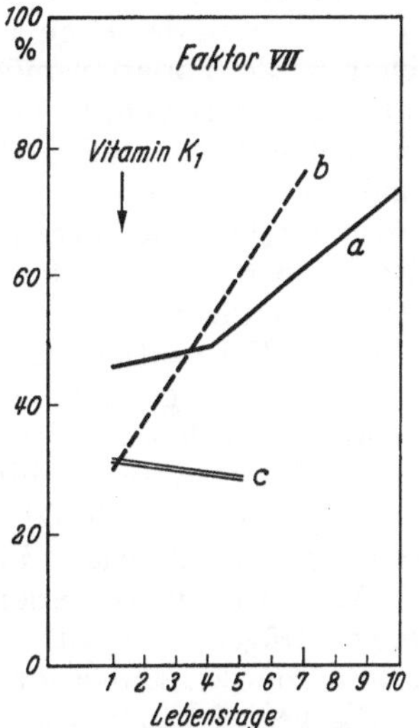

Abb. 5. Vitamin K-Reaktionen des Faktors VII: *a* normale Neugeborenen-Reaktion; *b* überschießende Reaktion nach zentralnervöser Irritation (geburtsbedingte Hirnschädigung); *c* fehlende bzw. leicht paradoxe Reaktion bei Schädigung der Bildungsstätten (schweres Schocksyndrom nach Placenta praevia) (Mittelwertskurven)

Besonderes Interesse verdient die Reaktion des Gerinnungssystems auf *zentralnervöse Störeinwirkungen*. Es kommen hier als auslösend alle Faktoren in Frage, die zu dem Bild einer geburtsbedingten Hirnschädigung führen. In diesen Fällen findet man bereits am ersten Lebenstag im Durchschnitt eine deutliche Verminderung der Faktoren Prothrombin, V, VII, Fibrinogen sowie eine Steigerung der fibrinolytischen Aktivität (Abb. 4). Die Normalisierungstendenz der Gerinnungsfaktoren (Angleichung an die Neugeborenennorm) ist mäßig, nach Vitamin K-Gabe wird jedoch eine statistisch zu sichernde *überschießende Reaktion des Gerinnungsfaktors VII* beobachtet, welche die Reaktion des gesunden reifen Neugeborenen weit übersteigt (Abb. 5 b). Sowohl negative wie folgende positive Schwankung schießen damit über das durchschnittliche Ziel hinaus und ergeben so Hinweise auf einen, der zentralnervösen Regulationsstörung folgenden Dysregulationszustand im Bereich des Gerinnungssystems.

Während *Stress-Reaktionen* im Neugeborenenalter nur kurzfristige mäßige Abweichungen von den normalen Verhältnissen ebenfalls mit leichter Dysregulationsneigung (überschießende Vitamin K-Reaktion des Faktor VII) zeigen, können Veränderungen der Gerinnungsverhältnisse im *Schocksyndrom* nicht mehr allein als reaktiver Natur aufgefaßt werden; hier dürften bereits Schädigungen der Faktorenbildungsstätten beteiligt sein. Dementsprechend zeigen die vom Normalen abweichenden Gerinnungsfaktoren im schweren Schockzustand nur geringe Normalisierungstendenz. Ihr Verhalten läßt damit eine gewisse Verwandtschaft zu den Verhältnissen beim unreifen Kind erkennen. In späteren Stadien des Neugeborenenschocks, welcher besonders ausgeprägt nach schweren Placenta-praevia-Blutungen zur Beobachtung kommt, findet sich weiterhin eine erhebliche Verminderung der Faktoren Prothrombin, V, VII und Fibrinogen mit schlechter Normalisierungstendenz sowie ungenügendem Ansprechen der Faktoren Prothrombin und VII auf Vitamin K (Abb. 3d und 5c). Weiter besteht eine erhöhte fibrinolytische Aktivität und eine über das physiologische Maß hinausgehende Vermehrung des Antithrombins II. Auch die letztgenannten Veränderungen bleiben länger als bei den rein reaktiven Gerinnungsabweichungen bestehen.

Zusammenfassend ist festzustellen, daß eine größere Anzahl von Einwirkungen und Noxen in der Lage ist, Reaktionen im Gerinnungssystem auszulösen. Dabei bleiben die Variationsmöglichkeiten der Reaktionsformen beschränkt. Ähnlich wie im Tierversuch, beim älteren Kind und beim Erwachsenen laufen auch beim Neugeborenen *reaktive* Gerinnungsveränderungen in ziemlich kurzer Zeit ab und werden von einer raschen Normalisierung gefolgt. Für die Neugeburtsperiode scheint kennzeichnend zu sein, daß in dieser Lebensphase ein Teil der Reaktionen ausgeprägter und heftiger abläuft als in späteren Lebensabschnitten. Als zusätzliche bedeutungsvolle Beobachtung erfordert die überschießende Vitamin K-Reaktion des Faktors VII beim Neugeborenen Beachtung. Sie läßt sich mit der geringeren Stabilität des Gerinnungsgleichgewichts beim Neugeborenen erklären und weist gleichzeitig auf die zentralnervöse Beeinflußbarkeit des Gerinnungssystems hin.

Gegenüber den funktionellen Reaktionen des Gerinnungssystems bieten Gerinnungsabweichungen infolge *Schädigung* der Gerinnungsfaktoren-Bildungsstätten folgende Kriterien: Die Aktivitätsänderungen der Gerinnungsfaktoren zeigen trägeren Verlauf, und die Reparation benötigt wesentlich mehr Zeit als bei den nur kurzdauernden rein reaktiven Schwankungen.

Es bedarf kaum besonderer Erwähnung, daß auch funktionelle Gerinnungsveränderungen, die über ein physiologisches Maß hinausgehen, in Beziehung zu Blutungsübeln gebracht werden müssen.

Literatur

(1) Achenbach, W., u. A. Brobeil: Ärztl. Forsch. 7, 516 (1953).

(2) Beller, F. K.: Ärztl. Forsch. 8, 243 (1954). — (3) Borsay, J., u. J. Karady: Acta physiol. Acad. Sci. hung. 2, 539 (1951).

(4) Cannon, W. B.: Ergebn. Physiol. 27, 80 (1928).

(5) De Nicola, P.: In Hämorrhagische Diathesen, R. Jürgens u. E. Deutsch. Wien: Springer 1955. — (6) Deutsch, E.: Medizinische 1957, 1763.

(7) Emmenegger, H., u. E. Lüscher: Helv. physiol. pharmacol. Acta 12, 13 (1954).

(8) Gremlitza, R. L.: Contr. Clin. Sci. 3, 14 (1954). — (9) Günther, P., u. E. Kiefer: Med. Klin. 51, 1633 (1956).

(10) Haupt, H.: Münch. med. Wschr. 104, 2030 (1962). — (11) Haupt, H.: Z. Kinderheilk. 89, 180 (1964). — (12) Huguenard, P.: Anesth. et Analg. 10, 16 (1953).

(13) Innerfield, I.: N. Y. St. J. Med. 52, 2239 (1952).

(14) Kesseler, K., u. H. Egli: Int. Z. angew. Physiol. 17, 228 (1958). — (15) Kocholaty, W., W. W. Ellis u. H. Jensen: J. Hematol. 7, 882 (1952).

(16) L'Allemand, H.: Dtsch. Z. Chir. 284, 241 (1956). — (17) Lasch, H. G.: Proc. 7. Congr. Internat. Soc. Blood Transf., p. 771. Basel, New York: S. Karger, Verlag (1958.). — (18) Leibetseder, F.: Proc. Int. Soc. Haemat. 1950, 409.

(19) Marbet, R., u. A. Winterstein: Experientia (Basel) 10, 273 (1954).

(20) Osten, W.: Ärztl. Wschr. 11, 152, 158 (1956).

(21) Perlick, E.: Anticoagulantien, 2. Aufl. Leipzig: G. Thieme 1959.

(22) Rohrkramer, H., u. E. Scheidhauer: Dtsch. Arch. klin. Med. 196, 60 (1949).

(23) Saissy, D. J. A.: Zit. nach E. Perlick. — (24) Schimpf, K.: Dtsch. Arch. klin. Med. 204, 472 (1957). — (25) Schimpf, K., H. J. Petry u. H. G. Lasch: Dtsch. Arch. klin. Med. 205, 166 (1958). — (26) Schmid, J.: Wien. Z. inn. Med. 35, 85 (1954). — (27) Ströder, J., u. W. Künzer: Ann. paediat. (Basel) 188, 207 (1957). — (28) Sulzer, F. G.: Zit. nach E. Perlick.

(29) Tanake Hisashi: Okayama Igakkai Zasshi 40, 863 (1928).

(30) Willi, H.: Ergebn. inn. Med. Kinderheilk. N. F. 2, 467 (1951).

Untersuchungen von Enzymmustern in Kaninchenorganen

Von

U. Stave

Mit 4 Abbildungen

Das Studium von Enzymaktivitäten in Organen von Feten, Neugeborenen und Erwachsenen hat für eine größere Anzahl von Enzymen eindeutige Differenzen ergeben (Übersichten bei *6, 15, 17, 33, 40*; Einzelarbeiten über Enzymmuster bei *4, 7, 19, 22, 32, 34, 35*). Für einzelne Enzymaktivitäten, besonders in der Leber und im Gehirn, konnten die Charakteristika der perinatalen Veränderungen eingehender studiert und der Klinik wichtige Grundlagen geliefert werden; als Beispiel hierfür sei das Verhalten der Glucuronyltransferase in der Leber Neugeborener genannt (*11*). Die Anwendung neuer klinischer und biochemischer Untersuchungsmethoden auf Probleme der funktionellen Entwicklung nach der Geburt hat auf zunehmend breiterer Basis ein Forschungsgebiet erschlossen, das Linneweh als „Pädologie" bezeichnet hat. Im Bereich der Enzymologie kann man das Verfahren, Enzymaktivitäten in Organen von Feten oder Neugeborenen auf der einen Seite und Erwachsener auf der anderen, als eine statische Betrachtungsweise bezeichnen, mit der zwar die Differenz herausgestellt, nicht aber der Funktion und der Entwicklung Rechnung getragen wird. Der Übergang zu einer dynamischen Betrachtungsweise wird damit begonnen, daß die kontinuierlichen Veränderungen von Enzymaktivitäten während der Entwicklung aufgezeigt werden. Eppenberger et al. gehen noch einen Schritt in dieser Richtung weiter und ziehen eine Parallele zur Entwicklung der histologischen Anatomie, in dem sie das Ziel darin sehen, die „Topographie der in jedem Organ, in jeder Zelle, zu jedem Zeitpunkt" der Entwicklung „vorliegenden Biokatalysatoren" zu erfassen. Eine Intensivierung der dynamischen Betrachtungsweise der Stoffwechselvorgänge mit enzymatischen Methoden kann ferner dadurch erreicht werden, daß unter einem Aspekt zusammengehörige Gruppen von Enzymaktivitäten, also ausgewählte Enzymmuster, während der Entwicklung in verschiedenen Organen und Geweben verfolgt werden. Über einen Versuch dieser Art soll hier berichtet werden.

Neben den allgemeinen Reifungsvorgängen muß in der Neugeborenenperiode den Adaptationsphänomenen besondere Aufmerksamkeit gewidmet werden. Die postnatale Adaptation (*21*) wird durch den außergewöhnlich starken, initialen Stimulus des Geburtsvorganges in Gang gesetzt und nach der Geburt durch eine variierende Folge vielfältiger Stimulationen für längere Zeit unterhalten. Auf die Aktivität der Gewebsenzyme wirken diese Stimulationen entweder unmittelbar oder mittelbar; ersteres z. B. durch neu in den Stoffwechsel gelangende Nahrungsbestandteile, durch Änderung der Sauerstoffversorgung, durch Antigene usw.; mittelbar erfolgen Aktivitätsveränderungen durch das Hormonsystem oder durch Zwischenprodukte des Stoffwechsels. Beide Möglichkeiten konnten beim Studium von Enzymaktivitäten in Organen Neugeborener nachgewiesen werden

(26). Besondere Vorsicht ist bei der Übertragung von Ergebnissen, die an erwachsenen Tieren gewonnen worden sind, auf Neugeborene geboten. Nach der Geburt besteht eine spezifische sensible Phase *(21)*, während der der Stoffwechsel der Enzymproteine speziellen Bedingungen unterliegt, die als Aktivierungsbereitschaft imponieren kann *(26)*.

Für den intracellulären Stoffwechsel sind 3 Regulationstypen bekannt *(13)*, von denen anzunehmen ist, daß sie auch für die Vorgänge im Intermediärstoffwechsel der Neugeborenen Gültigkeit haben. Erstens kann der intracelluläre Stoffwechsel durch die Aktivität der Gene beeinflußt werden, in dem die Enzym-Syntheseraten entweder erhöht (Induktion) oder vermindert (Repression) werden. Charakteristisch für diesen gen-bedingten Regulationsvorgang ist eine gewisse Verzögerung des Einsetzens der Wirkung; bei der Repression muß die Halblebenszeit des betreffenden Enzymproteins in die Berechnung eingehen, wenn man nicht außerdem einen beschleunigten Abbau des Proteins annehmen will. Der zweite Regulationstyp umfaßt Mechanismen der Endprodukthemmung (feed back-Mechanismen, vgl. *30*); auf die Komplexität und sogar Umkehr der Endprodukthemmung weisen neue Befunde von STURANI et al. hin. Der dritte Regulationstyp wird von HOLZER als „enzymatische Regulation" bezeichnet. Diese umfaßt regulative Änderungen des Zellstoffwechsels, die auf Grund von Milieuveränderungen sofort einsetzen und auch allgemein nach KREBS als Schrittmacher-Funktionen ständig bestehen. In diesem Rahmen spielen Konkurrenzen der Enzyme um Coenzyme und Cofaktoren eine besondere Rolle, wie HOLZER (1961) experimentell nachweisen konnte. Weder bei der Endprodukthemmung noch bei der enzymatischen Regulation wird die Syntheserate der Enzymproteine beeinflußt. Diese definitionsgemäße Feststellung schließt nicht aus, daß sekundär und mittelbar der erste Regulationstyp in einer zweiten Phase ebenfalls wirksam wird, es also dann zu einer Gen-Aktivierung oder Enthemmung kommt. Beweise für solche Verknüpfung sind experimentell noch nicht erbracht worden.

Die besondere Aufgabe der enzymatischen Regulation bei plötzlichen und starken Milieuveränderungen, wie z. B. Anoxie oder Unterbrechung der Glucoseversorgung und den umgekehrten Vorgängen, wie Sauerstoffzufuhr nach Anoxie oder Glucosegaben nach einer Hungerperiode, erhellt die Bedeutung, die diesem Regulationstyp unter und nach der Geburt zukommt. Die Gen-Aktivierung mit darauf folgender Induktion oder Repression der Enzymsynthese kann nicht allein für die Überwindung der ersten postnatalen Stoffwechselkrisen ausreichen.

Aus den bisherigen Ausführungen geht hervor, daß die in vitro-Bestimmung von Enzymaktivitäten in Geweben für das Studium der intracellulären Regulationsmechanismen nur begrenzten Wert hat. Mit der in vitro-Bestimmung wird eine Umsatzgröße für Substrate unter mehr oder weniger optimalen Reaktionsbedingungen erhalten, die sicher mit der aktiven Enzymmenge in Beziehung steht, jedoch keine Aussage über die effektive Größe intravitaler Substratumsätze ermöglicht. Ferner kann in bezug auf die intracellulären Regulationsvorgänge annäherungsweise gesagt werden, daß die in vitro-Bestimmungen nur die Genbedingten Veränderungen der Enzymaktivitäten, also die des ersten Regulationstyps erfassen.

In der hier vorgelegten Untersuchung ist eine Auswahl von Enzymen getroffen worden, die in einem funktionellen Zusammenhang stehen: Die erste Gruppe (I) umfaßt 4 Enzyme, die den Umstaz oder die Bildung von Glucose-6-Phosphat (G-6-P) gemein haben (vgl. dazu Abb. 3); dieses sind die Hexokinase (HK), Phosphoglucomutase (PGM), Glucose-6-Phosphatdehydrogenase (G-6-PDH) und die Phosphoglucoisomerase (PGI). Die Enzyme der Gruppe II haben das Nicotinamid-Adenin-Dinucleotid (NAD) als gemeinsames Coenzym: Glyceraldehyd-phosphatdehydrogenase (GAPDH), Glycerin-1-Phosphatdehydrogenase (GDH), Malatdehydrogenase (MDH) und Lactatdehydrogenase (LDH). Wie sich Kon-kurrenzen um das NAD zwischen diesen Dehydrogenasen im Zellstoffwechsel und für den Gesamtorganismus auswirken, ist für den Säugetierorganismus ex-perimentell noch nicht untersucht worden. Zusätzlich wurde die Aktivität der Phosphokreatinkinase (CPK) in der Skeletmuskulatur und im Herzen bestimmt, da die Aktivität dieses Enzyms einen Anhalt für die Funktionstüchtigkeit der Muskeln liefert.

Die genannten 9 Enzymaktivitäten wurden in der Leber, Niere (Sektor mit Rinde und Mark), dem M. psoas major und im Herzen (von Bindegewebe und Fett befreite Ventrikelmuskulatur) bestimmt. Wegen der sehr geringen Aktivität der G-6-PDH im Muskelgewebe wurde auf deren Bestimmung verzichtet und aus dem gleichen Grunde die CPK nicht in den parenchymatösen Geweben ermittelt.

Methoden

Neu-Seeland-Albino-Kaninchen wurden mit standardisiertem Trockenfutter (Purina) und Wasser ernährt. Vor dem Versuch wurde das Futter für 12—15 Std entzogen; bei den erwachsenen Kaninchen wurden unmittelbar vor der Gewebs-untersuchung Blut-Glucosespiegel um 80 mg/100 ml (Glucose-Oxydase-Methode) gefunden; die Blut-Glucosewerte der neugeborenen Tiere schwankten stärker und lagen zwischen 20 und 80 mg/100 ml. Einige der neugeborenen Tiere hatten mit Milch gefüllte, einige leere Mägen. Die Tötung erfolgte durch Genickschlag und Entblutung, dann wurden sofort Leber, Niere, Herz und das Mittelstück des M. psoas major entnommen. Eingewogene Gewebsstücke wurden mit der 10fachen Menge 0,1 M Phosphatpufferlösung, pH 7,4, unter Eiswasserkühlung mit einem Polytron (Kinematica GmbH, Luzern, Schweiz und New York, USA) und der Überstand nach 30 min Zentrifugieren bei 3000 Upm (Kühlraum) für die Aktivitätsbestimmungen der Enzyme benutzt. Alle Messungen erfolgten nach dem Prinzip der optischen Teste nach WARBURG bei 340 nm mit einem registrie-renden Spektrophotometer (Spectronic 505, Bausch u. Lomb) über 3—6 min bei konstanter Temperatur von 25° C. Die Testzusammensetzungen entsprachen mit nur geringen Modifikationen für HK den Angaben von GRIGNANI u. LÖHR, für G-6-PDH, PGI, GAPDH und GDH denen von DELBRÜCK. Die LDH wurde nach KUBOWITZ u. OTT (Modifikation s. unten), die MDH nach BERGMEYER u. BERNT mit der Boehringer Test-Kombination und die PGM nach KLENOW u. EMBERLAND bestimmt. Der zur Stabilisierung und Aktivierung der PGM-Aktivität mögliche Zusatz von Cystein oder reduziertem Glutathion kam in dieser Versuchsreihe nicht zur Anwendung. Die CPK wurde entsprechend den Angaben von STEIN u. LAMPRECHT bestimmt, wobei Kreatinphosphat als Substrat vor-gelegt wird und das bei der durch CPK katalysierten Reaktion entstehende ATP mittels der Hexokinasereaktion und der Umwandlung des entstehenden G-6-P in 6-Phosphogluconat bestimmt wird. Dieses Verfahren liefert gut reproduzier-bare Resultate und mehrfach höhere Aktivitäten als das von TANZER u. GILVARG angegebene.

Alle Enzymaktivitäten werden in internationalen Einheiten (U) als μMol Substratumsatz pro min (25° C) und pro g Organfrischgewicht angegeben.

Zur Ermittlung der Trockengewichte wurden Gewebsproben bei 105° C bis zur Gewichtskonstanz getrocknet; das Lebergewebe wurde nicht entfettet. Die Stickstoffbestimmung im Überstand der Rohhomogenate erfolgte nach KJELDAHL.

Für diese Untersuchungsreihe wurden die Organe von 5 Feten, von 4 Kanin-chen im Alter von 3—12 Std (1. Leb.-Tag), von 6 Kaninchen im Alter von 3 Tagen,

von 2 Tieren im Alter von 10 Tagen, von 3 Tieren im Alter von 30 Tagen und
von 20 erwachsenen Kaninchen ausgewertet.

Ergebnisse

Die altersabhängigen Änderungen der Mittelwerte von 9 Enzymaktivitäten in
den Organen Leber, Niere, Skeletmuskel und Herz sind kurvenmäßig in den Abb. 1

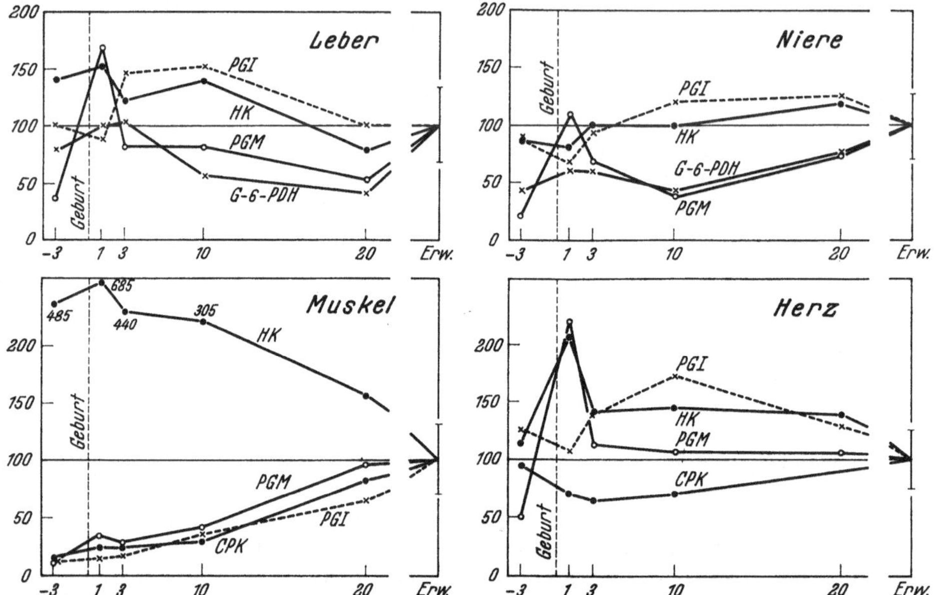

Abb. 1. Peri- und postnatale Änderungen von Enzymaktivitäten der Gruppe I und der CKP (vgl. Text) in Kaninchenorganen. Die Werte der jüngeren Tiere sind auf die Mittelwerte der Erwachsenen bezogen. Die mittlere Standardabweichung für die 4 Enzymaktivitäten der Erwachsenen ist als Senkrechte angegeben. Abscisse in Tagen

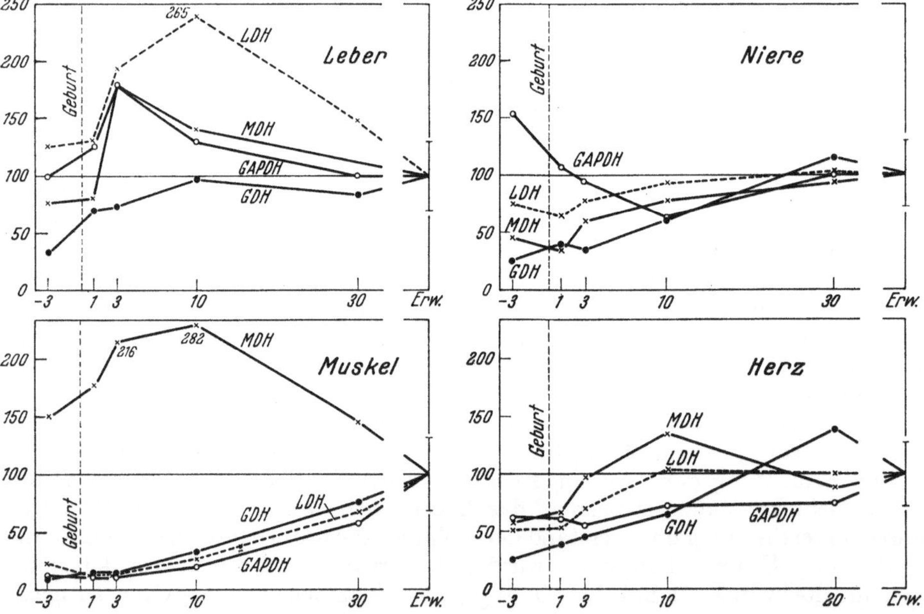

Abb. 2. Peri- und postnatale Änderungen von Enzymaktivitäten der Gruppe II. Gleiche Darstellung wie in Abb. 1

und 2 dargestellt. Um die Werte vergleichbar zu machen, sind die Werte erwachsener Kaninchen gleich 100 gesetzt und die der jüngeren Tiere darauf bezogen worden. Die absoluten Werte für die Enzymaktivitäten der erwachsenenKaninchen sind in Tab. 1 wiedergegeben.

Tabelle 1. *Enzymaktivitäten in Organen erwachsener Kaninchen*
(Mittelwerte in U/g Frischgewicht von 20 Tieren)
Enzyme activities in organs of adult rabbits
(Averages in U/g wet weight of 20 animals)

Enzym	Leber	Niere	Muskel	Herz
G-6-PDH	$2{,}87 \pm 1{,}00^1$	$1{,}76 \pm 0{,}39$		
HK	$0{,}89 \pm 0{,}38$	$1{,}79 \pm 0{,}51$	$0{,}19 \pm 0{,}17$	$2{,}60 \pm 0{,}63$
PGM	$12{,}9 \pm 5{,}70$	$7{,}49 \pm 3{,}29$	$31{,}3 \pm 21{,}3$	$4{,}80 \pm 3{,}48$
GDH	$40{,}6 \pm 14{,}6$	$27{,}7 \pm 8{,}44$	$68{,}8 \pm 25{,}3$	$10{,}7 \pm 2{,}59$
MDH	$139 \pm 38{,}7$	$265 \pm 81{,}9$	$71{,}3 \pm 29{,}2$	898 ± 300
GAPDH	$37{,}2 \pm 12{,}3$	$38{,}1 \pm 12{,}2$	662 ± 217	$68{,}3 \pm 4{,}1$
PGI	$65{,}2 \pm 10{,}9$	$101 \pm 22{,}5$	$530 \pm 78{,}9$	$132 \pm 27{,}7$
LDH	$118 \pm 27{,}2$	$90{,}0 \pm 21{,}3$	752 ± 215	$315 \pm 72{,}5$
CPK			1652 ± 346	466 ± 54

[1] Einfache Standardabweichung.

Die Wahl des Feuchtgewichtes als Bezugsgröße für die Angaben der Enzymaktivitäten erfolgt hier in Übereinstimmung mit den Angaben in der überwiegenden Zahl der Publikationen ähnlicher Art. Unter Hinweis auf eigene frühere Untersuchungen (*35*) muß festgestellt werden, daß das Problem, eine geeignete Bezugsgröße für Enzymaktivitäten in Organen von Individuen verschiedener

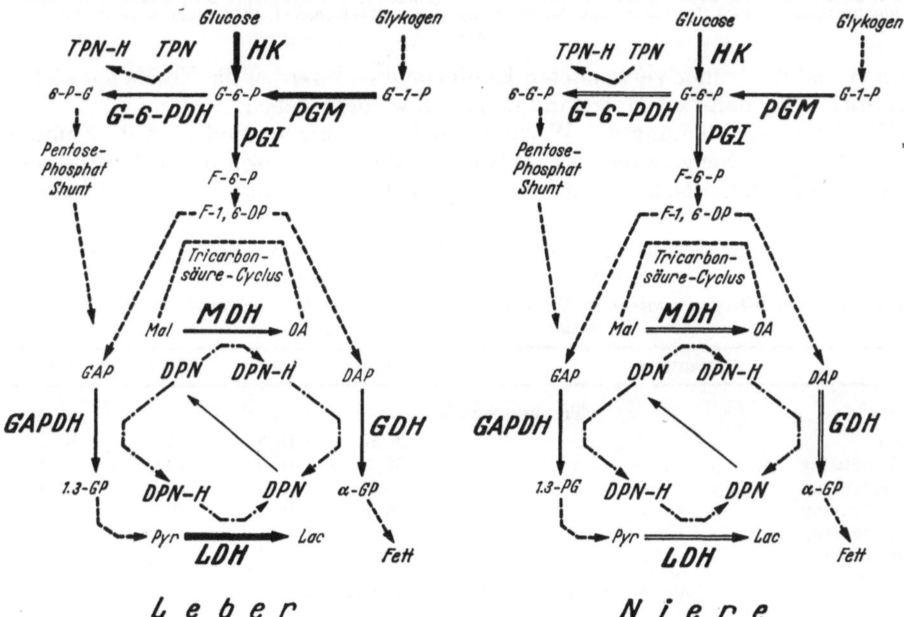

Abb. 3. Glykolyseschema zur Charakterisierung der Wirkungsweise und der relativen Aktivitäten in der Leber (links) und der Niere (rechts) von neugeborenen Kaninchen (1. Lebenstag). Die 4 Enzyme um das Glucose-6-Phosphat (G-6-P) entsprechen der Gruppe I und die um das NAD angeordneten 4 Dehydrogenasen der Gruppe II. Die Pfeilstärken zeigen die Relationen zu den Mittelwerten Erwachsener an. Die mittlere Strichstärke der Pfeile (z. B. GAPDH) bedeutet, daß die Aktivität dieser Enzyme im Bereich von $\pm 30\%$ der Erwachsenennorm liegen; die doppelte Strichstärke bezeichnet Werte, die über 30%, jedoch nicht mehr als 100% höher liegen und die 4fache Pfeilstärke weist auf Aktivitäten, die um mehr als 100% erhöht sind. Die dünnen Doppelpfeile bedeuten eine Verminderung der Aktivitäten um 30—75% und die einfachen dünnen Pfeile eine Erniedrigung auf weniger als 25% der Erwachsenennorm

Entwicklungsstufen, unverändert besteht [vgl. auch (*4*)]. Neben dem Wasser- und Stickstoffgehalt der Gewebe spielt zweifellos die Relation des untersuchten Organs zur Gesamtkörpermasse eine wichtige Rolle. Wegen der Unterschiede zwischen

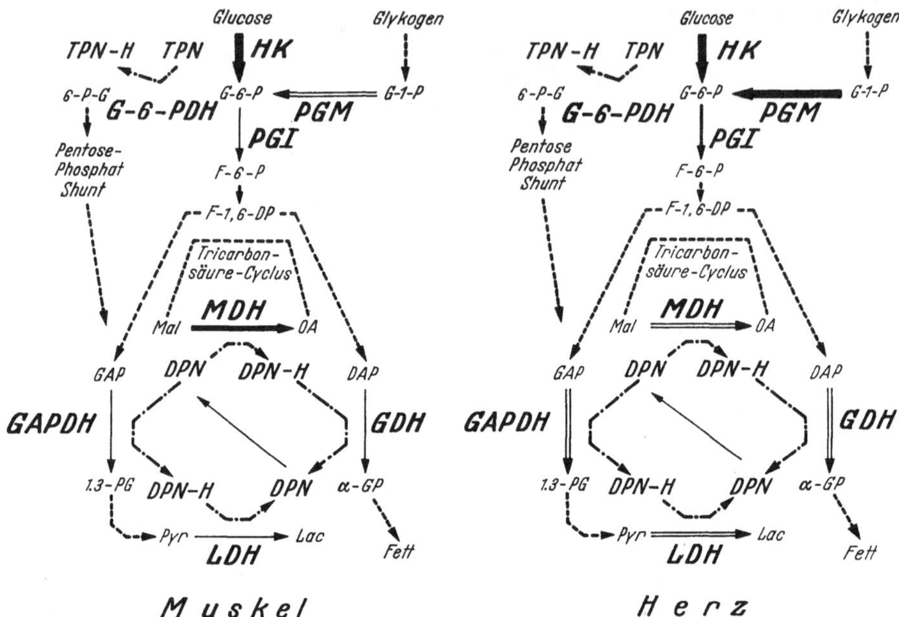

Abb. 4. Glykolyseschema zur Charakterisierung der Wirkungsweise und der relativen Aktivitäten in der Skeletmuskulatur (links) und im Herzmuskel (rechts) von neugeborenen Kaninchen (1. Lebenstag). Erläuterungen vgl. Abb. 3

der hier und der früher verwendeten Kaninchenrasse werden die Trockengewichte und Stickstoffgehalte im Überstand in Tab. 2 wiedergegeben.

Zur Veranschaulichung des Wechsels im Enzymmuster sind in Abb. 3 und 4 für die 4 Organe Neugeborener (1. Lebenstag) die Aktivitäten durch Pfeilstärken in einem Stoffwechselschema so gekennzeichnet worden, daß die Abweichungen

Tabelle 2. *Trockengewichte und Stickstoffgehalt im Überstand des Rohhomogenates von Kaninchenorganen in verschiedenen Altersgruppen*
Dry weights and nitrogen content in the supernatant of the crude homogenate of rabbit organs. Variations in different age groups

Altersgruppe	Leber	Niere	Muskel	Herz
Trockengewichte in %				
Feten	35,9	13,5	15,9	14,7
1. Lebenstag	33,7	16,0	16,0	17,6
3. Lebenstag	25,7	15,9	16,9	17,9
10. Lebenstag	26,8	16,1	22,0	19,6
30. Lebenstag	30,6	20,3	20,4	19,4
Erwachsene	30,1	21,6	24,2	21,5
Löslicher Stickstoff (N_{sol}) pro g Frischgewicht				
Feten	14,4	11,9	8,28	10,4
1. Lebenstag	17,2	12,2	11,7	14,4
3. Lebenstag	21,0	13,9	13,0	14,4
10. Lebenstag	19,8	13,0	14,9	14,7
30. Lebenstag	22,5	15,1	16,5	14,2
Erwachsene	25,0	16,1	22,2	14,8

gegenüber den Mittelwerten Erwachsener hervortreten. Hierfür ist der Bereich von $\pm 30\%$ um den Mittelwert Erwachsener als „im Normalbereich" gewertet worden. Die Richtung der Reaktionsabläufe ist mit den angegebenen Pfeilrichtungen nicht erschöpfend zum Ausdruck gebracht; um die mögliche Konkurrenz der Dehydrogenasen um das NAD darstellen zu können, wurde nur eine der überwiegend benutzten Reaktionsrichtungen angegeben (in der Leber können diese Verhältnisse stark abweichen).

Diskussion

Die bereits früher von uns getroffene Feststellung (*35*), daß sich die Aktivitäten glykolytischer Enzyme in der Leber und der Niere des Kaninchens im Verlauf der postnatalen Entwicklung nicht wesentlich verändern, wurde mit dieser Untersuchung weiterer Glykolyseenzyme bestätigt. Die bei Albino-Kaninchen für G-6-PDH in Leber und Niere gefundenen Aktivitäten stimmen sowohl mit den früher bei einem Inzuchtstamm grauer Kaninchen ermittelten Werten überein als auch zeigt sich Übereinstimmung mit den Werten anderer Autoren, die die Aktivität der G-6-PDH bei Kaninchen (*28*), Meerschweinchen (*19*) oder Ratten (*4*) untersucht haben. Der Aktivitätsabfall dieser Enzymaktivität in der Leber zwischen Geburt und dem Alter von 4 Wochen konnte bestätigt werden und ebenso der Wiederanstieg im Erwachsenenalter (*35*); BURCH et al. fanden in der Rattenleber ähnliche Verhältnisse. Auch der steile postnatale Anstieg der LDH-Aktivität in der Leber ist in dieser Untersuchungsreihe festgestellt worden und inzwischen ebenfalls von BURCH et al. bei Ratten nachgewiesen worden. Die LDH-Aktivität in der Leber erwachsener Tiere ist jedoch bei den Albino-Kaninchen niedriger als bei den grauen Kaninchen, so daß bei ersteren der Wert Erwachsener geringer als der der Neugeborenen ist. Die Ursache kann in einer Änderung der Testzusammensetzung gegenüber früher (*35*) gesehen werden. Die Konzentration des Pyruvates wurde von $3 \cdot 10^{-7}$ auf $4 \cdot 10^{-7}$ Mol/ml erhöht, der pH-Wert des Puffers von 7,5 auf 7,6 verschoben und Triäthanolamin- statt Phosphatpuffer verwendet. Inzwischen ist die zuerst von MARKERT u. MØLLER festgestellte differente Zusammensetzung der LDH-Isozyme in den Organen Neugeborener und Erwachsener eingehender untersucht (*46*) und dabei eine Zunahme der optimalen Pyruvat-Konzentration von $0,15 \cdot 10^{-3}$ M für die LDH der Bande I auf $1,2 \cdot 10^{-3}$ M der LDH-Bande V ermittelt worden. Die unterschiedliche Kinetik der 5 LDH-Isozyme bezieht sich auch auf pH-abhängige Differenzen (*43*). Bei Feten und Neugeborenen machen die LDH-Banden I bis III in der Leber noch einen erheblichen Prozentanteil der Gesamt-LDH-Aktivität aus, während im Erwachsenenalter die LDH der Bande V überwiegt. Daher ist die mit einer konstanten Testzusammensetzung gemessene Gesamtaktivität davon abhängig, für welche der LDH-Isozyme die gewählten Testbedingungen die besten Voraussetzungen für die Aktivitätsbestimmung schafft. Der altersabhängige Wandel in der Zusammensetzung der LDH-Isozyme in den verschiedenen Organen (*8, 24, 29*) liefert ein besonders anschauliches Bild von der Gen-Aktivität im Rahmen der Entwicklung.

Die Darstellung der peri- und postnatalen Veränderungen der hier untersuchten 9 Enzymaktivitäten in den 4 Organen in Relation zu den Normalwerten erwachsener Tiere würde bei bezug auf das Trockengewicht oder auch auf den Stickstoffgehalt einen deutlichen Wandel erfahren. Legt man diese Bezugswerte (Tab. 2) statt des Feuchtgewichtes zugrunde, so ergeben sich für die Neugeborenen etwa $^1/_3$ höhere Aktivitäten (in der Leber müßte der höhere Fettgehalt noch in Rechnung gestellt werden), womit in den parenchymatösen Organen alle untersuchten Enzymaktivitäten in den Normalbereich der Erwachsenen hineinrücken

oder höher sind. Berücksichtigt man die prozentual zum Körpergewicht größeren
Organgewichte Neugeborener (35), so kommt dieser Betrachtungsweise zweifellos
praktische Bedeutung zu: In Leber und Niere stehen dem Organismus der Neugeborenen die energieliefernden Reaktionen des Glucoseabbaus in erhöhtem
Maße zur Verfügung.

Für den Stoffwechsel der Feten ist diese Feststellung seit NEEDHAMs Studien
an Hühnerembryonen bekannt und durch die Analysen von Enzymmustern an
embryonalen Hühnerorganen neuerlich von EPPENBERGER et al. bestätigt worden.
Letztgenannte Autoren diskutieren außerdem eine „atypische Glykolyse" in der
Embryonalzeit. Diese Hypothese besagt, daß aus den in der Fetalzeit reichlich
verfügbaren Aminosäuren und Ketosäuren durch Transaminierung Oxalacetat
gebildet wird, welches vermittels ATP zu Phosphoenolpyruvat umgewandelt
werden kann. Bei dem weiteren Abbau des letzteren zu Pyruvat wird das ATP
regeneriert. Die Aktivität der LDH (7, 22, 34) und die Lactatbildung (25) sind
im Hühnerembryo weit höher als nach dem Schlüpfen. Für den Säugetierfeten
liegen ähnliche Verhältnisse vor, wie WARBURG gezeigt hat.

Im Gegensatz zu MAHLER et al. sprechen EPPENBERGER et al. dem Tricarbon-
säure-Cyclus (im Hühnerembryo) nur bedingte Aktivität zu, wodurch sich für den
Pyruvatabbau Schwierigkeiten für eine Erklärung ergeben würden. Die Besonderheit der Einschleusung von Pyruvat in den Tricarbonsäure-Cyclus in der Neugeborenenzeit kommt auch darin zum Ausdruck, daß es nach der Geburt überwiegend
als Dicarbonsäure, im Erwachsenenalter jedoch als Acetyl-CoA in den Tricarbon-
säure-Cyclus gelangt (9). Auch zeigen Leber- und Nierenschnitte von fetalen und
neugeborenen Kaninchen eine höhere Verwertung von Pyruvat und Lactat in der
Anaerobiose (3). Diese Hinweise mögen einige Probleme aufzeigen, die sich bei
dem Versuch einer Interpretation von Enzymaktivitäten in Organen früher Ent-
wicklungsstadien ergeben.

Die Frage der Limitierung eines Stoffwechselweges durch ein Enzym, dessen
Umsatzzahl kleiner als die der anderen des untersuchten Stoffwechselweges ist,
taucht wiederholt in Untersuchungen von Enzymmustern auf [vgl. (7, 16)] und
hat durch die enzymatischen Studien bei angeborenen Stoffwechselkrankheiten
eine bedeutende Stütze erfahren. Während unter normalen Bedingungen innerhalb
proportionskonstanter Gruppen von Enzymen (28) nicht mit einer Verminderung
eines einzelnen Enzyms solcher Gruppe zu rechnen ist, liegt es nahe, an Limi-
tierungen durch Enzyme zu denken, die eine Einschleusungsreaktion katalysieren.
Die Limitierung der Glykolyse durch die Aktivität der Hexokinase ist mehrfach
vermutet worden (10, 16). Im Gegensatz zu WALKER, jedoch in Übereinstimmung
mit BURCH et al. fanden wir die Aktivität der HK in allen untersuchten Organen
während der Perinatalzeit im Vergleich zur Erwachsenennorm deutlich erhöht;
in Leber und Herz ist diese Erhöhung außerdem mit einer vermehrten PGM-
Aktivität koordiniert (vgl. Abb. 3 und 4). Diese Befunde bestätigen erneut, daß
in der Perinatalzeit die Voraussetzungen für eine erhöhte Nutzung des Glucoseabbaus gegeben sind, da das Einschleusungs-Tor weiter geöffnet ist.

Im Gegensatz zu der Entwicklung des Enzymmusters in den parenchymatösen
Organen zeigt das Enzymmuster der Skelet-Muskulatur eindeutig verminderte
Aktivitäten in der Perinatalzeit. Die meisten Enzymaktivitäten steigen erst
langsam im Verlauf der ersten Lebenswochen an und man erkennt unschwer eine
Parallelität zum Gebrauch der Skelet-Muskeln. Durch das gleichsinnige Verhalten
der CPK-Aktivität wird dieser Befund noch unterstrichen. Zwei der untersuchten
Enzyme bilden eine Ausnahme: Besonders die HK ist schon am Ende der Fetalzeit vielfach höher als im Erwachsenenalter, aber auch die MDH steigt postnatal
auf fast den 3fachen Wert der Erwachsenennorm an. Die hohe Aktivität der

MDH kann nicht ohne weiteres auf eine entsprechende Aktivität des Tricarbon-säure-Cyclus bezogen werden, da Malat und Oxalacetat auch Glieder anderer Stoffwechselwege sind, von denen der Abschnitt „Pyruvat → Malat → Oxal-acetat → Phosphoenolpyruvat" im Rahmen der Gluconeogenese in der ersten Lebenszeit für die Muskulatur besondere Bedeutung haben könnte.

Die Veränderungen im Enzymmuster der Ventrikelmuskulatur sind während der postnatalen Entwicklung im ganzen gesehen recht gering und weisen auf einen konstanten Stoffwechsel hin. Wieder dient das Verhalten der CPK-Aktivität als Parameter, welches die geringen Aktivitätsschwankungen während der Ent-wicklung bestätigt.

Berücksichtigt man den höheren Wassergehalt des Gewebes und das im Ver-hältnis zur Gesamtkörpermasse größere Herzgewicht, so werden die in der ersten Lebenszeit mäßig gegenüber den Werten der Erwachsenen verminderten Aktivi-täten pro g Feuchtgewicht ausgeglichen. Aber auch im Herzen steigen die Aktivi-täten der beiden Enzyme an, die die Einschleusung der Glucose bewerkstelligen: HK und PGM (vgl. Abb. 4). Hinzu kommt der bis zum 10. Lebenstag beachtliche Anstieg der PGI, womit zum Ausdruck kommt, daß auch die weitere Umsetzung des G-6-P zunehmend besser wird. Das Nacheinander dieser Aktivitätsanstiege läßt an eine adaptative Steigerung der PGI denken; die Möglichkeit einer Adapta-tion der PGI-Aktivität ist erwiesen (8a). Die mit der Geburt beginnende, erhöhte Anforderung an die Herzleistung im Rahmen der Zirkulationsumstellung findet demnach in dem Verhalten des Enzymmusters deutlichen Ausdruck.

Abschließend soll das Problem der „enzymatischen Regulation" und seine Bedeutung für den Stoffwechsel in der Perinatalzeit nochmals aufgegriffen werden. Da die enzymatische Regulation ohne Veränderungen der Enzymsyntheseraten stattfindet, können Veränderungen in Enzymmustern zunächst nicht auf diesen Typ der intracellulären Regulation bezogen werden. Hier soll deshalb versucht werden, aus den Verhältniszahlen der NAD-abhängigen Enzyme Hinweise auf Voraussetzungen abzuleiten, die für die enzymatische Regulation Bedeutung haben. Wie bereits ausgeführt wurde, können unter gewissen Prämissen die 4 hier analysierten Dehydrogenasen um das NAD konkurrieren. Betrachtet man die Verhältniszahl von GAPDH zu GDH, so gibt diese einen ersten Hinweis auf die Bilanz des oxydierten und reduzierten NAD. Um aus den Aktivitätswerten dieser Enzyme auf das Überwiegen des einen oder des anderen Stoffwechselweges zu schließen, bedarf es zusätzlicher Stoffwechselanalysen. Bei gleich starker Aktivität dieser beiden Enzyme ist die Bilanz ausgeglichen und die Verhältniszahl liegt um 1, ein Überwiegen der GAPDH erhöht den Quotienten und weist auf einen Überschuß von reduziertem NAD hin. Der Tab. 3 ist zu entnehmen, daß all-gemein diese Verhältniszahl während der Entwicklung abnimmt, besonders bei der Umstellung vom intrauterinen zum extrauterinen Leben ist in allen Organen eine Verminderung des Quotienten um den Faktor 2 zu finden. Mit Ausnahme des Skelet-Muskels fallen die Verhältniszahlen in den Organen zwischen Geburt und Erwachsenenalter weiterhin ab und erreichen in den parenchymatösen Geweben Werte nahe 1. In der Muskulatur liegen die Verhältniszahlen fast eine Größen-ordnung höher als in der Leber und bleiben zwischen 8 und 10 bei den erwachsenen Kaninchen. In den Muskeln liefert dieses System demnach einen erheblichen Überschuß an $NADH_2$.

Wie der Abb. 3 zu entnehmen ist, wurden in dieser Studie die LDH und MDH in den Kreisprozeß des Coenzyms einbezogen. Faßt man demnach die Enzym-aktivitäten der 4 Dehydrogenasen zusammen und ermittelt die Verhältniszahl von der Summe der NAD-reduzierenden Enzymaktivitäten zu der Summe der NAD-oxydierenden, so kommt man dem Ziel dieser Überlegungen einen Schritt näher, da das NAD im cytoplasmatischen Raum als ein pool besteht und letztlich nur die Summe aller NAD-abhängigen Enzyme in einem Zellkompartment (2) Auskunft über die Redox-Bilanz dieses Coenzyms geben kann. Die stärkere Ausgeglichenheit der Verhältniszahlen dieser Gruppe von Dehydrogenasen fällt deutlich auf (Tab. 3). Die Werte für die Leber liegen eng um den Wert 1 gruppiert und die der Niere um 2,3. Im Muskel ist der Anstieg des Quotienten nach der Geburt auf den 3fachen Erwachsenenwert auffällig, woraus zumindest eine Umstellung des Stoffwechsels mit temporärer Steigerung der Bildung von $NADH_2$ abzulesen ist. Im Herzen ist nur eine Tendenz zur Erhöhung der $NADH_2$-Bildung

Tabelle 3. *Altersabhängige Veränderungen von Verhältniszahlen der NAD-abhängigen Enzymaktivitäten in Organen von Kaninchen*
Variations in the ratios of NAD dependent enzyme activities of rabbit organs in different ages

	Altersgruppe	Leber	Niere	Muskel	Herz
GAPDH / GDH	Feten	2,6	8,3	10,9	19
	1. Lebenstag	1,7	3,6	6,6	13
	3. Lebenstag	2,2	3,7	7,9	9,8
	10. Lebenstag	1,2	1,4	5,9	9,1
	30. Lebenstag	1,1	1,2	7,2	4,4
	Erwachsene	0,9	1,4	9,6	8,1
GAPDH + MDH / GDH + LDH	Feten	0,8	2,4	1,0	3,5
	1. Lebenstag	0,9	2,0	2,1	3,8
	3. Lebenstag	1,2	2,4	2,7	4,1
	10. Lebenstag	0,7	2,3	1,4	3,8
	30. Lebenstag	0,7	2,2	0,9	2,6
	Erwachsene	1,1	2,6	0,9	3,1

nach der Geburt zu finden, im Ganzen bestehen nur geringe Schwankungen um einen Wert eben oberhalb 3. Demnach besteht ein permanentes Überwiegen der Bildung von reduziertem NAD im Glykolysesystem des Herzmuskels.

Die Betrachtung der Verhältniszahlen im System der 4 hier untersuchten Dehydrogenasen läßt unschwer erkennen, daß in den ersten Lebenstagen beim Abbau der Glucose mehr $NADH_2$ gebildet wird als im Erwachsenenalter und daß diese besondere Periode bereits mit dem 10. Lebenstag endet. Vergleichend haben Niere und Herz immer eine höhere Bildungsrate für reduziertes NAD als Leber und Skelet-Muskel. Nach Literaturwerten (*27, 31*) bleibt der Gehalt an oxydiertem NAD in der Leber des Meerschweinchens während der postnatalen Entwicklung konstant. Die Angaben über das Verhalten des reduzierten NAD stimmen nicht überein, nach NEMETH u. DICKERMAN bleibt die reduzierte Form, die zwischen 5 und 10% der oxydierten ausmacht, ebenfalls konstant, nach RÄIHÄ steigt der Gehalt an $NADH_2$ unmittelbar nach Geburt um den Faktor 2 an und macht dann etwa 20% des NAD aus. Dieses mag zeigen, daß der Weg der Wasserstoffionen im Stoffwechsel der Feten und Neugeborenen noch viele Probleme birgt, deren Klärung wir uns im Rahmen des Studiums der Funktionsentwicklung angelegen sein müssen.

Zusammenfassung

Die altersabhängigen Veränderungen von 9 Enzymaktivitäten in Leber, Niere, Skelet-Muskel und Herz von Kaninchen wurden untersucht. Die Konstellation der Aktivitäten im Muster glykolytischer Enzyme in Leber, Niere und Herz deuten auf eine gegenüber den Erwachsenen erhöhte Nutzung des Glucoseabbaus in der ersten Lebenszeit hin. Im Skelet-Muskel dagegen beträgt die Aktivität der glykolytischen Enzyme und der als Parameter für die Funktionstüchtigkeit dienenden Phosphokreatinkinase nur etwa 20% der Erwachsenennorm; diese Aktivitäten steigen nach Geburt nur langsam an. Im Skelet-Muskel sind jedoch die Hexokinase und die Malatdehydrogenase schon bei Geburt weit über die Erwachsenennorm erhöht.

Die Auswahl der Enzyme ermöglichte Aussagen sowohl über die Aktivität der Einschleusungsreaktionen in die Glykolyse als auch die annäherungsweise Bestimmung zwischen oxydiertem und reduziertem NAD in den untersuchten Organen. In den ersten 10 Lebenstagen wird in Niere, Muskel und Herz ein deutlicher Überschuß an $NADH_2$ produziert, später ist ein solcher nur mäßig in Niere und Herz, jedoch nicht mehr in Leber und Muskel vorhanden.

Anmerkung: Eine Arbeit gleichen Inhalts ist in der Biologia neonatorum 6, 128 (1964) in englischer Sprache erschienen. Die Untersuchungen sind durch das National Institute of Health, Bethesda/Md., grant No. HD 00431, unterstützt worden.

Literatur

(1) BERGMEYER, H. U., u. E. BERNT: Malatdehydrogenase. In: BERGMEYER, Methoden der enzymatischen Analyse, S. 757. Weinheim: Verlag Chemie 1962. — *(2)* BÜCHER, TH., u. M. KLINGENBERG: Wege des Wasserstoffs in der lebendigen Organisation. Angew. Chemie 70, 552 (1958). — *(3)* BULLA, H. D.: Vergleichende Untersuchungen über den Energiestoffwechsel in der Perinatalzeit. Inaugural Dissert. Marburg/Lahn 1960. — *(4)* BURCH, H. B., O. H. LOWRY, A. M. KUHLMAN, J. SKERJANCE, E. J. DIAMANT, S. R. LOWRY, and P. VON DIPPE: Changes in patterns of enzymes of carbohydrate metabolism in the developing rat liver. J. biol. Chem. **238**, 2267 (1963).

(5) DELBRÜCK, A.: Untersuchungen über Enzyme des Energiestoffwechsels im Bindegewebe. Klin. Wschr. **1962**, 677. — *(6)* DRISCOLL, S. G., and D. Y.-Y. HSIA: The development of enzyme systems during early infancy. Pediatrics **22**, 785 (1958).

(7) EPPENBERGER, H. M., R. VON FELLENBERG u. H. AEBI: Die Ontogenese von zytoplasmatischen Enzymen beim Hühnerembryo. Enzymol. biol. clin. **2**, 139 (1962/63).

(8) FINE, I. H., N. O. KAPLAN, and D. KUFTINEC: Developmental changes of mammilian lactic dehydrogenases. Biochemistry **2**, 116 (1963). — *(8a)* FITCH, W. M., R. HILL, and I. L. CHAIKOFF: The effect of fructosefeeding on glycolytic enzyme activities of the normal rat liver. J. biol. Chem. **234**, 1048 (1959). — *(9)* FREEDMAN, A. D., and A. M. NEMETH: The metabolism of pyruvate in the tricarboxylic acid cycle of developing mammilian liver. J. biol. Chem. **236**, 3083 (1961).

(10) GRIGNANI, F., u. G. W. LÖHR: Über die Hexokinase in menschlichen Blutzellen. Klin. Wschr. **1960**, 796. — *(11)* GRODSKY, G. M., J. V. CARBONE, and R. FANSKA: Enzymatic defect in metabolism of bilirubin in fetal and newborn rat. Proc. Soc. exp. Biol. (N. Y.) **97**, 291 (1958).

(12) HOLZER, H.: Regulation of carbohydrate metabolism by enzyme competition. Cold Spring Harbor Symp. on Quant. Biol. Vol. XXVI, p. 277. Cold Spring Harbor, L.I. New York: The Biological Laboratory 1961. — *(13)* HOLZER, H.: Intrazelluläre Regulation des Stoffwechsels. Naturwissenschaften **50**, 260 (1963).

(14) KLENOW, H., and R. EMBERLAND: The enzymatic reaction between ribose 1-phosphate and glucose 1,6-diphosphate. Arch. Biochem. **58**, 276 (1955). — *(15)* KNOX, W. E., V. H. AUERBACH, and E. C. C. LIN: Enzymatic and metabolic adaptations in animals. Physiol. Rev. **36**, 164 (1956). — *(16)* KREBS, H. A.: Die Steuerung der Stoffwechselvorgänge. Dtsch. med. Wschr. **81**, 4 (1956). — *(17)* KRETCHMER, N.: Enzymatic patterns during development. Pediatrics **23**, 606 (1959). — *(18)* KUBOWITZ, F., u. P. OTT: Isolierung und Kristallisation eines Gärungsfermentes aus Tumoren. Biochem. Z. **314**, 94 (1943).

(19) LEA, M. A., and D. G. WALKER: Changes in glucose-6-phosphate metabolism during development. Biochem. J. **85**, 30 (1962). — *(20)* LINNEWEH, F.: Die physiologische Entwicklung des Kindes. Berlin-Göttingen-Heidelberg: Springer-Verlag 1959. — *(21)* LINNEWEH, F., u. U. STAVE: Über Anpassungsvorgänge nach der Geburt. Klin. Wschr. **1960**, 1.

(22) MAHLER, H. R., M. H. WITTENBERGER, and L. BRAND: Biochemical studies of the developing embryo. J. biol. Chem. **233**, 770 (1958). — *(23)* MARKERT, C. L., and F. MØLLER: Multiple forms of enzymes: tissue, ontogenetic, and species specific patterns. Proc. N.Y.Acad. Sci. **45**, 753 (1959). — *(24)* MARKERT, C. L., and H. URSPRUNG: The ontogeny of isozyme patterns of lactate dehydrogenase in the mouse. Developm. Biol. **5**, 363 (1962).

(25) NEEDHAM, J.: Chemical Embryology. London: Cambridge University Press 1931. — *(26)* NEMETH, A. M.: Mechanisms controlling changes in tryptophan peroxydase activity in

developing mammilian liver. J. biol. Chem. **234**, 2921 (1959). — (*27*) Nemeth, A. M., and H. Dickerman: Pyridine nucleotides and diphosphorydine nucleotidase in developing mammalian tissue. J. biol. Chem. **235**, 1761 (1960).

(*28*) Pette, D., u. Th. Bücher: Propotionskonstante Gruppen in Beziehung zur Differenzierung der Enzymaktivitätsmuster von Sklelet-Muskeln des Kaninchens. Hoppe-Seylers Z. physiol. Chem. **331**, 180 (1963). — (*29*) Pfleiderer, G., u. E. D. Wachsmuth: Alters- und funktionsabhängige Differenzierung der Lactatdehydrogenase menschlichere Organe. Biochem. Z. **334**, 185 (1961). — (*30*) Potter, R. V., and V. H. Auerbach: Adaptiv enzymes and feedback mechanisms. Lab. Invest. 8, 495 (1959).

(*31*) Räihä, N. C. R.: Variations in pyridine nucleotides and some other acid soluble nucleotides in the liver of fetal, newborn and adult guinea pigs. Amer. J. Physiol. **201**, 961 (1961). — (*32*) Rinaudo, M. T.: Glycogenesis in the liver of chicken embryo. Enzymologia24, 230 (1962). — (*33*) Ross, M. H., and J. O. Ely: Ageing and enzyme activity. J. Frankl.Inst. **258**, 63 (1954).

(*34*) Solomon, J. B.: Lactic and malic dehydrogenase in the developing chick embryo. Biochem. J. **70**, 529 (1958). — (*35*) Stave, U.: Glykolyseenzyme in Leber, Niere und Serum während der ersten Lebenszeit. Biol. Neonat. **2**, 18 (1960). — (*36*) Stein, P., u. W. Lamprecht: Verbesserte Methode zur Messung der Kreatinphosphokinase-Aktivität in Gewebsextrakten und Serum. Klin. Wschr. **1962**, 177. — (*37*) Sturani, E., P. Datta, M. Hughes, and H. Gest: Regulation of enzyme activity by specific reversal of feedback inhibition. Science **141**, 1053 (1963).

(*38*) Tanzer, M. L., and C. Gilvarg: Creatine and creatine kinase measurement. J. biol. Chem. **234**, 3201 (1959).

(*40*) Villee, C. A.: Enzymes in the development of homeostatic mechanisms. In: G. E. W. Wolstenholme and M. O'Connor, Ciba Foundation Symp. on somatic stability in the newly born. London: Churchill Ltd. 1961. — (*41*) Villee, C. A., and R. Kimmelstiel: Effects of anoxia on intermediary metabolism in fetal tissues. Étud. néo-natal. **4**, 3 (1955). — (*42*) Villee, C. A., and J. M. Loring: Alternative pathways of carbohydrate metabolism in foetal and adult tissues. Biochem. J. **81**, 488 (1961).

(*43*) Wachsmuth, E. D., u. G. Pfleiderer: Biochemische Untersuchungen an kristallinen Isozymen der Lactatdehydrogenase aus menschlichen Organen. Biochem. Z. **336**, 545 (1963).— (*44*) Walker, D. G.: The development of hepatic hexokinases after birth. Biochem. J. **84**, 118 (1962). — (*45*) Warburg, O.: Über den Stoffwechsel der Tumoren. Berlin: Springer 1926. — (*46*) Wieland, Th., u. G. Pfleiderer: Differente und multiple Formen von Enzymen. Angew. Chem. **74**, 261 (1962).

Die Entwicklung der Fettresorptionsfähigkeit

Von

E. G. Huber und F. Scheibl

Der erste Schritt für jeden Stoffwechselprozeß, die Resorption aus dem Darm, war bei der Fettresorption lange ungeklärt. Von den beiden Hauptbestandteilen des Neutralfettes, Glycerin und Fettsäuren, ist ersteres wasserlöslich und seine Resorption daher unproblematisch. Über die Resorption der Fettsäuren aber gab es verschiedene Theorien, die inzwischen zum größten Teil widerlegt werden konnten. So nahm man an, daß die Fettsäuren als Seifen resorbiert würden. Dies ist aber unmöglich, da im Darm niemals ein derart alkalisches Milieu entsteht, wie zur Bildung von Seifen nötig wäre (pH 8,6). Die Theorie der Fettresorption nach Verzár (39), wonach die Fettsäuren mit den Gallensäuren zu der wasserlöslichen Choleinsäure verbunden und solcherart resorbiert würden, ist unbefriedigend, da die Fettresorption auch beim Fehlen von Galle möglich ist. Nach Frazer (15) wird Neutralfett ungespalten in feinster Emulsion resorbiert. Es gilt aber heute als gesichert (25, 29), daß das Fett im Darm gespalten wird, wenn auch die Spaltung nicht immer vollständig ist. Es liegt somit eine Teilhydrolyse vor, bei der ein Gemisch von Mono-, Di- und Triglyceriden entsteht. Dieses erhöht die Emulgierbarkeit des Neutralfettes ebenso wie es die in kleiner Menge vorhandenen freien Fettsäuren oder die als Detergentien dienenden Gallensäuren tun. Dies erklärt auch, wieso Fett (z. B. Olivenöl) besser resorbiert wird als in ihm enthaltene, aber isoliert verabreichte Fettsäuren (z. B. Stearinsäure), wie Luther und Schreier zeigen konnten (29). Es haben aber verschiedene Faktoren einen Einfluß auf die Resorptionsrate eines Nahrungsfettes, bzw. einer Fettsäure. Luther und Schreier nennen folgende:

a) die Kettenlänge der Fettsäure,
b) den Sättigungsgrad der Säure,
c) die Zusammensetzung des Nahrungsfettes, d. h. besonders die Relation der ungesättigten zu den gesättigten Fettsäuren,
d) andere Nahrungsstoffe, besonders Kohlenhydrate und einzelne Aminosäuren und
e) pathologische Veränderungen im Magen-Darm-Kanal.

Man vermutete ferner einen Einfluß durch das Alter der Versuchspersonen (35) und konnte auch feststellen, daß bei Säuglingen die Fettresorption während Infekten absank (7, 33).

Kohlenhydrate haben auf die Fettresorption einen hemmenden Einfluß, der nicht lokal zu erklären ist, da er auch besteht, wenn die Kohlenhydrate parenteral verabreicht werden und auch dann, wenn das Fett unter Umgehung des Magens direkt in das Duodenum gebracht wird (31). Eine nachweisbare Beeinträchtigung der Fettresorption tritt aber erst bei der Zufuhr relativ großer Kohlenhydratmengen auf. Die geringen Unterschiede im Kohlenhydratgehalt, die zwischen den derzeit üblichen Säuglingsnahrungen bestehen, haben dagegen ebenso wenig wie der Zusatz von Milch- oder Citronensäure Einfluß auf die Fettresorption, wie in

einer eigenen früheren Untersuchungsreihe festgestellt wurde (*20*). Schon damals
aber konnte beobachtet werden, daß beträchtliche individuelle Unterschiede in
der Fettresorption bestehen und selbst bei ein und demselben Kind starke (inter-
diurnale) Schwankungen auftreten.

Die Ansichten stimmen darüber überein, daß Frühgeborene infolge ihrer
Unreife oft eine geringere Resorptionsfähigkeit haben. Nicht genügend geklärt
war aber die Frage, ob die Fettresorption beim gesunden reifen Säugling bereits
ab der Geburt im vollen Ausmaß vorhanden ist, oder sich erst in den ersten
Lebensmonaten entwickelt, wofür die Ergebnisse von Querschnittsuntersuchungen, die Droese und Stolley durchgeführt hatten, zu sprechen schienen (*9*).
Längsschnittsuntersuchungen derselben Autoren (*10*) aber brachten wider-
sprechende Ergebnisse, da sie zum Vergleich verschiedener Nahrungsformen durchgeführt worden waren und die Säuglinge bei den einzelnen Kostformen ein unter-
schiedliches Verhalten zeigten.

Während Frauenmilchfett im Ausmaß von 92—98% resorbiert wird, liegt die
Resorptionsrate von Kuhmilchfett um ungefähr 10% niedriger (*4, 18, 19, 32,
37, 38*); es war aber bisher nicht sicher, ob nicht selbst dieses geringere Resorp-
tionsausmaß erst von älteren Säuglingen erreicht wird.

Es erschien uns daher zweckmäßig, einmal grundsätzlich zu prüfen, ob die
Fettresorptionsfähigkeit in der ersten Lebenszeit bereits das spätere Ausmaß
besitzt oder sich erst allmählich entwickelt.

Diese Frage kann nur durch Längsschnittsuntersuchungen geklärt werden, da
sich die Fragestellung auf die gesetzmäßigen zeitlichen Veränderungen bei einem
Einzelindividuum bezieht und nicht darauf, wie sich ein Kollektiv zeitlich verhält.
Die Frage nach der allgemeinen Gesetzmäßigkeit kann erst beantwortet werden,
wenn jeweils das Verhalten der Einzelindividuen der Stichprobe bekannt ist,
woraus dann ein Schluß auf das Verhalten der Population gezogen werden kann.
Es kommt also darauf an, das Verhalten der jeweiligen Versuchspersonen durch
eine möglichst zeitlich dichte Versuchsreihe präzise festzulegen und nicht darauf,
eine möglichst große Stichprobe zu haben. Bei Fragen wie der nach zeitlicher
Koinzidenz kann unter Umständen auch eine große Stichprobe in einer Quer-
schnittsuntersuchung zu falschen Ergebnissen führen, wenn nämlich ein äußerer
Einfluß unerkannt und zufällig auf sie einwirkt. Auf diese Weise kommt ein
Ergebnis zustande, das zwar statistisch gesichert, aber trotzdem im Zusammenhang falsch ist. Das kann auch durch eine Vergrößerung der Stichprobe nicht
geändert werden, im Gegenteil, das Ergebnis wird nur noch signifikanter erscheinen, da die Versuchsplanung dem gestellten Problem inadäquat ist. Bei einem
solchen Vorgehen wird der statistische Grundsatz der „Wiederholung" (Linder)
auf das falsche Objekt, d. h. auf die Versuchspersonen, angewendet, statt im
gegebenen Fall auf die Altersabschnitte.

Durch die Konstanz der Versuchspersonen als Homogenitätsfaktor wird die
Streuung wesentlich verkleinert und die Ergebnisse werden manifester, da keine
interindividuellen Unterschiede in die Streuung eingehen. Außerdem können
Störfaktoren als solche durch den „individuellen Vergleich" (Martini) erkannt
und dementsprechend berücksichtigt werden. Für Längsschnittsuntersuchungen,
die sich naturgemäß über lange Zeiträume erstrecken und daher langwierig und
umständlich sind, genügt aber eine relativ kleine Zahl von Versuchspersonen, die
trotzdem eine statistisch signifikante Aussagekraft besitzt. Die Anerkennung der
neuen Methoden, die sich als allein richtig erwiesen haben, erfordert zwar ein
völliges Umdenken; ihre Anwendung ist aber Vorbedingung, wenn die Ergebnisse
wissenschaftlicher Forschungen richtig sein sollen.

Versuchsanordnung und Methodik der Stuhlfettbestimmung

Zur Feststellung, wie sich die Fettresorptionsfähigkeit während des ersten Lebenshalbjahres verhält, erfaßten wir Säuglinge eines Säuglingsheimes, die somit weitgehend gleiche Lebensbedingungen hatten, gleich nach ihrer Aufnahme, was ausnahmslos in ihrer zweiten Lebenswoche war, und führten vom 14. Lebenstag bis zum vollendeten 6. Lebensmonat bei jedem Kind pro Monat zwei Fettbilanzen über je 3 Tage durch. Alle Kinder wurden bis zum Abschluß des Versuches, also bis zum vollendeten 6. Lebensmonat gleich und zwar mit einer aus dem Trockenmilchpräparat Pelargon hergestellten Milchsäuremilch ernährt, die in ihrem Eiweißgehalt anfänglich einer $^2/_3$-Milch, später einer Vollmilch entsprach. Aus der Trinkmenge während der Versuchsperiode wurde das mit der Nahrung zugeführte Fett berechnet, das im Stuhl gefundene Fett wurde davon abgezogen und damit die absolute Menge, die in dieser Zeit resorbiert worden war, erhalten. Wird dieser Wert mit 100 multipliziert und durch das zugeführte Fett dividiert, erhält man die prozentuale Fettresorption.

Natürlich erhebt sich die Frage, ob man berechtigt ist, das ausgeschiedene Fett als den nicht resorbierten Teil des Nahrungsfettes anzusehen oder ob das Stuhlfett nicht aus der Körpersubstanz der Bakterien oder aus sezernierten Lipoiden stammt. Durch die Untersuchungen von BLOMSTRAND mit C_{13}-markierten Fettsäuren konnte jedoch gezeigt werden, daß der größte Teil des Stuhlfettes bei Säuglingen aus nichtresorbierten Fettsäuren besteht (1). Auf Grund dieser Untersuchungsergebnisse sind jetzt die derart durchgeführten Fettbilanzen allgemein anerkannt.

Insgesamt wurden 12 Kinder erfaßt, 1 Kind blieb für die Versuchsreihe infolge vorzeitiger Entlassung nur bis zum 3. Lebensmonat erhalten. Bei den übrigen, die volle 6 Monate beobachtet werden konnten, wurden 129 Fettbilanzen durchgeführt, die sich jeweils über drei Tage erstreckten. Wie oben schon erwähnt, ist diese Zahl voll ausreichend, um eine statistisch signifikante Aussagekraft zu haben.

Die Bestimmung des Stuhlfettes kann entweder gravimetrisch oder titrimetrisch erfolgen. Wollte man Fette verschiedener Zusammensetzungen miteinander vergleichen, müßte man eine gravimetrische Methode wählen, da man titrimetrisch nur die Anzahl der Fettsäuren, nicht aber ihr Gewicht bestimmt und daher auch keinen Gewichtsvergleich anstellen kann. Darauf wird später noch genau eingegangen werden. Bei der gegebenen Versuchsanordnung aber wurde stets dasselbe Milchpräparat und damit das gleiche Fett verwendet und es war daher möglich, die titrimetrische Methode nach WEYERS und VAN DE KAMER zu verwenden. Sie weist allerdings Fehlerquellen auf, da beim Vorgehen nach der Originalanweisung weder eine völlige Homogenisierung noch eine vollständige Extraktion des Fettes erreicht wird. Durch eine entsprechende Modifikation, nämlich durch eine Verlängerung und Standardisierung des Turbinierens, sowie durch dreimalige Extraktion mit Petroläther konnten verläßliche Werte erzielt werden. Die modifizierte Technik wurde bereits kurz mitgeteilt (20) und wird noch in extenso publiziert werden.

Ergebnisse

Bei der Auswertung der Fettbilanzen zeigte sich, daß mit steigender Trinkmenge das resorbierte ebenso wie das nichtresorbierte Fett ständig zunahm. Diese Zunahmen waren z. T. stetig und gleichmäßig, z. T. aber ungleichmäßig und schwankend. Es ergaben sich somit 2 Gruppen, von denen die eine einen kontinuierlichen Anstieg der absoluten Fettresorption aufwies, während die andere unregelmäßige Schwankungen zeigte. Die erste Gruppe hatte, da sich Aufnahme und Ausscheidung im selben Verhältnis entwickelten, eine praktisch konstante prozentuelle Fettresorption. Die Resorptionsschwankungen der zweiten Gruppe ließen an einen Zusammenhang mit Erkrankungen denken, worauf anschließend genau eingegangen wird. Da aber bezüglich der Altersabhängigkeit der Schwankungen keine sichere Tendenz erkennbar war, mußten, um diese Fragestellung beantworten zu können, alle Werte einer statistischen Überprüfung unterzogen werden. Dies geschah mittels der Varianzanalyse nach R. A. Fisher, bei der die Streuung aller Werte in die der einzelnen Kinder und in die der einzelnen Bilanzen zerlegt wird.

In Tab. 1 sind die Mittelwerte der prozentuellen Fettresorption eines jeden Kindes und die Mittelwerte der prozentuellen Fettresorption jeder Bilanz errechnet. Um für die Varianzanalyse vollständige Werte zu haben, wurde das 12. Kind nicht in sie aufgenommen und es wurden auch nur die ersten 10 Bilanzen eines jeden Kindes verwertet, d. h. also, daß die ersten 5 Lebensmonate an 11 Kindern überprüft wurden.

Tabelle 1. *Mittelwerte der prozentuellen Fettresorption der Kinder*

Name	E. M.	M. W.	J. N.	W. K.	D. P.	W. L.	M. H.	J. G.	K. L.	P. W.	P. H.
Mittelwert	83,5	89,4	82,1	84,5	85,1	88,8	86,2	86,8	86,7	89,1	83,7

Mittelwerte der prozentuellen Fettresorption der Bilanzen

Bilanz Nr.	1.	2.	3.	4.	5.	6.	7.	8.	9.	10.
Mittelwert	85,5	86,5	86,1	87,2	84,6	85,9	84,5	84,5	87,0	88,2

Tabelle 2. *Auszug aus der Varianzanalyse*

Streuung zwischen den einzelnen Kindern	$\pm s$ (in %) 7,7
Streuung zwischen den einzelnen Bilanzen	$\pm s$ (in %) 4,2
Wechselwirkung (Kinder $\times$ Bilanzen)	$\pm s$ (in %) 5,3 (Prüfvarianz)

Aus der Varianzanalyse läßt sich entnehmen, daß die einzelnen Kinder große Unterschiede in der Fettresorption aufwiesen. Diese übertreffen signifikant die Wechselwirkung und sind auch signifikant höher als die Unterschiede zwischen den Abnahmen (Tab. 2), was sich auch an den Mittelwerten in Tab. 1 ablesen läßt. Die Varianz zwischen den einzelnen Bilanzen ist kleiner als die Wechselwirkung; das bedeutet, daß die prozentuelle Fettresorption im untersuchten Altersabschnitt altersunabhängig ist. Eine Überprüfung der Werte des 6. Lebensmonates (Bilanz 11 und 12) zeigt, daß es auch im 6. Lebensmonat zu keinem Anstieg der prozentuellen Fettresorption gekommen ist und diese daher während des ganzen ersten Lebenshalbjahres konstant ist.

Die Feststellung, daß die prozentuelle, nicht aber die absolute Fettresorption altersunabhängig ist, bedeutet, daß mit zunehmendem Alter und entsprechend steigender Nahrungsfettmenge immer der gleiche Prozentsatz resorbiert und damit eine immer größere absolute Fettmenge aufgenommen wird. Es ist anzunehmen, daß die Konstanz der prozentuellen Fettresorption nur bei normaler Ernährung und nicht bei abnormen Belastungen gilt. Die relativ hohe Wechselwirkung, die sich aus den Unterschieden zwischen den Kindern und deren Schwankungen zwischen den Bilanzen zusammensetzt, könnte vermuten lassen, daß bei Ausschaltung eventueller Störfaktoren, wie es z. B. die Gabe von Vitamin D in hohen Dosen oder Infekte darstellen, die prozentuelle Fettresorption konstant sei. Sie hätte aber auf das Ergebnis, daß sie altersunabhängig ist, keinen Einfluß, sondern würde es sogar noch mehr bestätigen.

Der Frage nach der Beeinflussung der Fettresorption durch Störfaktoren wurde in mehrfacher Weise nachgegangen, vorerst wurde aber der maximale methodische Bestimmungsfehler errechnet, der sich ergibt, wenn man die beiden

Werte der Doppelbestimmung des Stuhlfettes getrennt in Rechnung setzt. Es ergab sich eine Maximaldifferenz von 2,6%. Dieser Wert, obgleich ein Maximalwert, bleibt unter dem Wert der Wechselwirkung in der Varianzanalyse (Tab. 2), so daß einerseits Schwankungen bis zu 3% im Bereich des Bestimmungsfehlers liegen, andererseits aber der Bestimmungsfehler keinen wesentlichen Einfluß auf die Ergebnisse haben kann.

Alle Kinder, die für die Bilanzuntersuchungen herangezogen worden waren, waren frei von schwereren Krankheiten, sie machten aber wiederholt interkurrent leichtere Infekte durch, so daß von den 133 Bilanzen 18 während oder unmittelbar nach Erkrankungen durchgeführt werden mußten. Die Veränderung, die die prozentuelle Fettresorption im Vergleich zur vorhergehenden Bilanz erfuhr, sind in Tab. 3 dargestellt. (Da die ersten 12 Werte die Ausgangswerte darstellten, konnten von den 133 Bilanzen 121 Vergleiche gezogen werden.)

Tabelle 3. *Änderung der prozentuellen Fettresorption durch Infekte*

	Abnahme	unverändert	Zunahme	Summe
Infekte	12	3	3	18
zu erwarten (Gleichverteilung)	6	6	6	18
Bilanzen ohne Infekteinfluß	26	48	29	103
zu erwarten (Gleichverteilung)	34,3	34,3	34,3	103

Gegen die Gleichverteilungshypothese geprüft, ergibt sich, daß unter Infekten die prozentuelle Fettresorption signifikant häufiger absinkt als gleichbleibt oder ansteigt ($p < 2,5\%$). Bei den Bilanzen ohne Infekteinfluß waren mehr Werte unverändert als zu erwarten gewesen wäre ($p < 2,5\%$). Vergleicht man die Änderungen unter Infekteinfluß gegen die ohne einen solchen, erhält man einen statistisch hochgesicherten Einfluß ($p < 0,5\%$), daß nämlich unter Infekteinfluß die prozentuelle Fettresorption häufiger absinkt als es spontan der Fall ist. Man sieht aber, daß Infekte auch ohne Einfluß auf die Fettresorption bleiben können oder daß diese sogar trotz eines bestehenden Infektes zunehmen kann.

Was bisher rein qualitativ dargestellt wurde (Zu- und Abnahme, bzw. keine Änderung), wurde auch quantitativ untersucht und es wurde das gleiche, wieder sehr hochgesicherte Ergebnis gefunden ($p < 0,5\%$) (Tab. 4).

Tabelle 4. *Ausmaß der Änderung der prozentuellen Fettresorption durch Infekte*

Intervall (in %) .	—24 bis —12	—12 bis —6	—6 bis —3	—3 bis +3	+3 bis +6	+6 bis +18	Summe
Infekte	3	4	5	3	2	1	18
ohne Infekte . . .	3	13	10	48	14	15	103
Summe	6	17	15	51	16	16	121

Es war nicht zu erwarten, daß aus der vorliegenden Versuchsreihe ein Einfluß der Vitamin D-Medikation nachgewiesen werden konnte, da sie, um die Beantwortung der eigentlichen Fragestellung nicht zu gefährden, bewußt jeweils nach einer Fettbilanz durchgeführt wurde. Lediglich dreimal mußte aus äußeren Gründen der sog. Vitamin D-Stoß relativ knapp vor einer Bilanz gegeben werden. Zweimal hatte er keinen Einfluß, einmal jedoch sank die prozentuelle Fettresorption deutlich ab. Es ist also denkbar, daß ein Vitamin D-Stoß die Fettresorption senkt, es kommt aber auch hier wieder zu keiner gesetzmäßigen Verminderung.

Die Kinder erhielten eine Nahrungsmenge, die einem Ernährungsquotienten (EQ) von 90—110 entsprach. Innerhalb dieses Bereiches konnte keine Korrelation zwischen EQ und prozentueller Fettresorption nachgewiesen werden und auch die Verabreichung von Antibiotica oder Chemotherapeutica während einzelner Infekte blieb ohne erkennbaren Einfluß, allerdings waren in diesem letzten Fall die Zahlen für eine statistische Auswertung zu gering.

Während der Beobachtungszeit wurde ständig das Körpergewicht der Kinder kontrolliert und dabei ausnahmslos eine gute Gewichtszunahme festgestellt, die im Durchschnitt 20,8 g pro Tag betrug und dabei eine Streuung von $s = \pm 2,7$ g hatte. Die $1^0/_{00}$-Vertrauensgrenzen betragen 17,3 und 24,3 g pro Tag, d. h. daß unter 1000 Stichproben mit 12 Kindern nur in einem Fall zu erwarten ist, daß der Mittelwert aus den 12 Gewichtskurven nicht in diesem Bereich liegt. Das Ausmaß der Fettresorption hatte keinen nachweisbaren Einfluß auf die Gewichtszunahme. Die Gewichtskurven verliefen in allen Fällen völlig gleichmäßig; irgendwelche Störungen, wie sie in jüngerer Zeit bei Sauermilchernährung beschrieben worden sind (8, 11), konnten nicht beobachtet werden. Zwischen Geburtsgewicht und späterer Gewichtszunahme wurde keine Korrelation gefunden.

Diskussion der Ergebnisse

Wie die Fettbilanzen zeigten, ist die prozentuelle Fettresorption bei gesunden, normalgewichtigen Säuglingen altersunabhängig, d. h., es wird von der zugeführten Nahrung immer der gleiche Prozentsatz resorbiert. Der mittlere Resorptionswert war 86%, das ist ein Wert, der sowohl mit eigenen früheren Ergebnissen (20) als auch mit den Angaben vieler anderer Autoren übereinstimmt (4, 18, 19, 32, 37, 38). Mit zunehmendem Alter erhalten die Kinder stets größere Milch- und damit auch Fettmengen. Da der daraus resorbierte Prozentsatz konstant ist, nimmt die absolute Fettresorption ständig zu.

Verständlicherweise gilt dies nur für gesunde und altersentsprechend ernährte Säuglinge und nicht bei Fettresorptionsstörungen oder extremen Fehlernährungen. Auch kann daraus nicht entnommen werden, daß die Belastbarkeit nicht noch zunähme, sondern nur, daß bei der üblichen Ernährung Säuglinge bereits in der zweiten Lebenswoche ebenso viel resorbieren wie in den weiteren Lebensmonaten bis zur Vollendung des ersten Lebenshalbjahres. Daraus leitet sich aber auch ab, daß im Darm des jungen Säuglings keine größeren Fettmengen zurückbleiben, die durch ihre Zersetzung Verdauungsstörungen verursachen könnten.

Die Durchschnittswerte der prozentuellen Fettresorption, die Droese und Stolley bei Querschnittsuntersuchungen fanden (9), zeigten im ersten Lebensmonat ein allmähliches Absinken und erst ab der 6. Lebenswoche wieder ein langsames Ansteigen. Dieses Verhalten konnten wir bei unseren Längsschnittsuntersuchungen nicht beobachten. Vor allem wegen der eingangs aufgezeigten Fehlerquellen von Querschnittsuntersuchungen, aber auch wegen der ungeheuer großen Streuung ihrer Werte, muß man annehmen, daß die Ergebnisse dieser Untersuchungsreihe durch unerkannte Faktoren beeinflußt wurden. Da wir experimentell nachweisen konnten, daß die Stuhlfettbestimmungsmethode nach van de Kamer in ihrer ursprünglichen Form wechselnde Ergebnisse liefert, könnte die hohe Streuung unter anderem durch diese Unzuverlässigkeit der Methode erklärt werden.

In später durchgeführten Längsschnittsuntersuchungen fanden die gleichen Autoren (10), daß die prozentuelle Fettresorption bei Ernährung mit $^4/_5$-Milch altersunabhängig ist, daß sie aber bei Ernährung mit aufgezuckerter Halbmilch im ersten Lebensmonat von 70 auf 80% ansteigt. Es ist denkbar, daß die in der Halbmilchmischung reichlich enthaltenen Kohlenhydrate die Fettresorption verminderten (31) und daß daher nicht die Reifung der Kinder, sondern die Umstellung auf Zwei-Drittel-Milch, die weniger Kohlenhydrate enthält, die Verbesserung der prozentuellen Fettresorption brachte. Die Kinder unserer Versuchsreihe dagegen wurden stets mit dem gleichen Milchpräparat ernährt. Zu Beginn des 4. Lebensmonats wurde zwar die Milchkonzentration erhöht, das Verhältnis der einzelnen Nährstoffe zueinander aber blieb unverändert und die Umstellung auf die konzentriertere Milch hatte auf unsere Versuchsreihe auch keinen Einfluß.

Schließlich untersuchten DROESE und STOLLEY Kinder, die eine Milch mit Zusatz von Baumwollsaatöl erhalten hatten. Da die Werte dieser Untersuchungsreihe ebenfalls mit einer titrimetrischen Stuhlfettbestimmungsmethode (22) gewonnen wurden, sind sie kaum mit denen der beiden anderen Reihen vergleichbar. Bei titrimetrischen Methoden wird ja das Fettgewicht nicht direkt bestimmt, sondern aus der Anzahl der Fettsäuren errechnet. Dies setzt die Kenntnis des durchschnittlichen Molekulargewichtes der Fettsäuren voraus. Entsprechend der durchschnittlichen Kettenlänge der Fettsäuren eines Fettes wird zur Umrechnung ein größerer oder kleinerer Faktor verwendet, der bei Fetten mit vorwiegend kurzgliedrigen Fettsäuren klein und bei solchen mit langgliedrigen groß ist, da eine gleiche Anzahl von kurzgliedrigen Fettsäuren ein kleineres Gewicht hat als eine ebenso große Anzahl langgliedriger. Bei Milchen mit künstlichen Fettzusätzen müßte daher für diese Fettmischung ein neuer Umrechnungsfaktor errechnet oder experimentell erprobt werden. Es ist aber unbewiesen, ob bei Ernährung mit solchen Fettmischungen das Stuhlfett den gleichen prozentuellen Fettsäurengehalt aufweist wie das Nahrungsfett oder ob nicht die eine oder andere Komponente besser resorbiert würde. Verschiedene Untersuchungen (z. B. 34) sprechen sogar dafür, daß dies der Fall ist. Aus diesen Gründen sind titrimetrische Methoden für derartige Vergleichsuntersuchungen ungeeignet; ihr Wert ist immer fraglich, wenn nicht mit einer konstanten Zusammensetzung des Stuhlfettes gerechnet werden kann.

Die Streuung der prozentuellen Fettresorptionswerte von allen Bilanzen war $s = \pm 5{,}5\%$. Sie ist in erster Linie durch die interindividuellen Unterschiede der Kinder und erst in zweiter Linie durch Resorptionsschwankungen bei ein und demselben Kind, also durch intraindividuelle Unterschiede, verursacht. Eine Tendenz des Anstiegs oder Abfalls der prozentuellen Fettresorption während des untersuchten Lebensabschnittes war nicht zu erkennen.

Die prozentuelle Fettresorption ist also altersunabhängig, sie zeigt aber bei einem Teil der Kinder deutliche Schwankungen und besonders auch große individuelle Unterschiede. Es wurde daher genau geprüft, ob irgendwelche Faktoren einen gesetzmäßigen Einfluß auf sie ausüben. Es konnte gezeigt werden, daß zwischen dem Ernährungsquotient (in einem Streubereich von 90—110) und der prozentuellen Fettresorption kein Zusammenhang war. Ein Einfluß von hohen Vitamin D-Dosen wäre möglich, kann aber aus unseren Ergebnissen infolge der auf andere Fragen gerichteten Versuchsanordnung nicht bewiesen werden. Erkrankungen der Kinder, auch die sog. „banalen" Infekte, hatten dagegen einen deutlichen Einfluß, der sowohl in seiner Häufigkeit als auch in seinem Ausmaß mit statistischer Signifikanz nachweisbar, aber nicht immer vorhanden war. Diese unsere Beobachtung, daß Infekte die prozentuelle Fettresorption senken, steht mit den bisherigen Veröffentlichungen (7, 33) und auch mit unseren eigenen früheren Untersuchungen (20) durchaus in Einklang. Unserer Meinung nach wurde aber bisher zu wenig klargestellt, daß der negative Einfluß der Infekte auf die prozentuelle Fettresorption keineswegs immer vorhanden ist. In unserem Material fehlte er bei einem Drittel der Fälle.

Neben anderen Faktoren, wie z. B. der jeweiligen Reaktionslage eines Kindes, dürfte dabei auch die Konstitution eine maßgebliche Rolle spielen. So scheint ein

Kind auf, das während der Beobachtungszeit drei Infekte durchmachte und dessen Fettresorption trotzdem niemals absank, während andere Kinder bei jedem Infekt eine geringere Resorption hatten. Obwohl Infekte nicht immer die Fettresorption senken, sollte man dennoch die Konsequenz für die Praxis ziehen, Kinder und insbesondere Säuglinge wegen der zu erwartenden Verminderung der Verdauungskapazität während einer Erkrankung, auch wenn diese nur leichter Natur ist, knapper oder zumindest fettärmer zu ernähren. Auf diese Weise kann eine Überbelastung und damit unter Umständen eine Toleranzüberschreitung vermieden werden.

Die Verabreichung von Antibiotica hatte keinen nachweisbaren Einfluß auf die prozentuelle Fettresorption. Diese wieder hatte keine Wirkung auf die Gewichtszunahme, was bei ihrer relativ geringen Streuung verständlich ist.

Zusammenfassung

Um die Entwicklung der Fettresorptionsfähigkeit zu untersuchen, wurden an 12 Kindern Längsschnittsuntersuchungen durchgeführt, indem zweimal pro Monat eine dreitägige Fettbilanz angestellt wurde. Bei 11 der 12 Kinder konnte die Untersuchungsreihe bis zum Ende des ersten Lebenshalbjahres, bei einem Kind bis zum vollendeten 2. Lebensmonat geführt werden. Es zeigte sich, daß die prozentuelle Fettresorption, die im Durchschnitt 86% betrug, altersunabhängig ist und dementsprechend die absolute Fettresorption mit zunehmendem Alter, bzw. steigender Trinkmenge stets größer wird. Zwischen den einzelnen Kindern bestanden beträchtliche Resorptionsunterschiede, es war aber auch die Fettresorption bei den einzelnen Kindern nicht immer gleichmäßig. Die Gesamtstreuung betrug $\pm 5,5\%$. Verschiedene Faktoren wurden auf ihren kausalen Zusammenhang mit den Resorptionsunterschieden geprüft. Dabei ließ sich zeigen, daß Erkrankungen der Kinder in zwei Drittel der Fälle einen nachweisbar negativen Einfluß auf die Fettresorption hatten. Der Umstand, daß dies nicht immer der Fall war, dürfte aus einer konstitutionell verschiedenen Belastbarkeit zu erklären sein. Verschiedene andere geprüfte Faktoren hatten keinen nachweisbaren Einfluß auf die Fettresorption.

Literatur

(1) Blomstrand, R., u. B. Lindquist: Helv. paediat. Acta 6, 627, 640 (1955).

(2) Davidson, M., u. Ch. Bauer: Pediatrics 25, 375 (1960). — (3) Documenta Geigy: Wissenschaftliche Tabellen, 6. Aufl. Basel: J. R. Geigy AG. 1960. — (4) Droese, W.: Ann. paediat. (Basel) 178, 121, 238 (1952). — (5) Droese, W.: Kinderärztl. Prax. 29, 391 (1961). — (6) Droese, W., u. H. Stolley: Helv. paediat. Acta 10, 97 (1955). — (7) Droese, W., u. H. Stolley: Z. Kinderheilk. 77, 532 (1956). — (8) Droese, W., u. H. Stolley: Mschr. Kinderheilk. 106, 104, 172 (1958). — (9) Droese, W., u. H. Stolley: Sekretion und Resorption. In: Die physiologische Entwicklung des Kindes, von F. Linneweh. Berlin-Göttingen-Heidelberg: Springer-Verlag 1959. — (10) Droese, W., u. H. Stolley: Dtsch. med. Wschr. 86, 855 (1961). — (11) Droese, W., u. H. Stolley: Dtsch. med. J. 13, 107 (1962). — (12) Droese, W., u. H. Stolley: Arch. Kinderheilk. 169, 1 (1963). — (13) Droese, W., u. H. Stolley: Fortschr. Med. 81, 653 (1963).

(14) Franzke, Cl.: Die Nahrung 3, 1025 (1959). — (15) Frazer, A. C.: J. Physiol. 102, 306, 329 (1943), ref. nach A. C. Frazer (16). — (16) Frazer, A. C.: Medizinische 1953, 1317 (1953). — (17) Frontali, G.: Mod. Probl. Pädiat. 2, 93 (1957).

(18) Gordon, H. H., u. H. McNamara: Amer. J. Dis. Child. 62, 328 (1941).

(19) Holt Jr., E.: Mod. Probl. Pädiat. 2, 85 (1957). — (20) Huber, E. G., u. F. Scheibl: Mschr. Kinderheilk. 109, 216 (1961).

(21) Joppich, G., H. Löhr u. H. Wolf: Z. Kinderheilk. 82, 7 (1959).

(22) van de Kamer, J. H., H. ten Bokkel Huinink, and H. A. Weyers: J. biol. Chem. 177, 347 (1949). — (23) Krainick, H. G., F. Debatin, E. Gautier, R. Tobler u. J. A. Velasco: Helv. paediat. Acta 13, 432 (1958). — (24) Krakower, A.: Amer. J. Physiol. 107, 49 (1934).

(25) LEHNARTZ, E.: Einführung in die chemische Physiologie, 11. Aufl. Berlin-Göttingen-Heidelberg: Springer-Verlag 1959. — (26) LINDER, A.: Statistische Methoden, 3. Aufl. Basel und Stuttgart: Birkhäuser-Verlag 1960. — (27) LINDER, A.: Planen und Auswerten von Versuchen. Basel und Stuttgart: Birkhäuser-Verlag 1953. — (28) LÖHR, H., u. H. WOLF: Z. Kinderheilk. 88, 138 (1963). — (29) LUTHER, G., u. K. SCHREIER: Klin. Wschr. 41, 189 (1963).

(30) MARTINI, P.: Methodenlehre der therapeutisch-klinischen Forschung, 3. Aufl. Berlin-Göttingen-Heidelberg: Springer-Verlag 1953. — (31) MICHAJLIK, A., u. J. H. BRAGDON: Med. u. Ernähr. 1, 112 (1960).

(32) NICOLAI, P.: Clin. pediat. (Bologna) 40, 479 (1958).

(33) SAEKI, T.: Paediat. jap. 2, 8, 13 (1959). — (34) SCHREIER, K.: Z. Kinderheilk. 81, 442 (1958). — (35) SCHREIER, K.: Med. u. Ernähr. 1, 122 (1960). — (36) SINIOS, A., G. NASS u. W. SCHLÜTER: Mschr. Kinderheilk. 107, 309 (1959).

(37) TIDWELL, H. C., L. E. HOLT JR., H. L. FAROW u. S. NEALE: J. Pediat. 6, 481 (1935).

(38) UFFELMANN, J.: Arch. Kinderheilk. 2, 1 (1881).

(39) VERZÁR, F.: Absorption from the intestine. London: 1936. Zit. nach E. LEHNARTZ (25).

(40) WOLF, H., u. H. LÖHR: Med. u. Ernähr. 2, 57 (1961). — (41) WEBER, E.: Grundriß der biologischen Statistik, 3. Aufl. Jena: Gustav-Fischer-Verlag 1957. — (42) WOLLAEGER, E. E., W. O. LUNDBERG, J. E. CHIPAULT u. H. L. MASON: Gastroenterology 24, 422 (1953).

Der Mechanismus der kälteinduzierten Energie-Stoffwechselsteigerung bei neugeborenen Säugern und beim menschlichen Neugeborenen

Von

K. Brück

Mit 10 Abbildungen

Das menschliche Neugeborene vermag, wie auch Neugeborene anderer homoiothermer Species, in empfindlicher Weise mit Steigerungen des Energieumsatzes zu reagieren, wenn es einer Kältebelastung ausgesetzt wird. Ein quantitativer Vergleich zeigt, daß bei Neugeborenen sogar eine stärkere Reagibilität als beim Erwachsenen besteht: Umgebungstemperaturen von 23—28°, die beim unbekleideten Erwachsenen nur geringfügige Steigerungen des Energieumsatzes hervorrufen, lösen beim Neugeborenen bereits einen Anstieg des Energieumsatzes um 100—200% aus (Brück et al. 1958). Diese hohen Steigerungen sind, wie an anderer Stelle im einzelnen erörtert wurde (Brück 1961a), Voraussetzung dafür, daß das Neugeborene seine Körpertemperatur innerhalb eines gewissen Regelbereiches auf derselben Höhe wie der Erwachsene halten kann. Die erhöhte Thermosensibilität des Neugeborenen kann als Abstimmung der funktionellen Vorgänge auf die für die Temperaturregelung ungünstigen morphologischen Gegebenheiten (größerer Oberflächen-Volumquotient, geringere Dicke der Körperschale) aufgefaßt werden (Brück 1961a, 1964).

Neben dieser quantitativen Besonderheit bestehen jedoch auch Abweichungen qualitativer Art: Die hohen thermoregulatorischen Stoffwechselsteigerungen des Neugeborenen sind, anders als beim Erwachsenen, nicht von Muskelzittern begleitet (Mordhorst, Brück 1961a). Man muß danach annehmen, daß beim Neugeborenen ein anderer Mechanismus zur thermoregulatorischen Wärmeproduktion eingesetzt wird.

Auf Grund neuerer Untersuchungen, die hier dargestellt werden sollen, hat sich ergeben, daß beim Neugeborenen ähnlich wie bei kälteakklimatisierten ausgewachsenen Ratten (Hart et al.) und dem kälteakklimatisierten ausgewachsenen Menschen (Davis) die sog. chemische Thermogenese im Vordergrund steht. Als Grundlage für die folgenden Ausführungen sei zunächst ein kurzer allgemeiner Überblick über die Modi der Thermogenese gegeben.

Wärme zur Konstanthaltung der Körpertemperatur kann auf folgende Weise gebildet werden:

1. Aktive Betätigung des Bewegungsapparates.

2. Unwillkürliche tonische oder rhythmische Anspannung der Skeletmuskulatur, die auf dem Wege über motorische Nerven und Muskelendplatten ausgelöst wird. Tonische Erregung der Muskelfasern ist nur durch Ableitung von Aktionspotentialen (Elektromyographie) erkennbar; rhythmische Erregung gibt sich bei genügender Stärke durch das typische Kältezittern zu erkennen.

3. Chemische Thermogenese (im anglo-amerikanischen Schrifttum: non shivering heat production).

Die chemische Thermogenese läßt sich am curarisierten Tier nachweisen, bei dem durch Blockade der Erregungsübertragung an der motorischen Endplatte willkürliche und unwillkürliche Kontraktionen der Muskulatur ausgeschaltet sind. Es zeigt sich, daß solche Tiere, sofern sie künstlich beatmet werden, noch in der Lage sind, auf Kälteeinwirkung mit einer Steigerung der Wärmebildung zu reagieren.

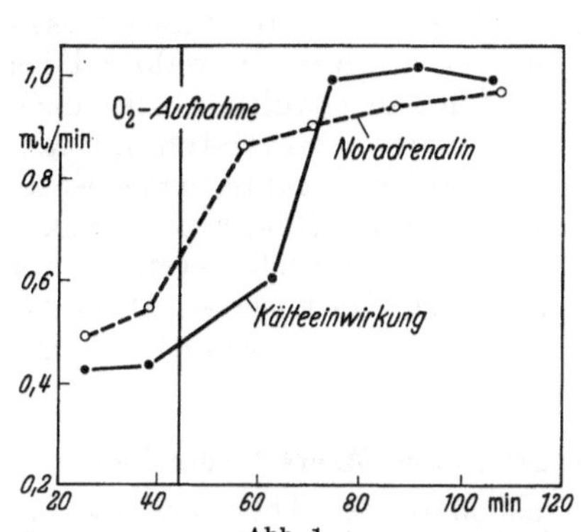

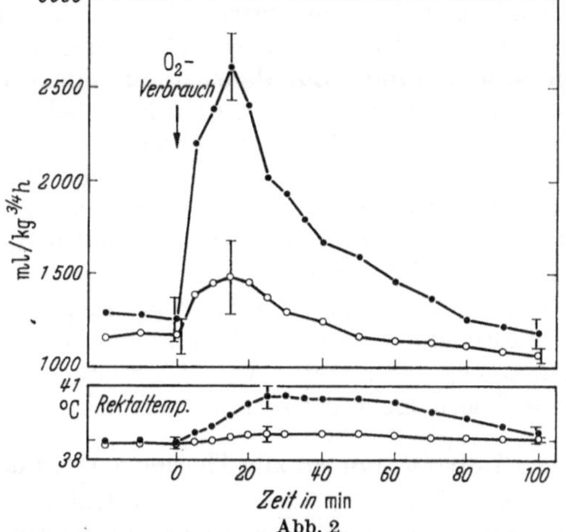

Abb. 1   Abb. 2

Abb. 1. O₂-Verbrauch der Hinterextremität einer *kälteakklimatisierten*, curarisierten Ratte. Der O₂-Verbrauch wird sowohl durch akute Kältebelastung als auch durch Noradrenalin-Applikation gesteigert. (Aus: DAVIS, 1963, nach Daten von JANSKY u. HART)

Abb. 2. Effekt von Noradrenalin auf den O₂-Verbrauch von kälteadaptierten (●) und wärmeadaptierten (0) Ratten. i.m. Injektion bei Pfeil. Es sind Mittelwerte von je 4 Tieren dargestellt. (Aus: HSIEH u. CARLSON)

Bei langfristig in warmer Umgebung gehaltenen Organismen ist die bei akuter Kältebelastung einsetzende chemische Thermogenese im Vergleich zur totalen Thermogenese allerdings nur gering, beim kälteadaptierten Organismus aber kommt der chemischen Thermogenese ein erheblich großer Anteil an der gesamten Thermogenese zu (DAVIS, HART et al., HSIEH et al.). Die chemische Thermogenese kann im Vergleich mit dem Kältezittern als eine ökonomischere Form der Wärmebildung angesehen werden, da beim Kältezittern durch Steigerung der Wärmekonvektion an der Körperoberfläche der Wärmeverlust an die Umgebung zwangsläufig erhöht wird (DuBois, BEHMANN).

Es wurde früher vielfach angenommen, daß der Ort der chemischen Thermogenese die Leber sei, es gilt heute jedoch als gesichert, daß auch die Skeletmuskulatur an der chemischen Thermogenese beteiligt ist. Bereits 1923 wurde von FREUND u. JANSEN an der hinteren Extremität von Katzen bei Kälteeinwirkung auf das Gesamttier eine Steigerung der Wärmebildung nachgewiesen, die durch Durchtrennung des motorischen Nerven nicht vollständig blockiert werden konnte. Erst die Durchtrennung der in der Adventitia der A. femoralis verlaufenden symphatischen Nervenfasern führte zu einer völligen Aufhebung der regulativen Steigerung der Wärmebildung. Die Muskulatur kann demnach über das sympathische Nervensystem zur Stoffwechselsteigerung angeregt werden, ohne daß es dabei, wie bei der Erregung über das motorische Nervensystem, zur Muskelkontraktion kommt. Die Beteiligung der Muskulatur an der chemischen Thermogenese wurde in neueren Untersuchungen bestätigt (JANSKY u. HART). Eine weitere Bestätigung für die Auslösung der chemischen Thermogenese durch das sympathische Nervensystem ergab sich durch Versuche, in denen gezeigt wurde, daß die chemische

Thermogenese durch Adrenolytica und Ganglienblocker unterbunden werden kann (Hsieh et al.), und daß der Effekt der Ganglienblockade durch Applikation von *Noradrenalin* aufzuheben ist, während Adrenalin weniger effektiv ist.

Auf Grund dieser und weiterer Untersuchungsergebnisse, die anschließend genannt werden, hat sich die Vorstellung ergeben, daß die Thermogenese durch Noradrenalin (das an den sympathischen Nervenendigungen als Überträgersubstanz freigesetzt wird, s. v. Euler) vermittelt wird, und daß die Zunahme der chemischen Thermogenese bei der Kälteadaptation auf einer gesteigerten Beeinflußbarkeit der Stoffwechselvorgänge durch Noradrenalin beruht. Die wesentlichsten Befunde, auf denen diese Vorstellung beruht, sind: Die bei der kälteakklimatisierten Ratte durch Kältebelastung akut auszulösende Stoffwechselsteigerung kann durch Noradrenalin-Applikation imitiert werden, während bei Adrenalin-Injektion gleichzeitig eine Blutzuckersteigerung auftritt, die nach Kältebelastung nicht, oder in nur geringem Maße gefunden wird (Hsieh u. Carlson). Auch an der isolierten Muskulatur der kälteadaptierten *curarisierten* Ratte kann der Kälteeffekt durch Noradrenalin imitiert werden (Hart u. Jansky, Jansky u. Hart, Abb. 1). Die Ansprechbarkeit des Stoffwechselsystems auf Noradrenalin nimmt im Verlaufe der Kälteadaptation zu (Hsieh et al., Heroux, Dépocas), wie aus der Abb. 2 hervorgeht. Weitere Befunde s. Abschnitt „Chemische Thermogenese und Fettstoffwechsel".

Untersuchungen zur Thermogenese am neugeborenen Meerschweinchen

Daß aktive Bewegungen und Kältezittern als Modi der Thermogenese bei Neugeborenen zumindest nicht im Vordergrund stehen, läßt sich bereits durch einfache Beobachtung erkennen. In unseren früheren Untersuchungen an menschlichen Neugeborenen trat bei Kältebelastung wohl intermittierend Bewegungsunruhe auf, der O_2-Verbrauch blieb jedoch auch in Phasen völliger Bewegungsruhe erhöht (Brück 1961a). Umgekehrt waren starke Bewegungsunruhen nur von vergleichsweise geringen Stoffwechselsteigerungen begleitet, wenn die Neugeborenen bei Neutraltemperatur ($32\text{—}33°$ C für das unbekleidete Neugeborene) gehalten wurden, wonach man die hohen Steigerungen des Energieumsatzes bei Kältebelastung höchstens zu einem Teil auf aktive Bewegungen zurückführen konnte. Durch Beobachtungen nicht zu entscheiden ist jedoch, ob etwa eine *Tonuserhöhung* der Muskulatur als Quelle der Thermogenese in Betracht kommt. Elektromyographische Untersuchungen an Meerschweinchen (Brück 1963a), die im folgenden dargelegt werden sollen, haben zu einer Klärung dieser Frage geführt. Meerschweinchen wurden als Versuchstiere gewählt, da bei ihnen die Temperaturregelung, ähnlich wie beim reifen menschlichen Neugeborenen, zum Zeitpunkt der Geburt bereits gut entwickelt ist.

Zur Methodik. O_2-Verbrauch und CO_2-Bildung wurden nach dem Prinzip des offenen Systems bestimmt und neben der Rektaltemperatur fortlaufend registriert. Gleichzeitig wurden die Muskelpotentialschwankungen mit Nadelelektroden von der Oberschenkelmuskulatur abgeleitet und mit einem Elektromyographen nach Tönnies dargestellt. Neben den Aktionspotentialen wurde durch einen zweiten Strahl der Kathodenstrahlröhre das Amplitudenfrequenzprodukt aufgezeichnet. Durch Planimetrie der Amplitudenfrequenzkurve wurde die mittlere elektrische Aktivität über Zeitabschnitte von jeweils 1 min bestimmt. Die Untersuchungen wurden an nicht narkotisierten Tieren, die während des Versuches in einer kleinen klimatisierten Respirationskammer gehalten wurden, vorgenommen. Die Meßanordnung entsprach im übrigen derjenigen, die bereits früher zu thermoregulatorischen Untersuchungen beim menschlichen Neugeborenen verwendet wurde (Brück u. Hensel, Brück 1961a).

Beziehung von O_2-Verbrauch und elektrischer Muskelaktivität bei neugeborenen Meerschweinchen. In der Abb. 3 sind die Elektromyogramme eines Tieres dargestellt, das am 2. und 12. Lebenstag bei verschiedenen Umgebungstemperaturen, 8, 16 und 32° C, untersucht wurde. Am 2. Lebenstag war die elektrische Aktivität auch bei stärkster Kältebelastung (8° C) praktisch Null, während am 12. Lebenstag unter gleicher Kältebelastung in rhythmischer Folge Salven von Aktionspotentialen auftraten, die bei Erwärmung verschwanden. Die Aktionspotentialsalven waren von sichtbarem Muskelzittern begleitet.

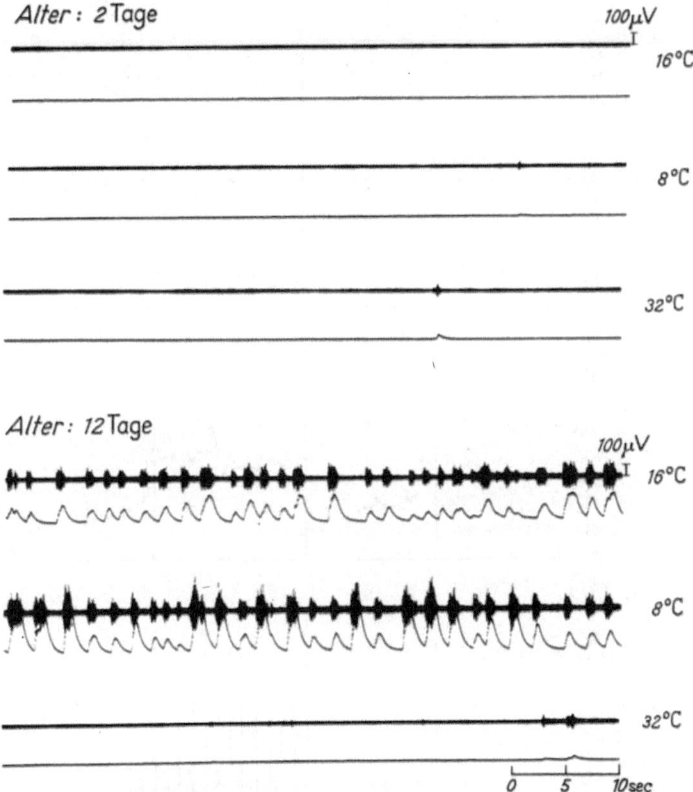

Abb. 3. Elektromyogramme eines Meerschweinchens, das am 2. und 12. Lebenstag bei verschiedenen Umgebungstemperaturen (Temperaturangabe auf der rechten Seite) untersucht wurde. Die untere Kurve jedes Registrierstreifens stellt das Amplituden-Frequenzprodukt dar

In der Abb. 4 ist der gesamte Versuchsverlauf bei dem Tier, dessen Elektromyogramm in Abb. 4 wiedergegeben ist, dargestellt. Aus dieser Darstellung ist zu entnehmen, daß am 2. Lebenstag während der ganzen Zeit der Kältebelastung die mittlere elektrische Aktivität im Durchschnitt nicht höher als bei Neutraltemperatur war, während der O_2-Verbrauch ununterbrochen erhöht blieb. Am 12. Tag dagegen war die mittlere elektrische Aktivität bei Kältebelastung erhöht.

Die Abb. 5 zeigt einen gleichartigen Versuch an einem anderen Tier. Hier ist zu erkennen, daß die durch Kältebelastung hervorgerufene Muskelaktivität im Verlaufe der Entwicklung kontinuierlich zunimmt.

Die Resultate, die von insgesamt 5 innerhalb der ersten Lebenswochen wiederholt untersuchten Meerschweinchen gewonnen wurden, sind in der Abb. 6 zusammengestellt, wobei der O_2-Verbrauch gegen die elektrische Aktivität aufgetragen worden ist. Man erkennt, daß bei jungen Tieren (0—2 Tage alt) die Erhöhung

7*

des O_2-Verbrauches bei Kältebelastung im Durchschnitt nicht von einer entsprechenden Erhöhung der elektrischen Aktivität begleitet ist, während bei den älteren Tieren eine positive Korrelation zwischen O_2-Verbrauch und elektrischer Aktivität besteht.

Die dargelegten Ergebnisse zeigen, daß in den ersten Lebenstagen eine erhöhte Muskelaktivität, sei es in Form einer Tonussteigerung, rhythmischer Kontrak-

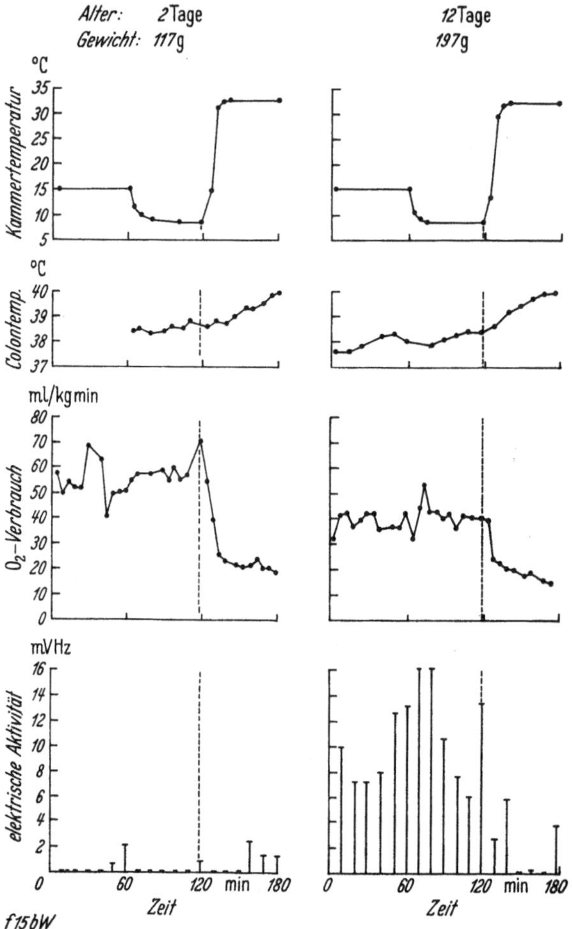

Abb. 4. Verhalten von O_2-Verbrauch und elektrischer Muskelaktivität bei einem Meerschweinchen, das am 2. und 12. Lebenstag untersucht wurde (dasselbe Tier wie in Abb. 3). Am 2. Lebenstag bleibt die elektrische Aktivität auch bei Kältebelastung nahezu Null, während der O_2-Verbrauch konstant erhöht ist. Am 12. Lebenstag ist die elektrische Aktivität bei Kältebelastung dagegen stark erhöht

tionen oder Muskelbewegungen als Quelle der Wärmebildung ausscheidet, die thermoregulatorische Steigerung der Wärmebildung muß also gänzlich auf chemische Thermogenese (non-shivering thermogenesis) zurückgeführt werden.

Aus den Abb. 4—6 geht weiterhin hervor, daß die Höhe des unter Kältebelastung gemessenen O_2-Verbrauches (bezogen auf die Körpergewichtseinheit) mit der im Verlaufe der Entwicklung in Erscheinung tretenden Muskelaktivität nicht zunimmt, sondern sogar abnimmt. Die Entwicklung des Muskelzitterns steigert demnach nicht die thermoregulatorische Leistungsfähigkeit, wie man zunächst erwarten könnte. Die Thermogenese durch Kältezittern addiert sich offensichtlich nicht zur chemischen Thermogenese, sondern *ersetzt* diese im Verlaufe der Entwicklung, während erstere abgebaut wird.

Eine quantitative Betrachtung der Ergebnisse zeigt, daß der Zittermechanismus weniger effektiv ist als die chemische Thermogenese. Selbst durch kräftiges

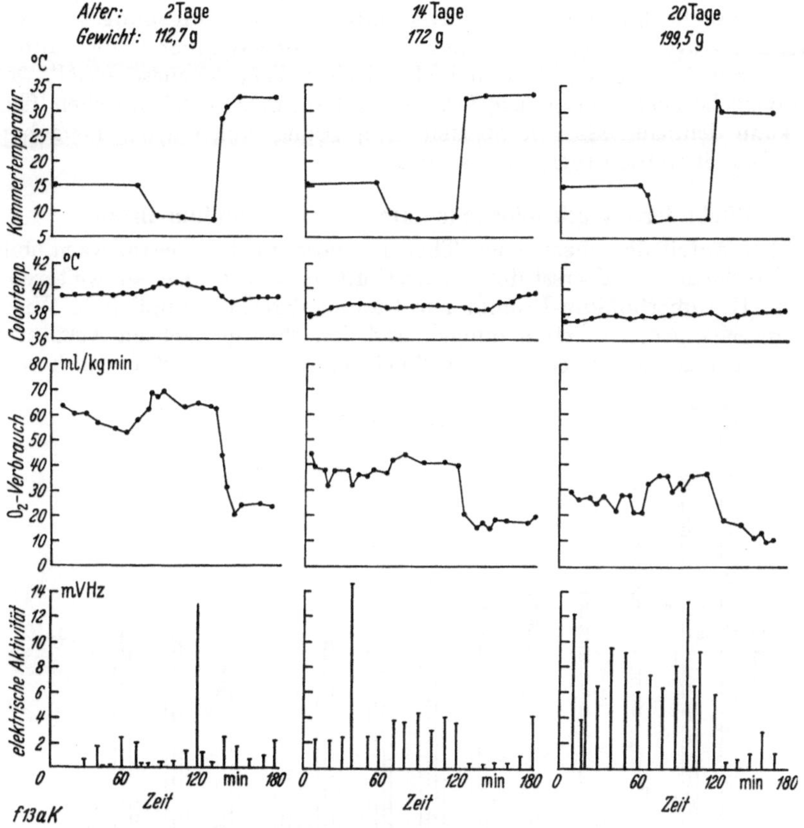

Abb. 5. Verhalten von O_2-Verbrauch und elektrischer Aktivität eines Meerschweinchens, das am 2., 14. und 20. Lebenstag untersucht wurde. Man erkennt, daß mit zunehmendem Alter die elektrische Aktivität bei Kältebelastung eine stärkere Erhöhung aufweist. Der O_2-Verbrauch ist trotz der stärkeren Muskelaktivität am 20. Lebenstag geringer als zu den früheren Zeitpunkten. Die ausnahmsweise hohe elektrische Aktivität während zweier 1 min-Perioden war durch starke Bewegungen (Lageänderung) ausgelöst worden

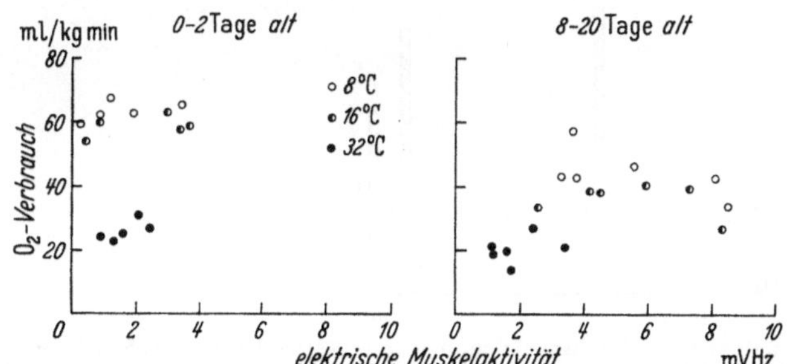

Abb. 6. Beziehung von elektrischer Aktivität, Sauerstoffverbrauch und Umgebungstemperatur von Meerschweinchen verschiedenen Alters. Die Ergebnisse wurden von Versuchen entsprechend den in Abb. 4 und 5 dargestellten erhalten. Jeder Punkt stellt den mittleren O_2-Verbrauch über einen Zeitraum von einer Stunde dar. Bei den jungen Tieren (0—2 Tage) ist die Erhöhung des O_2-Verbrauches bei Kältebelastung im Durchschnitt nicht von einer Erhöhung der elektrischen Aktivität begleitet. Bei den älteren Tieren besteht eine positive Korrelation zwischen O_2-Verbrauch und elektrischer Aktivität

Zittern bei den älteren Tieren kann der O_2-Verbrauch nicht auf Werte über
30—40 ml/kg min (Abb. 6) gesteigert werden. Die diesem O_2-Verbrauch entsprechende Wärmebildung ist annähernd ausreichend, um den relativ geringen
Wärmeverlust älterer und größerer Tiere bei Umgebungstemperaturen von 8° C
auszugleichen. Eine Sauerstoffaufnahme von 50—70 ml/kg min ist jedoch notwendig, um den bei kleinen jungen Tieren unter gleichen Umgebungsbedingungen
auftretenden Wärmeverlust auszugleichen. Diese hohe Wärmebildung kann offenbar nur durch den Mechanismus der chemischen Thermogenese erzielt werden.
Der bei neugeborenen Tieren ausgebildete Mechanismus der chemischen Thermogenese kann demnach als eine spezielle Anpassungsfunktion des neugeborenen
Tieres aufgefaßt werden (vgl. Brück 1964).

Effekt der Ganglienblockade durch Hexamethonium-Bromid

Um den Anteil der chemischen Thermogenese an der Gesamtwärmebildung
in den verschiedenen Altersstufen zu bestimmen, wurde in einer weiteren Versuchsserie Hexamethonium-Bromid zur Ganglienblockade appliziert. Wie nach
den vorausgegangenen Untersuchungen und den oben gemachten Ausführungen
über den Mechanismus der chemischen Thermogenese zu erwarten war, konnte bei

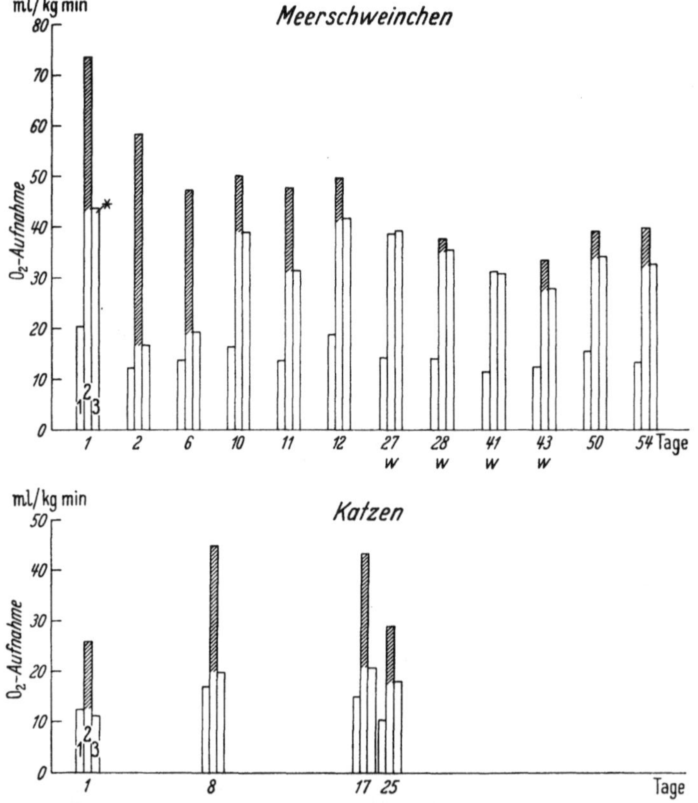

Abb. 7. Der Effekt von Hexamethonium-Bromid auf den unter Kältebelastung erhöhten Energieumsatz bei Meerschweinchen und Kätzchen verschiedenen Alters (Säule 2 *vor*, Säule 3 *nach* Hexamethonium). Kältebelastung bei
den Meerschweinchen: 8° C Umgebungstemperatur; bei den Kätzchen: im Alter von 1 Tag, 26° C; bei den übrigen
18° C. Zum Vergleich ist der bei Neutraltemperatur gemessene Minimalumsatz (jeweils 1. Säule) angegeben.
W = Tiere waren von der Geburt an bei Umgebungstemperaturen von 32° C aufgezogen worden. Hexamethonium-
Bromid war in einer Dosis von 10 mg/kg subcutan appliziert worden. Die schraffierten Stücke der Säulen entsprechen dem Anteil der Wärmebildung, der durch Hexamethonium blockiert werden kann. * = bei diesem Tier
trat nach Hexamethonium starkes Kältezittern auf

jungen Tieren der unter Kältebelastung gesteigerte O_2-Verbrauch erheblich stärker als bei älteren Tieren, bei denen bereits Kältezittern ausgebildet war, reduziert werden (Abb. 7). Ähnliche Ergebnisse wurden auch in einigen vergleichsweise vorgenommenen Untersuchungen an Kätzchen erhalten (Abb. 7). Bei einem 1 Tag alten Kätzchen, das noch kein Muskelzittern erkennen ließ, wurde unter Hexamethonium-Bromid die kälteinduzierte Steigerung der Wärmebildung völlig blockiert, während bei den älteren Tieren, die in Abhängigkeit vom Alter

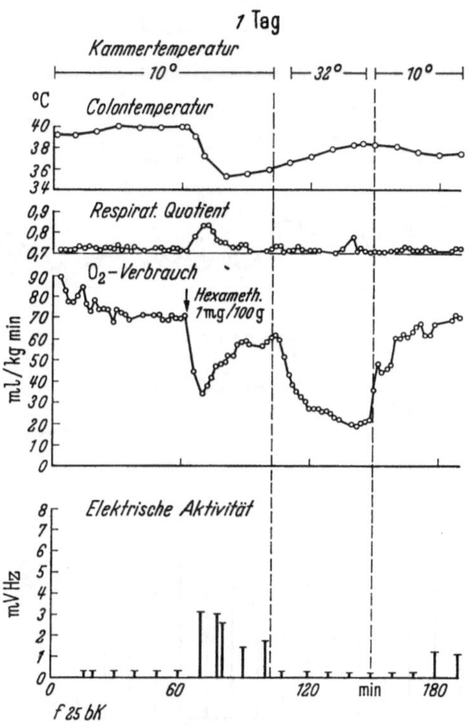

Abb. 8. Der Effekt von Hexamethonium-Bromid bei einem 1 Tag alten Meerschweinchen. Unter der Hexamethoniumeinwirkung fielen O_2-Verbrauch und Colontemperatur ab; gleichzeitig trat Kältezittern auf, erkennbar an der plötzlichen Zunahme der elektrischen Aktivität

zunehmend stärker zitterten, der Hexamethonium-Effekt geringer ausgeprägt war. Diese Ergebnisse von Kätzchen stehen in Einklang mit früheren Untersuchungen von Moore u. Underwood 1959a.

Bei zwei von vier im Alter von 1—6 Tagen untersuchten Meerschweinchen ergab sich zusätzlich ein besonders bemerkenswerter Befund. Bei diesen Tieren kam es unter der Einwirkung von Hexamethonium-Bromid zunächst zu einer abrupten Senkung des O_2-Verbrauches und der Colontemperatur (die Senkung der Colontemperatur ist auf die Reduktion des O_2-Verbrauches und die unter Hexamethonium einsetzende periphere Vasodilatation zurückzuführen); kurz darauf traten dann überraschenderweise salvenartig Aktionspotentiale und sichtbares Muskelzittern auf (Abb. 8). Diese Versuche zeigen, daß die für das Muskelzittern notwendigen Systeme beim neugeborenen Meerschweinchen z. Z. der Geburt schon ausgebildet sind, jedoch normalerweise nicht eingesetzt werden. Das Muskelzittern scheint hier bei drohender Hypothermie gewissermaßen als Notfalls-Funktion einzusetzen. Bei 2 Tieren im Alter von 2—6 Tagen (die Ergebnisse dieser Versuche sind in Abb. 7 aufgenommen) trat nach Hexamethonium

kein Zittern auf und der O_2-Verbrauch sank daher praktisch bis auf den Minimalumsatz ab. Weshalb in zwei Fällen nach Hexamethonium-Bromid Kältezittern
auftrat, und bei den beiden anderen nicht, bleibt noch zu klären. Möglicherweise

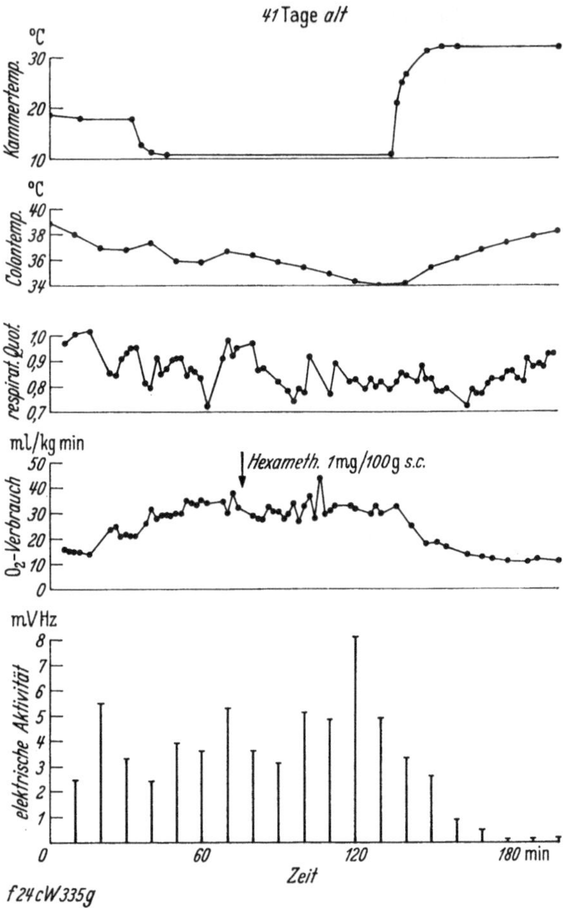

Abb. 9. Untersuchung bei einem 41 Tage alten Meerschweinchen (Warmtier). Hexamethonium-Bromid beeinflußt
den O_2-Verbrauch nur sehr wenig. Das Kältezittern bleibt völlig unbeeinflußt

ist durch die abrupt einsetzende Hypothermie in letzteren Fällen eine zentrale
Störung aufgetreten.

Bei älteren Tieren, bei denen sich — wie ausgeführt — unter Kältebelastung
regelmäßig *spontan* Kältezittern eingestellt hatte, wurde dieses durch Hexa-
methonium-Applikation nicht beeinflußt (Abb. 9).

Anhand der Abb. 7 ist noch ein weiterer Befund zu erörtern. Ein Teil der Tiere
wurde von Geburt an bei der üblichen Tierstall-Temperatur von 12—16° aufgezogen, ein anderer Teil wurde von der Geburt an in einem auf Neutraltemperatur
(32° C) eingestellten Käfig gehalten. Diese Tiere (in der Abb. 7 mit W bezeichnet)
waren also von der Geburt an keinerlei Kältebelastung ausgesetzt. Bei zwei von
diesen Tieren trat nach Hexamethonium-Einwirkung überhaupt keine Reduktion
des O_2-Verbrauches auf, während bei den älteren Kalttieren noch eine mäßige
Stoffwechselreduktion durch Hexamethonium zu erzielen war. Möglicherweise
wird bei Aufzucht in warmer Umgebung die Fähigkeit zur chemischen Thermogenese rascher und vollständiger abgebaut als bei kalt gehaltenen Tieren.

Zusammenfassend ergibt sich aus den dargelegten Befunden, daß bei dem neugeborenen Meerschweinchen in den ersten Lebenstagen die kälteinduzierte Steigerung der Wärmebildung normalerweise vorwiegend durch die chemische Thermogenese bestritten wird; der Mechanismus des Kältezitterns ist wohl ausgebildet, wird jedoch normalerweise nicht eingesetzt. Im Verlauf der weiteren Entwicklung bildet sich der Mechanismus der chemischen Thermogenese zurück, so daß die Tiere nun vorwiegend auf den Zitter-Mechanismus angewiesen sind. Der Zitter-Mechanismus ist weniger effektiv, reicht aber beim älteren Tier unter den natürlichen Lebensbedingungen zur Konstanthaltung der Körpertemperatur aus, nicht jedoch beim Neugeborenen mit seinem relativ großen Wärmeverlust. Die Neugeborenen sind daher auf die chemische Thermogenese angewiesen.

Befunde zur Thermogenese bei Neugeborenen anderer Species und beim menschlichen Neugeborenen

Elektromyographische Untersuchungen wie die hier am Meerschweinchen dargestellten sind bislang bei keiner weiteren Species vorgenommen worden. Es liegen jedoch Untersuchungsergebnisse über den Effekt von Ganglienblockern (Hexamethonium) und über die Beeinflußbarkeit des Energieumsatzes durch Catecholamine bei mehreren Species vor. Wie eingangs gezeigt wurde, können die Reaktionen auf diese beiden Gruppen von Pharmaka Aufschluß über den Modus der Thermogenese geben.

MOORE u. UNDERWOOD (1959 a) zeigten als erste, daß bei der neugeborenen Katze der thermoregulatorisch gesteigerte Energieumsatz durch Ganglienblockade (Hexamethonium-Bromid) stark reduziert werden kann, und daß dieser Effekt mit zunehmendem Alter geringer wird. Neugeborene Hunde reagierten in der ersten Lebenswoche auf Hexamethonium-Bromid in der gleichen Weise wie Katzen (MOORE u. UNDERWOOD 1962). Bei der neugeborenen Katze konnte durch *Noradrenalin* eine erhebliche Steigerung des Energieumsatzes hervorgerufen werden, während Adrenalin relativ inaktiv war (MOORE u. UNDERWOOD, 1959 b). Die durch Noradrenalin auszulösenden Effekte erwiesen sich als stark altersabhängig: maximale Effekte wurden in den ersten Lebenstagen beobachtet, während die Effekte bei der Katze im Alter von 5—7 Wochen nur noch gering waren; prinzipiell

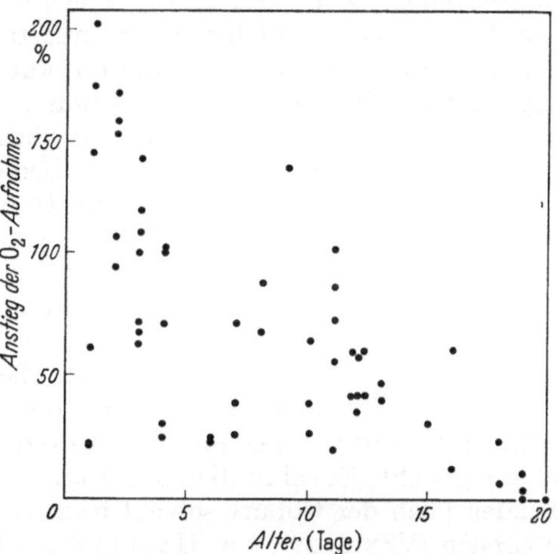

Abb. 10. Prozentuale Steigerung des O₂-Verbrauches unter Noradrenalin-Infusion (0,2 µg/kg min) bei neugeborenen Kaninchen. Der Effekt schwindet mit zunehmendem Alter. (Aus: SCOPES u. TIZARD)

gleichartige Befunde wurden auch bei Ratten, Mäusen und Kaninchen erhoben (MOORE u. UNDERWOOD 1960). Eingehendere Untersuchungen am Kaninchen wurden von SCOPES u. TIZARD vorgenommen. Unter Dauerinfusion von Noradrenalin in relativ niederer Dosis (2 µg/kg min) traten Anstiege des Energieumsatzes um 63,5% im Mittel auf, was in der Größenordnung der thermoregulatorischen Stoffwechselsteigerungen liegt. Dieser Noradrenalineffekt schwand mit zunehmendem Alter; im Alter von 20 Tagen blieb der Effekt völlig aus (Abb. 10).

Beim *menschlichen Neugeborenen* konnten durch Dauerinfusion von Noradrenalin (0,4 μg/kg min) ebenfalls Anstiege des Energieumsatzes (13—101%) ausgelöst werden (Karlberg et al.). Diese Anstiege kommen schon nahe an diejenigen heran, die durch Kältebelastung des Neugeborenen zu erzielen sind (vgl. Brück 1961a).

Aus den vorstehenden Untersuchungen im Zusammenhang mit den elektromyographischen Untersuchungen am Meerschweinchen ergibt sich die Folgerung, daß die Präponderanz der chemischen Thermogenese eine Eigentümlichkeit ist, die zumindest einer ganzen Reihe von Neugeborenen warmblütiger Species zukommt, und vielleicht sogar ein allgemeines Kennzeichen des neugeborenen Warmblüters ist. Überraschend und bezüglich der Kausalzusammenhänge ungeklärt ist der Befund, daß die chemische Thermogenese im Verlauf weniger Wochen (s. Abb. 7 u. 10) durch eine weniger ökonomische Form der Thermogenese, das Kältezittern, ersetzt wird. Bezüglich des zeitlichen Verlaufs der Rückbildung der chemischen Thermogenese beim menschlichen Neugeborenen liegen noch keine Untersuchungen vor.

Chemische Thermogenese und Fettstoffwechsel

Nach neuen Untersuchungen von Hannon u. Larson ist der Plasmaspiegel an nichtveresterten Fettsäuren (non esterified fatty acids = NEFA) bei kälteakklimatisierten Ratten im Vergleich mit Kontrolltieren erhöht. Auch die NEFA-Konzentration von Lebergewebe wurde erhöht gefunden. Leber-Gewebe von kälteadaptierten Ratten wies außerdem eine höhere Oxydationsrate für Fettsäuren auf. Es wurde ferner gezeigt, daß unter dem Einfluß von NA bei der kälteadaptierten Ratte die dreifache Menge von NEFA aus Depotfettgewebe freigesetzt wird. Die Autoren schließen aus ihren Befunden, daß die bei kälteakklimatisierten Tieren erhöhte Stoffwechselreaktion auf Noradrenalin auf einer gesteigerten Kapazität zur Bildung und Oxydation von NEFA beruht. Die Vorstellung, daß der die Fettsäuremobilisation und -oxydation fördernde Effekt des Noradrenalins für die chemische Thermogenese von Bedeutung ist, wurde durch einen weiteren Befund erhärtet: der respiratorische Quotient sinkt bei akuter Kältebelastung kälteakklimatisierter Ratten ab (Hannon u. Larson), woraus bekanntlich auf eine relative Zunahme der Fettoxydation geschlossen werden kann. In unseren Versuchen an neugeborenen Meerschweinchen wurde unter der Einwirkung von Hexamethonium-Bromid ein Anstieg des zuvor sehr niederen respiratorischen Quotienten beobachtet (vgl. Abb. 9); die Hemmung der chemischen Thermogenese unter Hexamethonium führte demnach zu einer relativen Reduktion der Fettsäureoxysation, was mit den Untersuchungen von Hannon u. Larson in Einklang steht. Es sei in diesem Zusammenhang noch erwähnt, daß in den ersten Stunden nach der Geburt sowohl beim Schaf wie auch beim menschlichen Neugeborenen (Van Duyne u. Havel) der Blutspiegel an unveresterten Fettsäuren erheblich ansteigt. Daraus wurde geschlossen, daß nach der Geburt der Fettstoffwechsel gegenüber dem KH-Stoffwechsel in den Vordergrund tritt. Im gleichen Sinne spricht der wiederholt erhobene Befund, wonach der respiratorische Quotient unmittelbar nach der Geburt um 0,9 liegt, und dann im Verlauf der nächsten Tage auf Werte nahe 0,7 absinkt (Benedikt u. Talbot; Brück 1961).

Eine besondere Bedeutung für den Fettstoffwechsel kälteakklimatisierter Tiere scheint dem sog. braunen Fettgewebe zuzukommen. Dieses Gewebe hypertrophiert während der Kälteakklimatisation von Ratten, und es weist einen erheblich hohen Fettsäureumsatz auf (zusammenfassende Darstellung: Smith u. Hoijer). Es ist seit langem bekannt, daß dieses Gewebe eine relativ große Ausdehnung bei neugeborenen Säugern, auch bei menschlichen Neugeborenen, hat

und nach der Geburt sehr bald abgebaut wird (vgl. SMITH u. HOIJER). Die biologische Bedeutung des braunen Fettgewebes war bisher völlig unklar. Möglicherweise ist es für die chemische Thermogenese des Neugeborenen erforderlich[1].

Die hier dargelegten Befunde weisen darauf hin, daß beim kälteakklimatisierten ausgewachsenen Organismus und Neugeborenen Gemeinsamkeiten hinsichtlich des Fettstoffwechsels bestehen, und daß die chemische Thermogenese, die bei Neugeborenen und kälteakklimatisierten ausgewachsenen Organismen anzutreffen ist, mit den Besonderheiten im Fettstoffwechsel in Zusammenhang steht.

Schlußfolgerungen und Zusammenfassung

Bei neugeborenen Säugern und beim menschlichen Neugeborenen liegen hinsichtlich des Wärmebildungsmechanismus Besonderheiten vor. Die Thermogenese ist gekennzeichnet durch eine stark ausgeprägte chemische Thermogenese, die im Verlauf der postnatalen Entwicklung durch den Mechanismus des Kältezitterns ersetzt wird. Die chemische Thermogenese kann im Vergleich mit dem Kältezittern als ein ökonomischerer Mechanismus der thermoregulatorischen Wärmebildung angesehen werden. Die Tatsache, daß das Neugeborene mit einem besonders wirksamen Mechanismus der Thermogenese versehen ist, mag als eines unter anderen Beispielen dafür angesehen werden, daß die Physiologie des Neugeborenen keineswegs nur durch noch nicht oder nicht vollkommen ausgebildete Funktionssysteme gekennzeichnet ist. Das Neugeborene verfügt mit der chemischen Thermogenese über einen Mechanismus, der dem ausgewachsenen Organismus normalerweise fehlt, oder in diesem nur eine untergeordnete Bedeutung hat. Dieser Mechanismus ist eine wesentliche Voraussetzung für die Homoiostase des neugeborenen Organismus.

Auf Grund der bisher vorliegenden Befunde — elektrische Muskelaktivität, Effekt der Ganglienblockade, Noradrenalinempfindlichkeit und Eigentümlichkeiten des Fettstoffwechsels — ergibt sich die überraschende Feststellung, daß die Verhältnisse hinsichtlich der Thermogenese beim Neugeborenen weitgehend denen entsprechen, die beim *kälteadaptierten* ausgewachsenen Organismus vorzufinden sind. Damit ist ein neuer Gesichtspunkt zum Problem der physiologischen Adaptation (s. hierzu: ADOLPH, BRÜCK 1961b, 1963b, HENSEL u. HILDEBRANDT) gegeben: Das Auftreten der chemischen Thermogenese im Verlaufe der Kälteadaptation ausgewachsener Organismen könnte als Wiederbelebung eines in der Neugeborenenperiode vorübergehend manifesten Mechanismus aufgefaßt werden.

Literatur

ADOLPH, E. F.: General and specific characteristics of physiological adaptations. Amer. J. Physiol. **184**, 18 (1956).

BEHMANN, F. W.: Wärmebilanzen bei künstlicher Hypothermie. Ein Beitrag zum Problem der Ökonomie des Kältezitterns. Pflügers Arch. ges. Physiol. **263**, 166 (1956). — BENEDICT, F. G., and F. B. TALBOT: The physiology of the newborn infant. Character and amount of the catabolism. Publ. No. 233. Washington: Carnegie Institution of Washington 1915. — BRÜCK, K.: Temperature regulation in the newborn infant. Biol. Neonat. (Basel) **3**, 65 (1961a). — BRÜCK, K.: Physiologische Adaptation. Med. Welt (Stuttg.) **14**, 684 (1961b). — BRÜCK, K.: Chemische Thermogenese ("non-shivering heat production") beim neugeborenen Meerschweinchen. Pflügers Arch. ges. Physiol. **278**, 58 (1963a). — BRÜCK, K.: Physiologische Grundlagen der Abhärtung. Arch. phys. Ther. (Lpz.) **16**, 7 (1963b). — BRÜCK, K.: General aspects of temperature regulation of small subjects. In: The adaptation of the newborn to

---

[1] Nach Fertigstellung des Manuskripts sind weitere Befunde erhoben worden, aus denen die Bedeutung des braunen Fettgewebes für die Thermogenese des Neugeborenen hervorgeht: DAWKINS, M. J. R., u. D. HULL: J. Physiol. (Lond.) **172**, 216 (1964); BRÜCK, K., u. B. WÜNNENBERG: Pflügers Arch. ges. Physiol. **283**, 1 (1965).

extrauterine life. Leiden (Holland): H. E. Stenfert Kroese. N. V. 1964. — Brück, K., M. Brück u. H. Lemtis: Thermoregulatorische Veränderungen des Energiestoffwechsels bei reifen Neugeborenen. Pflügers Arch. ges. Physiol. 267, 382 (1958). — Brück, K., u. H. Hensel: Ein Gerät zur fortlaufenden Bestimmung des Energiestoffwechsels von Neu- und Frühgeborenen unter variablen Umgebungstemperaturen. Pflügers Arch. ges. Physiol. 266, 556 (1958).

Comline, R. S., and M. Silver: The release of adrenaline and noradrenaline from the adrenal glands of the foetal sheep. J. Physiol. (Lond.) 156, 424 (1961).

Davis, T. R. A.: Chamber cold acclimatization in man. J. appl. Physiol. 16, 1011 (1961). — Davis, T. R. A.: Nonshivering thermogenesis. Fed. Proc. 22, 777 (1963). — Dépocas, F.: The calorigenic response of cold acclimated white rats to infused Noradrenaline. Canad. J. Biochem. 38, 107 (1960). — Dubois, E. F.: The mechanism of heat loss and temperature regulation. Stanford, Calif. USA: Stanford Univ. Press 1937. — van Duyne, C. M., and R. J. Havel: Plasma unesterified fatty acid concentration in fetal and neonatal life. Soc. Exp. Biol. Med. 102, 599 (1959).

Euler, U. S. v.: Noradrenaline. Chemistry, Physiology, Pharmacology and clinical aspects. Springfield, Ill. USA: Thomas 1956.

Freund, H., u. S. Jansen: Über den Sauerstoffverbrauch der Skeletmuskulatur und seine Abhängigkeit von der Wärmeregulation. Pflügers Arch. ges. Physiol. 200, 96 (1923).

Hannon, J. P., and A. M. Larson: Fatty acid metabolism during norepinephrine thermogenesis in the cold acclimatized rat. Amer. J. Physiol. 203, 1055 (1962). — Hart, J. S., O. Héroux, and F. Dépocas: Cold acclimation and the electromyogram of unanesthetized rats. J. appl. Physiol. 9, 404 (1956). — Hart, J. S., and L. Jansky: Thermogenesis due to exercise and cold in warm and cold acclimated rats. Canad. J. Biochem. 41, 629 (1963). — Hensel, H., u. G. Hildebrandt: Role of organ systems in adaptation: the nervous system. In: Handbook of Physiol. Sect. 4, Amer. Physiol. Soc., Washington, D.C. 1964. — Héroux, O.: Patterns of morphological, physiological and endocrinological adjustments under different environmental conditions of cold. Fed. Proceed. 22, 789 (1963). — Hsieh, A. C. L., and L. D. Carlson: Role of adrenaline and noradrenaline in chemical regulation of heat production. Amer. J. Physiol. 190, 243 (1957). — Hsieh, A. C. L., L. D. Carlson, and G. Gray: Role of the sympathetic nervous system in the control of chemical regulation of heat production. Amer. J. Physiol. 190, 247 (1957).

Jansky, L., and J. S. Hart: Participation of sceletal muscle and kidney during nonshivering thermogenesis in cold acclimated rats. Canad. J. Biochem. 41, 953 (1963).

Karlberg, P., R. E. Moore, and T. K. Oliver jr.: The thermogenic response of the newborn infant to Noradrenaline. Act. paediat. (Uppsala) 51, 284 (1962).

Moore, R. E., and M. C. Underwood: The effects of hexamethonium on the oxygen consumption and body temperature of newborn kittens. J. Physiol. (Lond.) 149, 56 P (1959a). - Moore, R. E., and M. C. Underwood: Noradrenaline as a possible regulator of heat production in the newborn kitten. J. Physiol. (Lond.) 150, 13 P (1959b). — Moore, R. E., and M. C. Underwood: Possible role of noradrenaline in control of heat production in the newborn mammal. Lancet 1960 I, 1277. — Moore, R. E., and M. C. Underwood: Hexamethonium, hypoxia and heat production in newborn and infant kittens and puppies. J. Physiol. (Lond.) 161, 30 (1962). — Mordhorst, H.: Über die chemische Wärmeregulation frühgeborener Säuglinge. Mschr. Kinderheilk. 55, 174 (1933).

Scopes, J. W., and J. P. M. Tizard: The effect of intravenous Noradrenaline on the oxygen consumption of newborn mammals. J. Physiol. (Lond.) 165, 305 (1963). — Smith, R. E., and D. J. Hoijer: Metabolism and cellular function in cold acclimation. Physiol. Rev. 42, 60 (1962).

Untersuchungen zur Altersabhängigkeit der Ausscheidung einzelner chromatographisch getrennter Steroide während des Kindes- und Reifungsalters[1]

Von

D. KNORR

Mit 5 Abbildungen

In einer früheren Untersuchungsreihe über die Wirkung von humanem Choriongonadotropin (HCG) auf den Steroidhormon-Stoffwechsel des Kindes (KNORR) konnte gezeigt werden, daß im Kindesalter während einer 6 wöchigen Behandlung mit 12 × 1500 E HCG oder 6 × 5000 E Zink-HCG die im Urin ausgeschiedenen neutralen 17-Ketosteroide keine statistisch zu sichernde Veränderung erfahren. Dagegen war der Anstieg der Androsteronausscheidung während der HCG-Behandlung wegen Retentio testis bereits nach 1 Woche statistisch signifikant ($P < 0{,}02$) und nach der 3. Woche statistisch hochsignifikant ($P < 0{,}001$). Androsteron und Ätiocholanolon sind die wesentlichen im Urin ausgeschiedenen Testosteronmetaboliten. Der temporäre Anstieg der Androsteronausscheidung während der HCG-Behandlung ist durch die Leydigzell-Stimulation zu erklären.

Es war nun von Interesse, zu untersuchen, wie sich die einzelnen chromatographisch getrennten, definierten Steroide Androsteron und Ätiocholanolon im Vergleich zu dem Konglomerat der gesamten neutralen 17-Ketosteroide während des Kindes- und Pubertätsalters verhalten. Dieser Frage wurde bisher nur mit wenigen Einzelbestimmungen nachgegangen. BEAS et al. untersuchten 5 Männer, 5 Frauen, 5 Jungen und 5 Mädchen, BROOSBANK et al. 4 Frauen und 3 junge Männer, CARLETTI und BRUNELLI 20 Kinder in nur 3 Altersgruppen. Weitere orientierende Untersuchungen liegen vor von DE COURCY, MASUDA und HOLMES, PROUT und SNAITH und von VOSS. Lediglich HUIS IN'T VELD berichtet über eine etwas größere Zahl von fraktionierten 17-Ketosteroid-Bestimmungen bei 58 Jungen. GARDNER bestimmte die 17-Ketosteroid-Plasmaspiegel beim Kind.

In der vorliegenden Untersuchung wurde systematisch bei 196 gesunden Jungen und 82 gesunden Mädchen aller Altersstufen die Tagesausscheidung der neutralen gesamten 17-Ketosteroide (17-KS), der wahren 17-Hydroxycorticoide, des Androsterons, des Ätiocholanolons und der 11-Oxo-17-ketosteroide bestimmt. Die Urine stammten von Kindern eines Kinderheimes, einer Jugendgruppe, von völlig genesenen Rekonvaleszenten der Klinik und von gesunden Kindern unserer Ambulanz.

In jedem Einzelfall wurde die Sammeltechnik genau erklärt und bei der Ablieferung noch einmal nach der Vollständigkeit der 24-Std-Menge gefragt. Als Kontrolle wurde regelmäßig die Kreatininausscheidung mitbestimmt.

---

[1] Mit Unterstützung der Deutschen Forschungsgeneinschaft.

I. Methodik

a) 17-Ketosteroide (17-KS). Die Bestimmung der gesamten neutralen 17-Ketosteroide erfolgte nach der Methode von ZIMMERMANN und PONTIUS mit Extraktion des spezifischen Farbstoffes mittels Äther.

b) 17-Hydroxycorticoide (17-OHCS). Die 17-Hydroxycorticoide wurden nach APPLEBY und GIBSON bestimmt. Diese Methode erfaßt alle 17-Hydroxycorticoide und nicht nur jene mit einer Dioxyacetonseitenkette $(-CH-C-C\cdot H_2)$

$$OH \quad O \quad OH$$

wie die Porter-Silber-Reaktion. Die 17-Hydroxycorticoide sind ausschließlich adrenaler Herkunft.

Prinzip: Hydrierung der noch konjugierten Steroide mit Natriumborhydrid. Dabei werden die vorgebildeten 17-Ketosteroide reduziert. Nachfolgende Oxydation mit Natriumwismutat. Dabei werden alle C_{21}-Steroide mit einer OH-Gruppe an C_{17} in 17-Ketosteroide überführt. Üblicher Nachweis dieser neu entstandenen 17-Ketosteroide.

c) Die Methode zur quantitativen Bestimmung kleinster Mengen Androsteron, Ätiocholanolon und der Gruppe der 11-Oxy-17-ketosteroide wurde unter Anlehnung an bekannte Arbeitsmethoden für große Untersuchungsserien entwickelt. Sie ist bei KNORR genau beschrieben.

In der Gruppe 11-Oxo-17-ketosteroide sind 11-Hydroxy-Androsteron und -Ätiocholanolon, sowie 11-Keto-androsteron und -ätiocholanolon enthalten.

Prinzip: Milde heiße Säurehydrolyse von 50 ml Urin. Extraktion der Steroide mit Diäthyläther. Waschen des Ätherextraktes mit Alkali und Wasser zur Entfernung phenolischer Steroide. Reinigung des Extraktes durch Adsorptionschromatographie auf einer teildeaktivierten Aluminiumoxydsäule. Elution mit wassergesättigtem Benzol ansteigender Äthanolkonzentration. Abdampfen der letzten Fraktion, welche zusammen Androsteron, Ätiocholanolon und die 11-Oxo-17-ketosteroide enthält. Papierchromatographische Auftrennung der einzelnen Steroide auf rechenförmigen Streifen in System Bush A neben Standardstreifen mit authentischen Steroiden. Zimmermann-Reaktion auf den Standardstreifen. Abtrennen der korrespondierenden Abschnitte der Streifen mit Urinextrakt. Elution der Steroide vom Papier mit Methanol. Abdampfen des Methanols. Quantitative colorimetrische Bestimmung der einzelnen 17-Ketosteroide, Androsteron, Ätiocholanolon und der 11-Oxo-17-ketosteroide mit der Zimmermann-Technik nach JAMES und DE JONG.

Zur Hydrolyse: Die heiße Säurehydrolyse wurde zur Bestimmung individueller 17-Ketosteroide vielfach verlassen, da sie zur Bildung von Kunstprodukten führt. So werden vor allem 3 β-Verbindungen leicht in 3 β-Chlorverbindungen überführt. Nach eigenen Untersuchungen erfahren jedoch die hier bestimmten Steroide Androsteron, Ätiocholanolon und die Gruppe der 11-Oxo-17-ketosteroide durch diese Hydrolyse kaum Veränderungen. Andererseits war die Gesamtausbeute mittels Säurehydrolyse bei den kleinen hier zu erfassenden Steroidmengen stets besser als nach Solvolyse. Eine fermentative Hydrolyse der Glucuronide wäre zwar möglich, die gleichzeitig notwendige fermentative Hydrolyse mit Sulfatase ist wegen des großen Aufwandes für Reihenuntersuchungen unmöglich. Für die vorliegende Fragestellung ist die Säurehydrolyse deshalb vorzuziehen.

Zur Präzision der Methoden: Bevor man über biologische Schwankungen eine Aussage machen kann, ist es notwendig, den methodischen Fehler der angewandten Bestimmungsmethoden zu kennen. Es wurde daher für alle eingesetzten Methoden anhand von Mehrfachbestimmungen und teilweise mittels Wiederfindungsversuche ein Präzisionsmaß gesucht.

Es wurde errechnet:

Die Standardabweichung nach der Formel $s = \sqrt{\dfrac{S(x^2) - \dfrac{(Sx)^2}{n}}{(n-1)}}$,

der Variationskoeffizient (PEARSON) $\qquad v = \dfrac{s \cdot 100}{\bar{x}}$.

a) Die 17-Ketosteroide.

Die Mehrfachbestimmung aus einem Urin ergab:

Zahl der Bestimmungen $\qquad n = 9$
Mittelwert $\qquad \bar{x} = 4{,}06$
Standardabweichung $\qquad s = 0{,}14$
Variationskoeffizient $\qquad v = 3{,}5\%$

Die neutralen gesamten 17-Ketosteroide werden als Dehydroepiandrosteron-Äquivalente angegeben. Diese Vereinfachung ist nötig, weil das Farbäquivalent der einzelnen Ketosteroide nicht ganz einheitlich ist (FREISLEDERER).

b) Die 17-Hydroxycorticoide (17-OHCS). Die 17-OHCS-Methode nach APPLEBY und GIBSON hat jüngst zu Unrecht heftige Kritik erfahren (RUTHERFORD und NELSON). Bei sachgemäßer Ausführung ist die Genauigkeit der Methode jedoch gut.

Eigene Überprüfung durch Mehrfachbestimmung in einer Urinprobe:

Zahl der Bestimmungen $\qquad n = 16$
Mittelwert 17-OHCS $\qquad \bar{x} = 6{,}52$ mg
Standardabweichung $\qquad s = 0{,}58$
Extremwerte: 5,86; 7,95 mg
Variationskoeffizient $\qquad v = 8{,}9\%$

In vielen hundert Doppelbestimmungen hatten wir nie grobe Differenzen der Einzelwerte wie RUTHERFORD.

c) Androsteron, Ätiocholanolon und 11-Oxo-17-ketosteroide. Der methodische Fehler dieser Bestimmung wurde für den gesamten Analysengang mit Extraktion aus dem Urin, Reinigungschromatographie, Papierchromatographie, Elution und Colorimetrie durch Zusatzversuche mit authentischen Substanzen überprüft.

Tabelle 1.

	Androsteron	Ätiocholanolon	11-Oxo-17-Ketosteroide
Zahl der Bestimmungen	4	4	2
Mittelwert der Wiederfindung von 100 μg $\bar{x} =$	81 μg	78 μg	72; 70 μg
Standardabweichung $s =$	5,2 μg	6,1 μg	—

Aus Doppelbestimmungen von Urinen wurden folgende Variationskoeffizienten errechnet:

Tabelle 2.

	Androsteron	Ätiocholanolon	11-Oxo-17-Ketosteroide
Variationskoeffizient (PEARSON)	3,4%	4,7%	5,6%

II. Die Tagesschwankung der einzelnen Steroide

Bei der Beurteilung von Steroidbestimmungen im Urin wird oft nicht berücksichtigt, daß diese Werte für ein Individuum keine konstante Größe darstellen, sondern von Tag zu Tag erhebliche Schwankungen aufweisen können.

Um ein Bild vom Streuungsmaß zu bekommen, wurden bei 6 Kindern an 6—13 aufeinanderfolgenden Tagen die genannten Steroide bestimmt.

Tabelle 3. *Mittelwert $\bar{x}$ und Standardabweichung s der Ausscheidung von 17-Ketosteroiden (17-KS), 17-Hydroxycorticoiden (17-OHCS), Androsteron, Ätiocholanolon und 11-Oxo-17-Ketosteroidausscheidung an 6—13 aufeinanderfolgenden Tagen (n) bei 6 Kindern*

Kind	n	17-KS mg		17-OHCS mg		Androsteron µg		Ätiocholanolon µg		11-Oxo-17-KS µg	
		$\bar{x}$	s	$\bar{x}$	s	$\bar{x}$	s	$\bar{x}$	s	$\bar{x}$	s
9 J.	13	2,66	0,46	7,21	1,27	185	47	95	33	107	32
10 J.	8	1,52	0,39	4,45	1,10	226	64	109	40	63	32
11 J.	6	1,32	0,21	3,32	0,54	207	68	128	33	132	25
11 J.	6	1,52	0,39	5,18	0,75	329	101	141	51	90	28
13 J.	6	1,97	0,75	4,80	0,48	516	181	288	42	139	40
14 J.	11	4,60	0,85	6,44	1,46	1062	303	908	222	296	82

Ein Vergleich des Streuungsmaßes der einzelnen Steroide ist mittels des Variationskoeffizienten möglich.

Tabelle 4. *Mittelwert der Variationskoeffizienten der Tagesvariation der einzelnen Steroide obiger 6 Kinder*

	17-KS	17-OHCS	Androsteron	Ätio-cholanolon	11-Oxo-17-KS
Variationskoeffizient %	18	21	30	28	31

III. Die Altersabhängigkeit der Steroidausscheidung

Zur Beurteilung der Altersabhängigkeit der Steroidausscheidung wurde folgende Einteilung in Altersgruppen vorgenommen:

Neugeborenenperiode 1.—4. Lebenswoche: Möglichkeit passiv übertragener glandotroper Hormone und Steroidhormone

1. Lebensjahr
2. und 3. Lebensjahr   gonadale Ruhepause
4., 5., 6. Lebensjahr

7. und 8. Lebensjahr
9. und 10. Lebensjahr   gonadale Wachstumsphase
11. Lebensjahr

12. Lebensjahr
13. Lebensjahr
14. Lebensjahr   gonadale Reifungsphase
15. Lebensjahr
16. Lebensjahr

17. Lebensjahr   Beginn der Maturität

Diese den einzelnen Altersstufen zugeordnete Entwicklungsphase weist erfahrungsgemäß große individuelle Schwankungen auf. Vom 2.—10. Lebensjahr wurden einzelne Jahrgänge zusammengefaßt, da sonst in einzelnen Gruppen die Zahl der Probanden zu klein geworden wäre. In diesen Entwicklungsstufen ist die

Zusammenfassung zulässig, da in diesem Alter keine sprunghafte Änderung der endokrinen Situation gegeben ist. Während des Pubertätsalters muß jede Jahresgruppe für sich betrachtet werden.

Schon bei früheren Untersuchungen erwies es sich als notwendig, Kinder mit Fettsucht aus der statistischen Betrachtung auszuklammern, da deren Steroidwerte sich grob vom übrigen Kollektiv unterschieden. Die Ausscheidung pro kg Körpergewicht liegt dagegen bei Fettsüchtigen und Normosomen in der gleichen Größe, so daß hieraus kein ursächlicher Grund für die Fettsucht abgeleitet werden darf.

Bei der Auswertung des umfangreichen Untersuchungsmaterials werden für die einzelnen Altersabschnitte die Mittelwerte $\bar{x}$ der einzelnen Steroide sowie der maximale und der minimale Extremwert in dieser Altersgruppe angegeben. Auf eine statistische Auswertung mit Angabe der Standardabweichung muß verzichtet werden, da die Steroidwerte in derPubertätszeit *nicht* der Normalverteilung folgen. Diese zunächst überraschende Tatsache hat folgenden Grund:

Der Normalverteilung folgen in der Pubertät die Zahlen der Frühreifenden, der Normalreifenden und der Spätreifenden. Im Pubertätsbeginn scheiden die Spätreifenden und die Normalreifenden noch gleich große Ketosteroidmengen der Größenordnung der Vorpubertät aus. Die Frühreifenden hingegen scheiden schon sehr hohe Ketosteroidmengen aus. Dadurch wird die Verteilungskurve der Ketosteroidausscheidung dieser Altersstufen stark asymmetrisch. Die asymmetrische Verteilung erlaubt aber nicht die Angabe einer Standardabweichung.

1. Die Altersabhängigkeit der Ausscheidung der wahren 17-Hydroxycorticoide (17-OHCS)

Die wahren 17-Hydroxycorticoide sind Metaboliten der Glucocorticoide. Nur in pathologischen Fällen treten Metaboliten des 17-Hydroxyprogesteron daneben in Erscheinung. Unter physiologischen Bedingungen werden also ausschließlich Steroide adrenaler Herkunft erfaßt.

Tabelle 5. *Ausscheidung von 17-OHCS im 24-Std-Urin bei Jungen. Mit Angabe der durchschnittlichen Ausscheidung pro kg Körpergewicht*

Altersstufe	Bestimmungen n	Mittelwert $\bar{x}$ mg/d	max. Wert mg/d	min. Wert mg/d	mg/kg Kö.-Ge.
1. Monat	10	0,7	1,2	0,15	0,17
1. Lebensjahr	27	1,0	2,1	0,5	0,14
2., 3. Lebensjahr	5	2,0	3,9	1,1	0,16
4., 5., 6. Lebensjahr	23	2,4	6,0	1,1	0,13
7., 8. Lebensjahr	17	2,7	3,7	1,6	0,13
9., 10. Lebensjahr	24	3,3	6,2	2,0	0,12
11. Lebensjahr	20	3,7	5,7	1,6	0,12
12. Lebensjahr	16	3,4	5,4	2,2	0,10
13. Lebensjahr	13	4,7	8,4	2,6	0,12
14. Lebensjahr	13	5,1	10,8	1,8	0,12
15. Lebensjahr	10	5,3	8,1	3,6	0,11
16. Lebensjahr	9	6,8	9,4	4,4	0,13
17. Lebensjahr	7	8,2	11,8	5,4	0,14
Erwachsene (nach GREEN)	30	12,0	19,8	5,9	

Normalwerte für das Kindesalter dieser sehr wertvollen und klaren Methode liegen bisher nur in wenigen Einzelbestimmungen vor.

Tabelle 6. *Tagesausscheidung von 17-OHCS im Urin bei Mädchen*

Altersstufe	Bestimmungen n	Mittelwert $\bar{x}$ mg/d	max. Wert mg/d	min. Wert mg/d	mg/kg Kö.-Gew.
2., 3. Lebensjahr	3	1,86	2,1	1,50	0,15
4., 5., 6. Lebensjahr	24	2,54	4,70	1,40	0,15
7., 8. Lebensjahr	13	3,50	5,80	1,10	0,16
9., 10. Lebensjahr	12	3,25	4,80	2,40	0,12
11. Lebensjahr	12	4,01	8,00	0,98	0,13
12. Lebensjahr	8	3,36	4,7	1,7	0,09
13. Lebensjahr	3	5,36	6,10	4,70	0,13
14. Lebensjahr	3	4,73	5,90	3,00	0,11
15. Lebensjahr	3	6,56	8,60	5,50	0,13
16. Lebensjahr	3	6,03	6,30	5,90	0,12

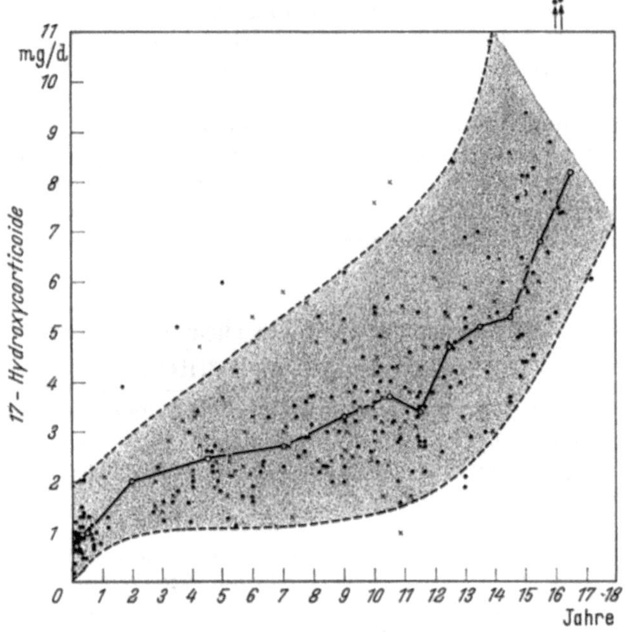

Abb. 1. Normalwerte der Tagesausscheidung der gesamten 17-Hydroxycorticoide (gesamte 17-OHCS APPLEBY-GIBSON) im Urin. —o— Mittelwertskurve der Altersgruppen, ● Einzelwerte der Jungen, × Einzelwerte der Mädchen. Getönt: Normalbereich, welcher 95% aller Werte umfaßt

Die 17-OHCS-Ausscheidung nimmt während des Kindes- und Reifungsalters ziemlich linear zu. Bezogen auf das durchschnittliche Körpergewicht ist die ausgeschiedene Menge 17-OHCS mit 0,09—0,16 mg/kg über das Kindes- und Jugendalter im Durchschnitt konstant. In Stress-Situationen erfolgt natürlich ein steiler Anstieg. Einige der hohen Maximalwerte können durch einen nicht berücksichtigten Stress bedingt sein. Die Werte der Jungen und Mädchen unterscheiden sich nicht.

2. Die Altersabhängigkeit der Ausscheidung neutraler
17-Ketosteroide (17-KS)

Diese Frage war schon mehrfach Gegenstand ausgedehnter Untersuchungen. Meist wird auf die Ergebnisse von TALBOT oder von HAMBURGER Bezug genommen. Da das hier verwertete Material auf eine größere Zahl von Einzelbestimmungen aufbaut, werden die eigenen Ergebnisse als Normalwerte dargestellt. Bei der Beurteilung dieser Bestimmung ist stets zu bedenken, daß es sich um Gemisch von mindestens 7 Steroiden mit einer Ketogruppe an C_{17} handelt.

Tabelle 7. *Tagesausscheidung von 17-KS bei Jungen in Abhängigkeit vom Lebensalter*
17-KS ♂

Altersstufe	Bestimmungen n	Mittelwert $\bar{x}$ mg/d	max. Wert mg/d	min. Wert mg/d
1. Monat	10	0,60	1,84	0,16
1. Lebensjahr	27	0,24	0,72	0,05
2., 3. Lebensjahr	5	0,56	1,10	0,19
4., 5., 6. Lebensjahr	23	0,7	1,5	0,2
7., 8. Lebensjahr	17	1,1	3,2	0,2
9., 10. Lebensjahr	24	1,4	3,9	0,2
11. Lebensjahr	21	1,4	2,8	0,5
12. Lebensjahr	16	1,8	3,1	0,8
13. Lebensjahr	13	2,4	4,2	1,0
14. Lebensjahr	13	2,8	5,3	1,1
15. Lebensjahr	10	4,0	6,7	1,7
16. Lebensjahr	9	6,5	12,9	1,3
17. Lebensjahr	8	8,3	16,3	6,3
Männer nach HAMBURGER . . .		15,3	26	8

Der charakteristische steile Anstieg der 17-KS-Ausscheidung in der Pubertät ist bekannt. Er findet sich bei Jungen und Mädchen. Entsprechend der früher einsetzenden Pubertät der Mädchen ist auch der 17-KS-Anstieg vorverlegt.

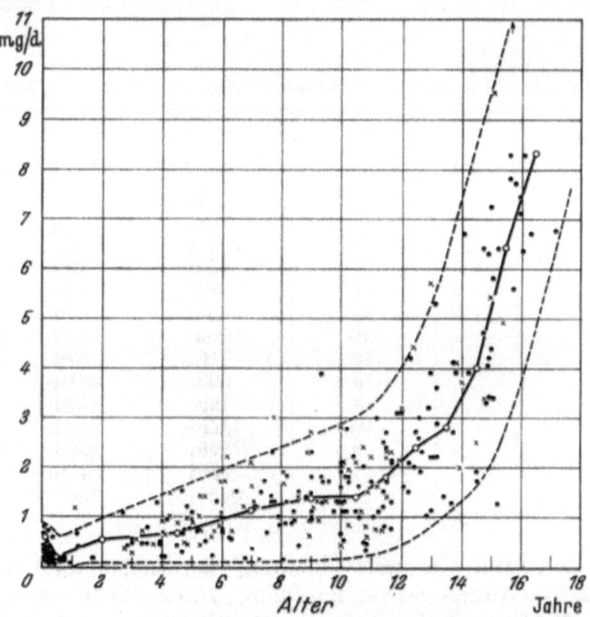

Abb. 2. Normalwerte der Tagesausscheidung der neutralen 17-Ketosteroide (17-KS Methode ZIMMERMANN-PONTIUS) im Urin. —○— Mittelwertskurve der Altersgruppen, ● Einzelwerte der Jungen, × Einzelwerte der Mädchen, — — — Grenze eines Normalbereiches, welcher über 95% der Einzelwerte umfaßt. Bis zum 16. Lebensjahr besteht keine gesicherte Differenz der Geschlechter

Tabelle 8. *Ausscheidung von neutralen 17-Ketosteroiden im 24-Std-Urin bei Mädchen*

Altersstufe	Bestimmungen n	Mittelwert $\bar{x}$ mg/d	max. Wert mg/d	min. Wert mg/d
2., 3. Lebensjahr	3	0,78	1,19	—
4., 5., 6. Lebensjahr	24	0,79	1,50	0,43
7., 8. Lebensjahr	13	1,46	3,0	0,12
9., 10. Lebensjahr	12	1,46	2,30	0,61
11. Lebensjahr	12	1,49	2,80	0,58
12. Lebensjahr	8	1,68	2,30	0,73
13. Lebensjahr	3	3,23	4,4	2,10
14. Lebensjahr	3	3,96	5,70	2,0
15. Lebensjahr	3	3,20	3,70	2,50
16. Lebensjahr	3	6,60	9,50	4,90
Frauen nach HAMBURGER		10,0	17	4,5

3. Die Altersabhängigkeit der Androsteron-Ausscheidung

Dieser Substanz gilt das besondere Interesse. Androsteron ist neben Ätiocholanolon der wesentliche Metabolit des Testosterons. Der Plasma-Testosteronspiegel ist im Kindes- und Reifungsalter bis heute noch nicht faßbar. Daß die Androsteron-Ausscheidung die Leydigzell-Aktivität empfindlicher und spezifischer als die 17-Ketosteroid-Ausscheidung aufzeigt, konnte in eigenen Untersuchungen gezeigt werden (KNORR). Während einer Choriongonadotropinbehandlung steigt auch im Kindesalter die Androsteron-Ausscheidung signifikant an, während ein Anstieg der neutralen 17-Ketosteroide nicht statistisch zu sichern ist. Sicher ist aber Androsteron nicht nur testiculärer Herkunft, sondern wird auch von der Nebennierenrinde gebildet, bzw. aus Nebennierenrinden-Hormonen umgelagert. Auch das weibliche Geschlecht scheidet beträchtliche Mengen Androsteron aus. Androsteron besitzt als einziges Ketosteroid selbst noch einen deutlichen Androgeneffekt.

Tabelle 9. *Die Androsteron-Tagesausscheidung im Urin bei Jungen*

Altersgruppe	Bestimmungen n	Mittelwert $\bar{x}$ µg/d	max. Wert µg/d	min. Wert µg/d
1. Monat	10	40	85	13
1. Lebensjahr	27	34	72	11
2., 3. Lebensjahr	5	73	126	47
4., 5., 6. Lebensjahr	23	120	200	49
7., 8. Lebensjahr	17	232	430	77
9., 10. Lebensjahr	24	303	530	54
11. Lebensjahr	21	406	800	180
12. Lebensjahr	16	416	876	85
13. Lebensjahr	13	608	1510	246
14. Lebensjahr	13	748	1590	150
15. Lebensjahr	10	1449	2230	205
16. Lebensjahr	9	2535	4560	900
17. Lebensjahr	8	2433	3770	1440
Männer nach RUBIN		3360	4500	2220

Der Vergleich der Androsteronausscheidung bei Jungen und Mädchen läßt im Kleinkind- und im frühen Schulalter keine Unterschiede erkennen. In der Pubertät setzt bei Mädchen der steile Anstieg der Androsteron-Ausscheidung fast 2 Jahre früher als bei Jungen ein. Nach dem 14. Lebensjahr bleiben die Androsteronwerte der Mädchen wieder hinter den Werten der Jungen zurück. Eine

Tabelle 10. *Die Androsteron-Tagesausscheidung im Urin bei Mädchen*

Altersgruppe	Bestimmungen n	Mittelwert $\bar{x}$ µg/d	max. Wert µg/d	min. Wert µg/d
2., 3. Lebensjahr	3	86	93	77
4., 5., 6. Lebensjahr	24	157	302	70
7., 8. Lebensjahr	13	318	974	56
9., 10. Lebensjahr	12	484	955	182
11. Lebensjahr	12	449	787	133
12. Lebensjahr	8	464	881	96
13. Lebensjahr	3	877	1250	560
14. Lebensjahr	3	1148	1570	670
15. Lebensjahr	3	962	1505	513
16. Lebensjahr	3	2256	3070	1710
Frauen nach RUBIN		3800	4980	1930

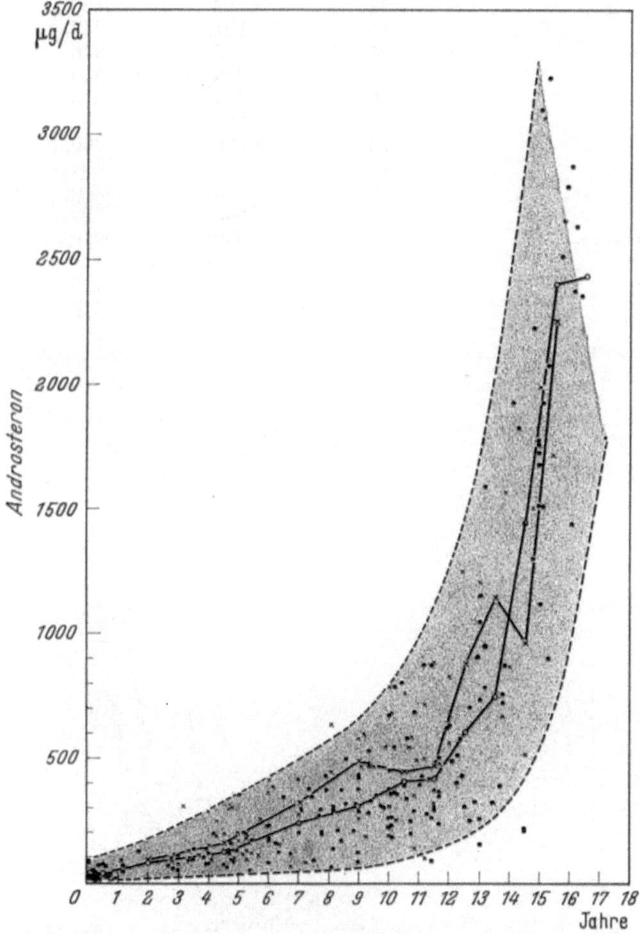

Abb. 3. Normalwerte der Tagesausscheidung von Androsteron im Urin. — ○ — Mittelwerte Jungen, — × — Mittelwerte Mädchen (durch kleine Altersgruppen unruhige Kurve), ● Einzelwerte Jungen, × Einzelwerte Mädchen. Getönte Fläche Normalwertbereich, welcher über 95 % der Einzelwerte umfaßt

starke Differenz der Androsteronausscheidung beider Geschlechter besteht in keiner Altersstufe.

4. Die Altersabhängigkeit der Ätiocholanolon-(Ätiocholan-3α-ol-17-on)Ausscheidung

Ätiocholanolon ist der zweite wesentliche Testosteronmetabolit. In einer eigenen Untersuchung bei einem Kind mit einem malignen Tumor wurde nach einmaliger parenteraler Zufuhr von Testosteron $^1/_6$ als Androsteron und $^1/_{12}$ als Ätiocholanolon im Urin wiedergefunden. Doch wird Ätiocholanolon auch in

Tabelle 11. *Die Ätiocholanolon-Tagesausscheidung im Urin in Abhängigkeit vom Lebensalter bei Jungen*

Altersstufe	Bestimmungen n	Mittelwert $\bar{x}\ \mu g/d$	max. Wert $\mu g/d$	min. Wert $\mu g/d$
1. Monat	10	18	31	3
1. Lebensjahr	27	16	56	5
2., 3. Lebensjahr	5	44	65	26
4., 5., 6. Lebensjahr	23	67	126	32
7., 8. Lebensjahr	17	124	267	32
9., 10. Lebensjahr	24	172	326	22
11. Lebensjahr	20	238	530	96
12. Lebensjahr	16	264	619	51
13. Lebensjahr	13	367	687	67
14. Lebensjahr	13	589	960	270
15. Lebensjahr	10	797	1400	275
16. Lebensjahr	9	1476	3230	307
17. Lebensjahr	8	1692	2999	1120
Männer (nach RUBIN)		3890	5070	2710

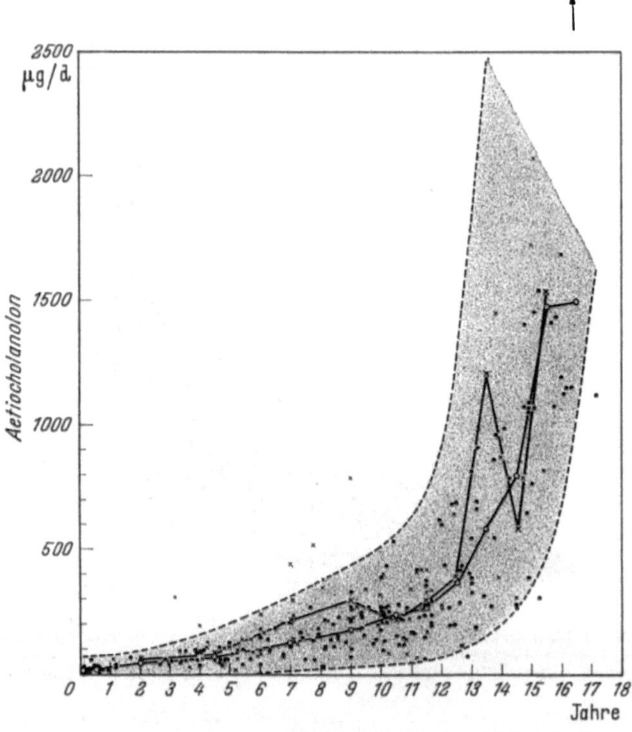

Abb. 4. Normalwerte der Tagesausscheidung von Ätiocholan-3αol-17on (Ätiocholanolon) im Urin. Zeichenerklärung s. Abb. 3

beachtlicher Menge aus Nebennierenrinden-Hormonen gebildet, denn sowohl das Kleinkind als auch der Kastrat scheidet größere Mengen dieses Steroides aus. Die hier gefundenen Werte liegen etwas niedriger als bei HUIS IN'T VELD. Der Verlauf der Kurve in Abhängigkeit vom Lebensalter ist jedoch gleichartig.

Tabelle 12. *Die Altersabhängigkeit der täglichen Ätiocholanolon-Ausscheidung im Urin bei gesunden Mädchen*

Altersstufe	Bestimmungen n	Mittelwert $\bar{x}\,\mu g/d$	max. Wert $\mu g/d$	min. Wert $\mu g/d$
2., 3. Lebensjahr	3	60	65	58
4., 5., 6. Lebensjahr	24	86	194	9
7., 8. Lebensjahr	13	210	514	64
9., 10. Lebensjahr	12	291	784	138
11. Lebensjahr	12	215	400	74
12. Lebensjahr	8	287	414	66
13. Lebensjahr	3	390	640	260
14. Lebensjahr	3	1204	1780	388
15. Lebensjahr	3	574	785	301
16. Lebensjahr	3	1535	1720	816
Frauen (nach RUBIN)		3050	4170	1930

5. Die Altersabhängigkeit der Ausscheidung von 11-Oxo-17-ketosteroiden

Als 11-Oxo-17-ketosteroide wird hier eine Gruppe stärker polarer 17-Ketosteroide mit einer Sauerstoffunktion an C_{11} zusammengefaßt. In dieser Gruppe ist enthalten 11-Keto-androsteron und 11-Keto-ätiocholanolon sowie 11-Hydroxy-androsteron und 11-Hydroxy-ätiocholanolon. Alle vier Steroide sind ausschließlich adrenaler Herkunft. Die Testes besitzen keine C_{11}-Hydroxylase.

Die 11-Oxo-17-ketosteroide steigen ziemlich parallel mit dem Körpergewicht an. In der Neugeborenenperiode liegt der Wert, bezogen auf das Körpergewicht, deutlich höher. Nach der physiologischen Nebennierenrinden-Involution der Neugeborenenperiode liegen die Werte in den folgenden Jahren relativ niedrig, um bis zum Schulalter die Relation 11-Oxo-17-ketosteroide/kg Körpergewicht des Erwachsenen knapp zu erreichen.

Tabelle 13. *Die Altersabhängigkeit der Tagesausscheidung von 11-Oxo-17-ketosteroiden bei Jungen*

Die Werte von RUBIN sind mit anderer Technik gewonnen und liegen viel höher als die eigenen

Altersstufe	Bestimmungen n	Mittelwert $\bar{x}\,\mu g/d$	max. Wert	min. Wert	$\mu g/kg$ Körper-Gew.
1. Monat	10	45	92	12	10
1. Lebensjahr	27	27	49	13	3,9
2., 3. Lebensjahr	5	57	99	26	4,5
4., 5., 6. Lebensjahr	23	89	268	35	5,1
7., 8. Lebensjahr	17	136	418	22	6,0
9., 10. Lebensjahr	24	171	242	44	6,3
11. Lebensjahr	15	217	380	69	6,9
12. Lebensjahr	16	187	418	51	5,3
13. Lebensjahr	13	245	408	125	6,5
14. Lebensjahr	13	271	421	98	6,5
15. Lebensjahr	10	282	631	148	5,9
16. Lebensjahr	9	361	630	79	6,7
17. Lebensjahr	8	399	612	159	6,8
Männer (nach RUBIN)		1910	1780	1200	

Tabelle 14. *Die Altersabhängigkeit der Tagesausscheidung von 11-Oxo-17-ketosteroiden bei Mädchen*

Altersgruppe	Bestimmungen n	Mittelwert $\bar{x}\,\mu g/d$	max. Wert $\mu g/d$	min. Wert $\mu g/d$	$\mu g/kg$ Körper-Gew.
2., 3. Lebensjahr	3	49	53	45	4,0
4., 5., 6. Lebensjahr	24	98	198	45	5,9
7., 8. Lebensjahr	13	141	272	58	6,3
9., 10. Lebensjahr	12	163	245	93	6,0
11. Lebensjahr	12	164	310	43	5,2
12. Lebensjahr	8	127	200	10	3,6
13. Lebensjahr	3	239	385	179	6,0
14. Lebensjahr	3	288	472	94	6,4
15. Lebensjahr	3	283	417	133	5,7
16. Lebensjahr	3	330	383	273	6,3
Frauen (nach RUBIN)		1770	2470	1070	

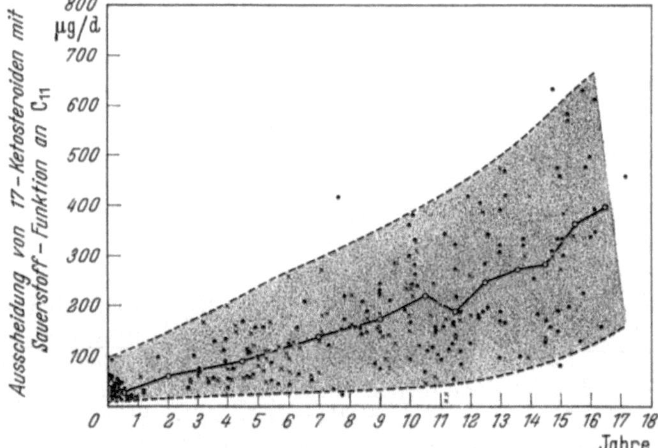

Abb. 5. Normalwerte der Tagesausscheidung der 11-Oxo-17-ketosteroide im Urin. Zeichenerklärung s. Abb. 3

Besprechung

Die quantitative Bestimmung der gebildeten oder ausgeschiedenen Sexualhormone wäre das objektive Maß für den Reifestatus eines Kindes. Die Oestrogenmengen im Urin von Mädchen der Vorpubertät sind nur mit großer Schwierigkeit faßbar. Das männliche Sexualhormon Testosteron wird im Urin praktisch nicht ausgeschieden. Die Testosteron-Plasmaspiegel der frühen Pubertät sind bis heute nicht meßbar.

Als bedingt repräsentativ für die endokrine Hodenfunktion wurde bisher die Ausscheidung der neutralen 17-Ketosteroide betrachtet. Die 17-Ketosteroide sind jedoch ein Gemisch von mindestens 7 Steroiden adrenaler und gonadaler Herkunft. Es läßt sich heute mit Sicherheit sagen, daß die 17-Hydroxycorticoide und die Gruppe der 11-Oxo-17-ketosteroide nur adrenalen Ursprungs sind. Es gibt keinen Androgenmetaboliten, der nur testiculärer Herkunft ist. Alle Androgenmetaboliten entstammen auch zu einem wesentlichen Anteil der Nebennierenrinde.

Im quantitativen Verhalten zeigen die Steroide rein adrenaler Herkunft einen kontinuierlichen Anstieg über das ganze Wachstumsalter, welcher etwa dem Körpergewicht parallel geht. Grundsätzlich anders verläuft die quantitative Entwicklung der Androgenmetaboliten Androsteron und Ätiocholanolon. Bis zum

Pubertätsbeginn steigt die Tagesausscheidung dem Körpergewicht parallel. Dann setzt ein steiler Anstieg mit Beginn der endokrinen Aktivität der Gonaden ein. Dieser Anstieg ist nicht auf das männliche Geschlecht begrenzt. Er findet sich etwas geringer ausgebildet auch bei Mädchen. Ein wesentlicher Anteil dieser Androgenmetaboliten entstammt der Nebennierenrinde. Um zu entscheiden, welches Steroid zur Beurteilung des Reifestatus besonders signifikant ist, soll die Ausscheidung im 16. Lebensjahr mit jener der Vorpubertät verglichen werden.

Tabelle 15. *Anstieg des Körpergewichts und der Tagesausscheidung von 17-OHCS, 17-KS, Androsteron, Ätiocholanolon und von 11-Oxo-17-ketosteroiden bis zum 16. Lebensjahr bei Jungen* Die Werte der Altersgruppe 4., 5. und 6. Lebensjahr wurden gleich 1 gesetzt

Körpergewicht	17-OHCS	17-KS	Androsteron	Ätiocholanolon	11-Oxo-17 KS
3,1	2,8	9,3	21	22	4,1

Tabelle 16. *Anstieg des Körpergewichts und der Tagesausscheidung von 17-OHCS, 17-KS, Androsteron, Ätiocholanolon und von 11-Oxo-17-ketosteroiden bei Mädchen bis zum 16. Lebensjahr.* Die Werte der Altersgruppe 4., 5. und 6. Lebensjahr wurden gleich 1 gesetzt

Körpergewicht	17-OHCS	17-KS	Androsteron	Ätiocholanolon	11-Oxo-17 KS
3,1	2,4	8,4	14	18	3,7

Somit ist der Nachweis der täglichen Androsteron- und Ätiocholanolon-Ausscheidung derzeit der exakteste Maßstab für die körpereigene Androgenproduktion. Die Bestimmung der neutralen 17-Ketosteroide bleibt an Spezifität wesentlich dahinter zurück.

Speziell beim Jungen ist der Nachweis der täglichen Androsteron- und Ätiocholanolon-Exkretion das gegenwärtig exakteste biochemische Reifemaß. Da ein Teil der Jungen vorwiegend Androsteron, ein kleinerer Teil vorwiegend Ätiocholanolon ausscheidet, müssen beide Steroide bestimmt werden.

Zusammenfassung

Es wurde bei 196 gesunden Jungen und bei 82 gesunden Mädchen die Tagesausscheidung von 17-Ketosteroide, 17-Hydroxycorticoiden (APPLEBY-GIBSON), Androsteron, Ätiocholanolon und die Gruppe der 11-Oxo-17-ketosteroide bestimmt.

Der bekannten Altersverteilung der 17-Ketosteroide kann die normale Altersverteilung der wahren 17-Hydroxycorticoide, des Androsteron, des Ätiocholanolon und der 11-Oxo-17-ketosteroide im 24-Std-Urin an die Seite gestellt werden. Neben der Altersabhängigkeit wurde die Tagesvarianz der einzelnen Steroide untersucht.

Die 17-Hydroxycorticoide und die 11-Oxo-17-ketosteroide, welche ausschließlich Nebennierenrinden-Hormonen entstammen, steigen über das Wachstumsalter parallel mit dem Körpergewicht an.

Die Androgenmetaboliten Androsteron und Ätiocholanolon steigen bis zum Pubertätsbeginn ebenfalls parallel dem Körpergewicht. Dann erfolgt ein sehr steiler Anstieg. Vom Kleinkindalter bis zum 16. Lebensjahr steigt die Androsteron-Auscheidung bei Jungen um den Faktor 21, bei Mädchen um den Faktor 14, die Ätiocholanolon-Ausscheidung bei Jungen um den Faktor 22, bei Mädchen um den Faktor 18. In der gleichen Zeit erhöht sich das Körpergewicht nur um den Faktor 3,1.

Die Androsteron- und Ätiocholanolon-Bestimmung gibt über die Androgensekretion empfindlicher und genauer Auskunft als die Bestimmung der neutralen 17-Ketosteroide.

Der Vergleich der Anstiegsfaktoren einzelner Steroide in der Pubertät zeigt, daß der Androgenzuwachs vom Androsteron und vom Ätiocholanolon am deutlichsten wiedergegeben wird. In dem Gemisch der neutralen 17-Ketosteroide ist der Androgenanstieg durch andere adrenale Steroide überlagert. Die quantitative Differenz des Androgenmetaboliten der beiden Geschlechter kommt in der Androsteron- und Ätiocholanolon-Bestimmung am besten zum Ausdruck. Diese Differenz geht in den neutralen 17-Ketosteroiden fast unter.

Die erhöhte Aussagekraft der selektiven Androsteron- und Ätiocholanolon-Bestimmung rechtfertigt für besondere Fragestellung den Einsatz der wesentlich aufwendigeren Methode.

Literatur

APPLEBY, J. I., G. GIBSON, J. K. NORYMBERSKI, and R. D. STUBBS: Indirect analysis of corticosteroids. Biochem. J. **60**, 453 (1955).

BEAS, F., R. P. ZURBRÜGG, J. CARA, and L. I. GARDNER: Urinary C_{17} steroids in normal children and adults. J. clin. Endocrin. **22**, 1090 (1962). — BIERICH, J. R.: Quantitative and qualitative determination of the androgenic steroids in newborn infants. Acta endocr. (Kbh.) **31**, 232 (1957). — BIRCHALL, K., D. M. CATHRO, C. C. FORSYTH, and F. L. MITCHELL: Separation and estimation of the adrenal steroids in the urine of newborn infants. Lancet **26** (1961). — BROOKSBANK, B. W. L., and A. SALCKANGAS: Fractional analysis of urinary neutral 17-ketosteroids in relation to age. Acta endocrin. (Kbh.) **30**, 231 (1959). — BULBROOK, R. D., F. C. GREENWOOD, and B. S. THOMAS: The isolation of androsterone and aetiocholanolone from the urine of oophorectomised-adrenalectomised women. Biochem. biophys. Acta (Amst.) **40**, 361 (1960).

CARLETTI, B., u. L. BRUNELLI: La chromatografia dei 17-chetosteroidi urinari nell'età infantile. Minerva pediat. X, 731 (1958). — CLAYTON, B. E., R. W. H. EDWARDS, and A. G. C. RENWICK: Adrenal function in children. Arch. Dis. Childh. **38**, 197 (1963). — COURCY, C. DE: Studies on the fractionation of urinary 17-ketosteroids in children. J. Endocr. **11**, 111 (1954).

DINERSTEIN, J., and J. T. JANMAN: Lack of a direct adrenotropic action of chorionic gonadotropin on the rat adrenal. Endocrinology **68**, 164 (1961). — DINGEMANSE, E., L. G. HUIS IN 'T VELD, and S. L. HARTOGH-KATZ: Clinical method for the chromatographic-colorimetric determination of urinary 17-ketosteroids. II. Normal adults. J. clin. Endocrin. **12**, 66 (1952). — DOBRINER, K.: Studies in steroid metabolism. XIX. The α-ketosteroid excretion pattern in normal males. J. clin. Invest. **32**, 940 (1953).

FREISLEDERER, W., I. BUTENANDT, I. BRÜNING u. G. WIDMAIER: Die Ausscheidung der C-17 ketogenen Steroide im Urin gesunder Kinder. Klin. Wschr. **37**, 817 (1959).

GARDNER, L. I.: Neutral 17-ketosteroids of plasma in children. Amer. J. Dis. Child. **86**, 331 (1953). — GRAY, C. H., J. B. LUNNON, M. H. POND, and S. L. SIMPSON: Steroid studies in normal and adipose children. J. clin. Endocr. **16**, 473 (1956). — GREEN, A. G., and C. N. PULVERTAFT: 17-Ketosteroid and 17-hydroxycorticosteroid excretion in patients with duodenal ulceration. J. brit. Soc. Gastroenterol. **3**, 327 (1962).

HAMBURGER, C.: Normal urinary excretion of neutral 17-ketosteroids with special reference to age and sex variations. Acta endocr. (Kbh.) **1**, 19 (1948). — HUIS IN'T VELD, L. G.: De Uitescheidung van Neutrale 17-Ketosteroiden, 17-Hydroxycorticosteroiden, Pregnandiol en 17,21-Dihydroxy-20-Ketosteroiden bij Jongens. Maandschr. Kindergeneesk. **28**, 398 (1960).

KÁDÁR, A., T. FEHÉR, and O. KOREF: Urinary excretion of individual 17-ketosteroids by normal children. Arch. Dis. Childh. **39**, 257 (1964).

KNORR, D.: Die Wirkung von Choriongonadotropin auf den Steroidhormon-Stoffwechsel des Kindes. Acta endocr. (Kbh.) Suppl. **84**. — KONISHI, F.: The relationship of urinary 17-Hydroxycorticosteroids to creatinine in obesity. Metabolism, **13**, 847 (1964).

LEACH, R. B., and W. O. MADDROCK: Clinical studies of testicular hormone production. Recent Progr. Hormone Res. **12**, 377 (1956).

MASUDA, M., and T. H. HOLMES: Studies on ketosteroids in urine of normal children using alumina chromatographic fractionation. Pediatrics **19**, 424 (1957).

OERTEL, G. W., u. E. KAISER: Bestimmung von Testosteron im peripheren Plasma junger Männer. Acta endocr. (Kbh.) **37**, 237 (1961).

PROUT, M., and A. H. SNAITH: Urinary extrection of 17-ketosteroids in children. Arch. Dis. Childh. **33**, 301 (1958).

RUBIN, B. L., R. DORFMAN, and G. PINCUS: Quantitative determination of seven urinary 17-ketosteroids. Recent Progr. Hormone Res. **9**, 213 (1954).

SCHWENK, A., u. E. SCHWENK: Die 17-Ketosteroid-Ausscheidung bei Jungen und Mädchen des Pubertätsalters in Abhängigkeit von Reifestand. Z. Kinderheilk. **71**, 580 (1952). — SHARP, G. W. G., S. A. SLORACH, and H. J. VIPOND: Diurnal rhythms of keto- and ketogenic steroid excretion and the adaption to changes of the activity-sleep routine. J. Endocr. **22**, 377 (1961). — STRÖDER, J., H. ZEISEL u. E. KÖLITZ: Die Harnausscheidung an Corticosteroiden und 17-Ketosteroiden während des Kindesalters. Klin. Wschr. **30**, 980 (1952).

TALBOT, N. B., A. M. BUTLER, R. A. BERMAN, P. M. RODRIQUEZ, and E. A. McLACHLAN: Excretion of 17-ketosteroids by normal and by abnormal children. Amer. J. Dis. Child. **65**, 364 (1943).

VOSS, G.: Über die qualitativen Veränderungen der Harn-17-Ketosteroide im Verlauf des Kindesalters. Dissertation, Hamburg 1956.

WILKINS, R. B., and L. D. CARLSON: Qualitative studies of neutral 17-ketosteroids in normal subjects. J. clin. Endocr. **12**, 647 (1952).

ZEISEL, H., u. M. PRESSLER: Die Corticoide und neutralen C_{17}-Ketosteroide im Harn des Kindes. Z. Kinderheilk. **72**, 675 (1953). — ZIMMERMANN, W.: Chemische Bestimmungsmethoden von Steroidhormonen in Körperflüssigkeiten, S. 64. Berlin-Göttingen-Heidelberg: Springer-Verlag 1955. — ZIMMERMANN, W., J. WENNEMANN u. E. KAISER: Tagesschwankungen der 17-Ketosteroidausscheidung im Harn. Endokrinologie **43**, 215 (1962).

Physiologie des Gasaustausches in der Placenta des Menschen

Von

H. Bartels und H. Wulf

Mit 11 Abbildungen

I. Einleitung

Über den Gasaustausch zwischen Fet und Placenta sind für den Menschen aus methodischen Gründen die überwiegende Anzahl von Untersuchungen während der Geburt durchgeführt. Da etwa nach der Hälfte der Schwangerschaft sich die Placenta nicht mehr wesentlich vergrößert, der Fetus aber sein Gewicht noch etwa versechsfacht, ist mit Sicherheit anzunehmen, daß während dieses zweiten Abschnitts der Schwangerschaft wichtige und interessante Anpassungen des Austauschorgans stattfinden (z. B. Verkleinerung der Diffusionsstrecken für den Stoffaustausch in der Placenta). Leider sind unsere Kenntnisse über diese Vorgänge so gering, daß man versucht ist, aus Tierexperimenten Befunde zu übernehmen. Die Schwierigkeiten bei diesem Vorgehen bestehen in der Ungewißheit, ob Analogieschlüsse auf den Menschen gerechtfertigt sind. Die meisten physiologischen Untersuchungen über den Gasaustausch beim Säuger vor der Geburt sind an Schafen und Ziegen gemacht worden. Da diese Tiere eine andere Placentaform als der Mensch haben, scheiden sie fast vollkommen für unsere Fragestellungen aus. An Primaten, die wie der Mensch eine hämochoriale Placenta haben, fehlen Messungen über den Gasaustausch, aber wichtige Ergebnisse sind über den Blutkreislauf in der Placenta erzielt worden, so daß wir Genaueres über den Weg des arteriellen mütterlichen Blutes durch die Placenta wissen und zusammen mit den Kenntnissen über die Gefäßarchitektur der Zotten versuchen können, eine Vorstellung über den Vorgang des Gasaustausches in der Placenta zu bekommen.

Aus den genannten Gründen kann es sich im folgenden nur darum handeln, die bekannten Tatsachen über die Gastransportfunktion des Blutes darzulegen und auf den Gasaustausch in der Placenta anzuwenden. Eine Zusammenstellung der wichtigsten Meßdaten über den Gasaustausch soll dann im Zusammenhang mit den Kenntnissen über die Gastransportfunktion des Blutes besprochen werden. Abschließend können dann die neueren anatomischen und kreislaufdynamischen Ergebnisse mitverarbeitet werden, um unsere gegenwärtigen Vorstellungen über den Vorgang des Gasaustausches in der Placenta des Menschen zu entwickeln.

II. Gastransport in Flüssigkeiten

Der für das Leben der meisten Tiere und des Menschen notwendige Sauerstoff der Atmosphäre übt einen Druck von etwa 150 Torr auf Meereshöhe aus. Die Diffusionsgeschwindigkeit des Sauerstoffs ist in Wasser etwa 3 Millionen mal geringer als in Luft. Diese physikalischen Gesetzmäßigkeiten machen es verständlich, daß die Entstehung vielzelliger Organismen zwei wichtige biologische Entwicklungen voraussetzte. 1. ein Kreislaufsystem, das die durch Diffusion zu versorgende Zelleinheit klein bleiben läßt und 2. ein Transportmittel für O_2 und CO_2,

das ein der Größe des Stoffwechsels angepaßtes Fassungsvermögen für diese Gase
besitzt. Das erforderliche Fassungsvermögen ist durch die Entstehung schwermetallhaltiger Chromoproteide, bei allen Säugetieren durch das eisenhaltige
Hämoglobin, erreicht worden. Das Hämoglobin bindet beim Menschen etwa
70 mal mehr Sauerstoff, als in physikalischer Lösung möglich wäre, für CO_2 erhöht
es die Transportfähigkeit durch chemische Bindung um das Zwei- bis Dreifache.
Darüber hinaus hat es die wichtige Fähigkeit, nicht nur mehr Gase aufzunehmen
als in Wasser möglich wäre, sondern diese auch besser abzugeben, als es in Wasser
geschehen könnte. Über diese als *Atmungsfunktion des Blutes* (BARCROFT) bezeichnete Leistung muß ausführlicher berichtet werden, um das, was wir vom Vorgang
des Gasaustausches in der Placenta wissen, verstehen zu können.

A. Physikalische Lösung der Gase im Blut

Die gelöste Menge des Gases (O_2, CO_2 und N_2) hängt ab von dem Druck dieser
Gase in der über der Flüssigkeit befindlichen Gasphase. Die Art des Gases und der

Tabelle 1. *Gasdrucke und Prozentanteile im Alveolargas und arteriellen Blut des Menschen sowie
Bunsenscher Absorptionskoeffizient für O_2, CO_2 und N_2*

		O_2	CO_2	N_2
Alveolargas	p (Torr)	100	40	573
	Vol.-%	14,0	5,7	80,3
Blut	p (Torr)	100	40	573
	Vol.-% physikalisch gelöst	0,31	2,7	0,9
	α (37° C)	0,0237	0,513	0,012
	Vol.-% chemisch gebunden	~20	~46	0,9

Flüssigkeit sowie deren Temperatur berücksichtigt der Bunsen'sche Absorptionskoeffizient. Er gibt an, wieviel ml Gas/ml Flüssigkeit bei 760 Torr Gasdruck bei
einer bestimmten Temperatur gelöst sind. Die Tab. 1 gibt einige quantitative
Angaben für das Alveolargas und das arterielle Blut des Menschen. Man sieht, daß
maximal nur 0,3 ml O_2/100 ml Blut in die Gewebe transportiert werden könnte
und von dort nur etwa 2,7 ml CO_2/100 ml Blut abtransportiert werden könnten,
wenn keine chemische Bindung vorhanden wäre.

B. Die chemische Bindung der Gase im Blut

1. Sauerstoff. O_2 wird an das Fe^{++}-Atom im Häm des Hämoglobins (Hb) gebunden, ohne daß sich die Wertigkeit des Fe ändert; man spricht deshalb von
Oxygenation. Der Grad der Oxygenierung hängt in erster Linie vom O_2-Druck ab.
Abb. 1 zeigt die Beziehung der O_2-Sättigung zum O_2-Druck. Man sieht, daß bei
100 Torr O_2-Druck, wie er z. B. beim Menschen auf Meereshöhe etwa im arteriellen
Blut herrscht, das Hb in den Erythrocyten zu 98% mit O_2 beladen ist. Auch bei
50 Torr ist das Hb noch zu 80% O_2-gesättigt, so daß auch in großen Höhen bis
5000 m noch eine ausreichende Sauerstoffaufnahme durch die Lunge ins Blut
möglich ist. Bei weiterem Absinken des O_2-Druckes nimmt aber die O_2-Beladung
stark ab, so daß bei 25 Torr das Hb nur noch zu 50% gesättigt ist. Das sich in der
S-Form der O_2-Bindungskurve ausdrückende Verhalten des Hb wird auf die hohe
Hb-Konzentration im Erythrocyten und eine gegenseitige Beeinflussung von
je 4 Hb-Molekülen (Häm-häm-interaction) zurückgeführt. Die starke Abnahme der
O_2-Bindungsfähigkeit im Bereich um 25 Torr ermöglicht eine große O_2-Abgabe ins
Gewebe mit kleinen Druckänderungen im Blut, so daß das Druckgefälle zwischen

Blut und Gewebe, die treibende Kraft für den Gasaustausch, hochgehalten werden kann. So ist eine ausreichende O_2-Aufnahme bei großer Variation des O_2-Druckes in der Luft mit einer ausreichenden Abgabemöglichkeit für Sauerstoff an die

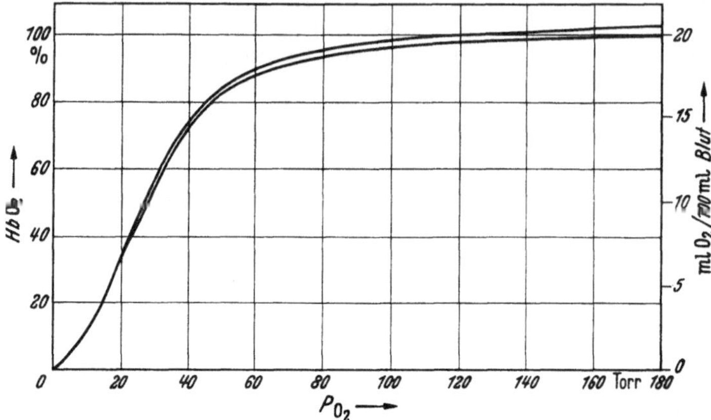

Abb. 1. Sauerstoffdissoziationskurve des Blutes mit Anteil des physikalisch gelösten Sauerstoffs (obere Kurve). Abscisse: O_2-Druck in Torr. Ordinaten: links: prozentuale O_2-Sättigung des Hämoglobins, rechts: ml O_2/100 ml Blut

Gewebe kombiniert. Es ist jedoch für die günstige Abgabemöglichkeit von Sauerstoff an die Gewebe nicht nur die Steilheit der Kurve ($\Delta S/\Delta p$) wichtig, sondern auch, daß diese große Sättigungsänderung mit kleiner Druckänderung bei relativ hohen O_2-Drucken stattfindet, d. h., daß die Kurve relativ weit rechts liegt. Für die quantitative Betrachtung des Gasaustausches in der Lunge und Placenta ist es wichtig, außer der prozentualen O_2-Sättigung des Blutes auch die absolute Menge des gebundenen oder abgegebenen Sauerstoffs zu kennen. In Abb. 1 ist deshalb eine zweite Ordinate (rechts) mit der Angabe ml O_2/100 ml Blut für den gesunden Mann aufgetragen. Da der Hb-Gehalt des Weibes durchschnittlich niedriger ist, ist die maximal bindbare O_2-Menge von 100 ml Blut (O_2-Kapazität) nur etwa 17—18 ml, beim Manne 20—21 ml. Beim lungengesunden Anämiker beträgt die arterielle O_2-Sättigung wie beim Gesunden etwa 97%, aber der O_2-Gehalt seines arteriellen Blutes wird je nach dem Grad der

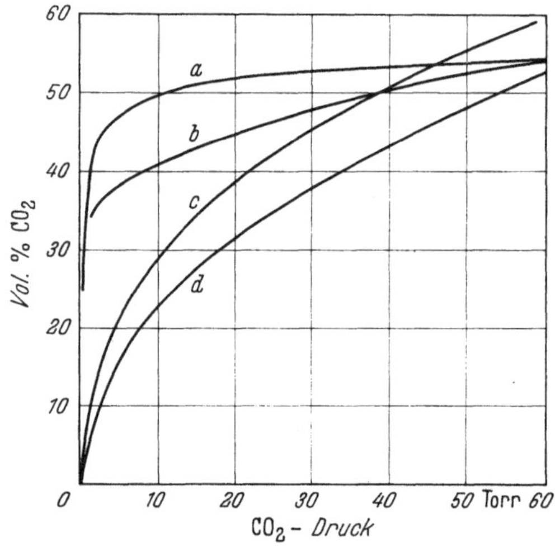

Abb. 2. CO_2-Dissoziationskurven von einer 0.024 M NaHCO$_3$-Lösung (a), abgetrenntem Plasma (b) und desoxygeniertem (c) bzw. oxygeniertem (d) Blut

Anämie geringer sein (also z. B. bei 50% Hb der Norm nur etwa 10 ml/100 ml Blut gegenüber etwa 20 ml beim Gesunden).

Die Temperaturabhängigkeit der O_2-Bindung im Blut ist für den homoiothermen Menschen unter physiologischen Bedingungen praktisch bedeutungslos.

2. Kohlendioxyd. CO_2 wird chemisch auf zwei verschiedene Arten im Blut gebunden. 1. als Bicarbonat an Kalium und Natrium und 2. direkt an das Hämoglobin durch Anlagerung an eine NH_2-Gruppe. Im Gegensatz zu einer Bicarbonatlösung, die bei Erniedrigung des CO_2-Druckes nur die Hälfte ihres chemisch gebundenen CO_2 abgeben kann, wird vom Blut praktisch alles CO_2 abgegeben (Abb. 2). Es liegt dies daran, daß die Bluteiweiße und besonders das Hämoglobin als Ampholyte bei abnehmendem CO_2-Druck immer neue H-Ionen zur Bildung von H_2CO_3 zur Verfügung stellen. Die Umwandlung von H_2CO_3, in wäßrigerLösung ein langsamer Prozeß, der den Bedürfnissen des Körpers nie entsprechen könnte, wird durch das Ferment Carboanhydratase katalysiert, so daß die Umwandlung von aus dem Gewebe kommender CO_2 zu H_2CO_3 in den Capillaren rasch genug erfolgt, um genügend aufzunehmen. In den Lungencapillaren wird die umgekehrte Reaktion katalysiert, um gleich große Mengen rasch in den Alveolarraum abgeben zu können. Aus der Abb. 2 kann man entnehmen, daß im Bereich physiologischer CO_2-Drucke bei einer Druckdifferenz von z. B. 5 Torr etwa 2 Vol.-% CO_2 vom Blut aufgenommen oder abgegeben werden können.

C. Beeinflussung des O_2-Transportes durch die CO_2-Bindung

Die Aufgabe des Blutes in den Gewebscapillaren besteht unter anderem darin, Sauerstoff abzugeben und CO_2 aufzunehmen; in der Lunge gilt das umgekehrte, und in der Placenta hat das fetale Blut die Aufgabe des Gewebes und das mütterliche Blut diejenige der Gewebscapillaren.

Die Abgabe des Sauerstoffs aus dem Capillarblut bzw. aus dem mütterlichen Blut in der Placenta wird durch die abnehmende O_2-Bindungsfähigkeit des Hämoglobins mit zunehmender CO_2-Beladung begünstigt. In Abb. 3 sind Sauerstoffdissoziationskurven bei verschiedenen CO_2-Drucken des Blutes dargestellt. Man

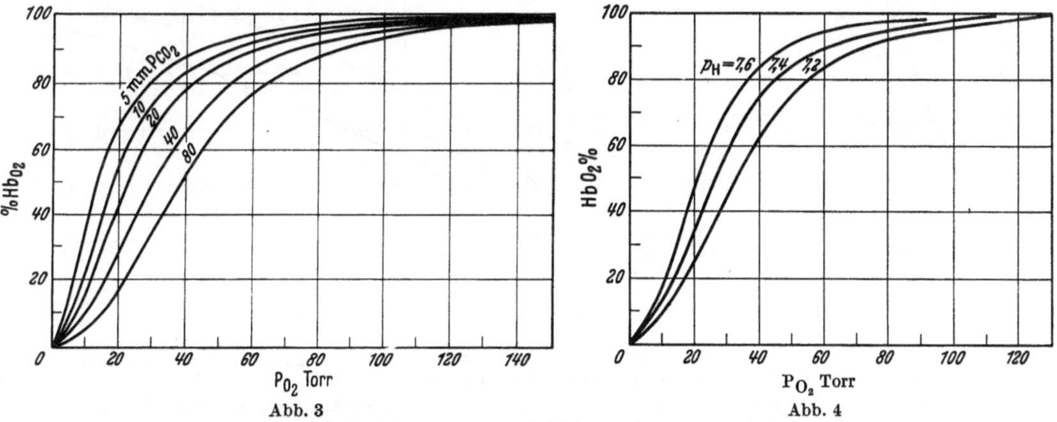

Abb. 3. O_2-Dissoziationskurven des Blutes für unterschiedliche CO_2-Drucke

Abb. 4. O_2-Dissoziationskurve des Blutes für unterschiedliche pH-Werte

erkennt, daß bei einem bestimmten O_2-Druck, beispielsweise 30 Torr, die Bindungsfähigkeit des Hb für Sauerstoff um fast 10% abnimmt, wenn der CO_2-Druck von 40 auf 50 Torr zunimmt.

Man nennt diese Veränderung der O_2-Bindungsfähigkeit in Abhängigkeit vom CO_2-Druck den Bohr-Effekt. Eine allgemeinere Aussage bekommt man, wenn man sich auf Änderungen des pH-Wertes bezieht, da letzten Endes die Reaktion des Blutes die O_2-Bindungsfähigkeit des Hb beeinflußt (Abb. 4).

Für das mütterliche Blut im intervillösen Raum wird beim Gasaustausch mit fetalem Blut also nicht allein die sich in der Versteilerung der O_2-Dissoziationskurve des Blutes ausdrückende Zunahme der O_2-Abgabefähigkeit von Bedeutung sein, sondern durch die Aufnahme von Säuren aus dem fetalen Blut wird die effektive O_2-Bindungskurve beim Austausch noch versteilert, d. h. die O_2-Abgabe wird noch verbessert, $\Delta SO_2/\Delta PO_2$ nimmt zu (Abb. 5) und bei einem bestimmten O_2-Druck ist mehr O_2 abgegeben als ohne diesen Effekt möglich wäre abzugeben.

D. Beeinflussung des CO_2-Transportes durch die O_2-Bindung

Ähnlich wie die CO_2-Bindung den O_2-Transport (Aufnahme oder Abgabe) beeinflußt, wirkt auch die O_2-Bindung auf den CO_2-Transport. In Abb. 2 sind zwei CO_2-Dissoziationskurven für Blut gezeigt, die eine ist diejenige oxygenierten Blutes (d) und die andere diejenige desoxygenierten Blutes (o). Das bedeutet, daß die Bindungsfähigkeit des Blutes für CO_2 in dem Maße zunimmt, wie die O_2-Beladung abnimmt und umgekehrt (Christiansen-Douglas-Haldane-Effekt). Betrachten wir analog der O_2-Abgabe in den Gewebscapillaren oder dem intervillösen Blut (Abb. 5) die CO_2-Aufnahme in dieses Blut, so können wir auch hier anhand einer effektiven CO_2-Dissoziationskurve den CO_2-Austausch

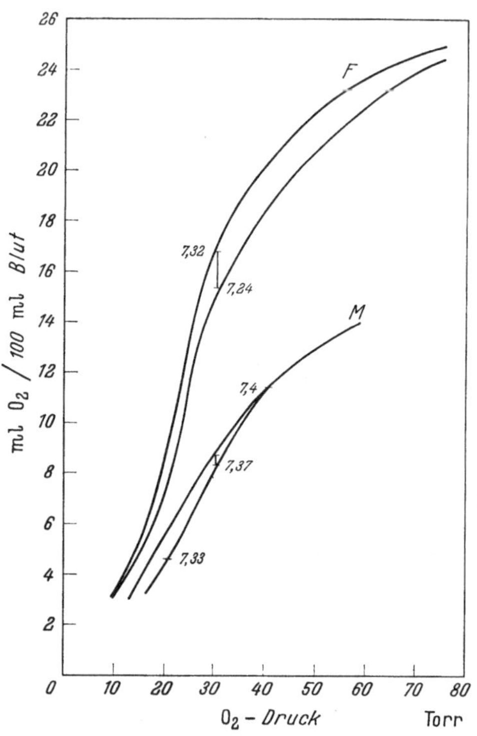

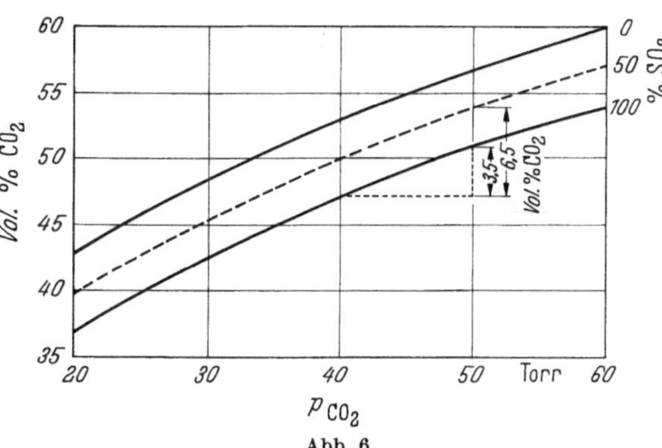

Abb. 5   Abb. 6

Abb. 5. Mütterliche (*M*) und fetale (*F*) O_2-Dissoziationskurven bei verschiedenen pH-Werten. Gezeigt ist die doppelte Wirksamkeit des Bohreffektes und der Effekt der größeren Sauerstoffkapazität des fetalen Blutes im Hinblick auf den Sauerstofftransport von mütterlichem ins fetale Blut

Abb. 6. Abschnitte von CO_2-Dissoziationskurven bei 0, 50 und 100% Sauerstoffsättigung des Blutes. Die durch die 50%ige Entsättigung des Blutes zusätzlich aufnehmbare CO_2-Menge ist eingezeichnet

quantitativ verstehen (Abb. 6). Die effektive Kurve läuft steiler als die Dissoziationskurve bei einer bestimmten O_2-Sättigung. Ohne den genannten Effekt wären bei 10 Torr CO_2-Druckunterschied nur 3,5 Vol.-% CO_2 zu binden bzw. abzugeben, durch den Christiansen-Douglas-Haldane-Effekt (CDH-Effekt) sind es in diesem Falle 6,5 Vol.-%. Es kann also analog dem Bohr-Effekt beim Sauerstoff pro CO_2-Druckdifferenz mehr CO_2 gebunden oder abgegeben werden.

E. Die Pufferung des Blutes

Die beim Stoffwechsel entstehenden sauren Produkte, vor allem Kohlendioxyd und die Abbauprodukte des Zuckerstoffwechsels müssen im Blut transportiert werden, sie führen zur Vermehrung der H-Ionen. Die Pufferfähigkeit des Blutes ist aber so groß, das das venöse Blut aus Organen mit hohem Stoffwechsel (z. B.

arbeitender Muskel) nur wenig saurer (7,2—7,3) ist als das einfließende arterielle Blut (7,4). Das liegt daran, daß alle Blut-Eiweiße Puffercharakter haben und in Sonderheit das Hämoglobin (s. oben). Das Hämoglobin ändert jedoch seine Pufferfähigkeit außerdem noch in Abhängigkeit von der O_2-Beladung, so daß es um so saurer ist, je mehr es mit O_2 gesättigt ist. In diesem Zustand bindet es im Blut mehr Alkali als desoxygeniert, dies ist die chemische Grundlage des CDH-Effektes. Außer den Eiweißen ist dann das Alkalibicarbonat der wichtigste Puffer, der nicht flüchtige Säuren wie z. B. Milchsäure abpuffert, die frei werdende flüchtige Kohlensäure kann dann, da sie atmungsregulatorisch wirksam ist, abgeatmet werden. Damit haben wir aber die Besprechung der eigentlichen Puffereigenschaften des Blutes schon überschritten. Die Atmung und die Niere sind im Hinblick auf die Pufferung Regulationssysteme, die durch mehr oder weniger große Ausscheidung von CO_2 bzw. H-Ionen die Reaktion des Blutes konstant erhalten können, die Niere kann zusätzlich noch den Alkaligehalt des Blutes durch Veränderung der Ausscheidungsgröße beeinflussen.

F. Besonderheiten des Gastransportes in der Placenta

1. **O_2-Bindungseigenschaften des fetalen und mütterlichen Blutes** (Zusammenfassende Übersichten z. B. BARTELS, MOLL und METCALFE 1963, WULF 1960). Die O_2-Dissoziationskurve des fetalen Blutes liegt beim Geburtstermin links von derjenigen des Erwachsenen. Die O_2-Affinität [die wir durch den Halbsättigungsdruck ausdrücken können (T_{50})] ist also höher. Die Ursache für dieses Verhalten hat man im fetalen Hämoglobin gesucht (BEER et al. 1957), da mit dem Abbau des fetalen Hämoglobins auch die Affinität abnimmt (s. Beitrag RIEGEL). Die biologische Bedeutung der unterschiedlichen O_2-Affinität muß man darin sehen, daß dadurch eine höhere O_2-Sättigung des fetalen Blutes in der Placenta erreicht werden kann. Man sieht (Abb. 7), daß z. B. bei 30 Torr die O_2-Sättigung des fetalen Blutes etwa 13% höher ist als diejenige des mütterlichen. Berücksichtigt man noch, daß die O_2-Kapazität des fetalen Blutes erheblich höher ist als diejenige des mütterlichen, so ergibt sich, daß beim gleichen O_2-Druck von 30 Torr im fetalen Blut 18 Vol.-% O_2 und im mütterlichen nur 8 Vol.-% O_2 enthalten sind (Abb. 5).

2. **Der Bohr-Effekt in der Placenta.** Da in der Placenta der Sauerstoff zwischen zwei Blutphasen ausgetauscht wird, kommt der Bohr-Effekt dort doppelt zur Wirkung. Das fetale Blut gibt CO_2 und fixe Säuren ans mütterliche Blut ab und wird dadurch alkalischer, seine O_2-Bindungsfähigkeit nimmt dadurch zu, die O_2-Affinität des mütterlichen Blutes wird durch die Aufnahme dieser sauren Stoffwechselprodukte erniedrigt und damit die O_2-Abgabe an den Feten verbessert (s. Abb. 5). Dieser Effekt bewirkt bei 30 Torr z. B. eine Mehraufnahmemöglichkeit des fetalen Blutes von über 2 Vol.-% O_2.

3. **Der CO_2-Transport in der Placenta.** Der CO_2-Gehalt des Blutes bei 37° C und 40 Torr CO_2-Druck, O_2-gesättigt (T_{40}), ist bei der schwangeren Frau um etwa

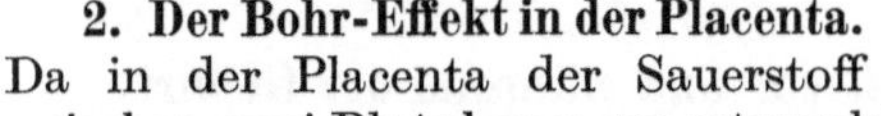

Abb. 7. O_2-Dissoziationskurven des mütterlichen (M) und fetalen (F) Blutes

5 Vol.-% erniedrigt, das fetale Blut liegt dann noch einmal um etwa 6 Vol.-% niedriger (Abb. 8). Betrachten wir den Austausch zwischen fetalem und mütterlichem Blut, so müssen wir zusätzlich den CDH-Effekt in beiden Blutarten berücksichtigen. In Abb. 9 ist versucht, die Verhältnisse anschaulich zu machen. Fetales und mütterliches Blut verändern während des O_2-Austausches auch die Bindungsfähigkeit für CO_2, diejenige des mütterlichen nimmt ab, diejenige des fetalen nimmt zu. Dies ist primär ungünstig für die CO_2-Abgabe aus dem fetalen Blut, weil bei einem bestimmten CO_2-Druck

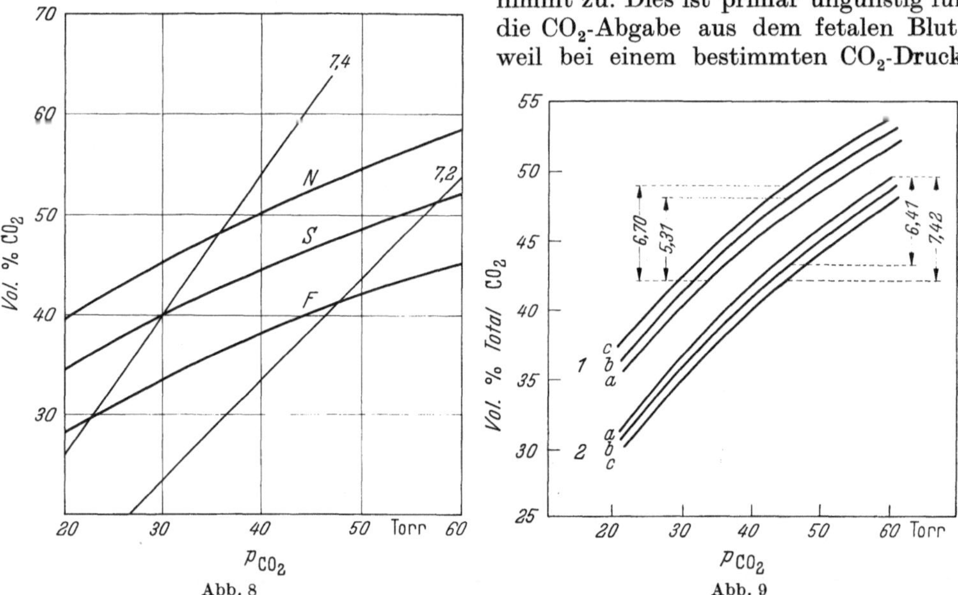

Abb. 8   Abb. 9

Abb. 8. Abschnitte von CO_2-Dissoziationskurven vom Blut nichtschwangerer (N), schwangerer (S) Frauen und von fetalem Blut (F). Iso-pH-Linien von pH 7, 4 und pH 7,2 sind eingezeichnet

Abb. 9. CO_2-Dissoziationskurven von mütterlichem (*1a, b* und *c*) und fetalem (*2a, b* und *c*) Blut. *1a*, mütterliche Kurve bei 98% O_2-Sättigung. *1b*, mütterliche Kurve bei 54% O_2-Sättigung und erniedrigtem Standardbicarbonat. *1c*, mütterliche Kurve bei 54% O_2-Sättigung und einem Standardbicarbonatwert des arteriellen Blutes. *1a*, fetale Kurve bei 14% O_2-Sättigung und dem Standardbicarbonatwert des Blutes der Arteria umbilicalis, *2b*, fetale Kurve des Blutes bei 48% O_2-Sättigung und dem Standardbicarbonatgehalt des Blutes der Vena umbilicalis. *2c*, fetale Kurve bei 48% Sauerstoffsättigung und dem Standardbicarbonatgehalt des Blutes in der Arteria umbilicalis. Die Kurven zeigen, daß der Haldane-Effekt (zunehmende CO_2-Bindungsfähigkeit mit abnehmender O_2-Sättigung) durch den Übertritt von Säuren vom fetalen ins mütterliche Blut vermindert wird. Kurven *1a* und *1b* sowie *2a* und *2b* bezeichnen die physiologischen Bedingungen, Kurven *1c* und *2c* sind zum Vergleich eingezeichnet

mehr CO_2 chemisch gebunden wird, ebenso ungünstig für die CO_2-Aufnahme des mütterlichen Blutes ist dessen Herabsetzung der Bindungsfähigkeit. Im günstigen Sinne für die CO_2-Abgabe aus fetalem ans mütterliche Blut wirkt aber der CDH-Effekt, da er die CO_2-Bindungsfähigkeit des fetalen Blutes vermindert und diejenige des maternen Blutes erhöht.

III. Blutgaswerte bei Mutter und Fet vor und während der Geburt

A. Methodische Vorbemerkungen

Exakte mengenmäßige Aussagen über den Gasaustausch in der Placenta konnten erst nach Einführung zuverlässiger Methoden für die Blutgasanalyse (van Slyke 1917) gemacht werden.

Vorher waren nur qualitative Angaben oder vergleichende Messungen mit relativen Werten möglich. So deutete Scheel (1798/99) den Farbunterschied zwischen dem hellroten Nabelschnurvenenblut und dem dunkleren Arterienblut als Ausdruck eines eigenen O_2-Verbrauchs des Feten. Zweifel konnte 1876 im Nabelschnurblut vor dem ersten Atemzug der Neugeborenen die typischen Absorptionsbanden des Oxyhämoglobins mit dem Spektroskop nachweisen.

Die Gasgehalte sind vorwiegend mit manometrischen und volumetrischen Verfahren bestimmt worden.

Für die Beschreibung des Gasaustausches durch die Placentarmembranen ist die Kenntnis der treibenden Kräfte, der Gasdrucke, wie bereits dargelegt (s. oben), erforderlich. Der O_2-Druck wird mit Elektroden potentiometrisch (BARTELS 1951) oder polaromatrisch (CLARK et al. 1953) ermittelt. Der Kohlensäuredruck wird vielfach aus gemessenem pH-Wert und Kohlensäuregehalt mit Hilfe der Henderson-Hasselbalch-Gleichung berechnet. Bewährt hat sich jetzt auch ein Verfahren von ASTRUP (1957) sowie die Kohlensäure-Druck-Elektrode (SEVERINGHAUS und BRADLEY 1958, GLEICHMANN et al. 1960).

Die Messung des pH-Wertes erfolgt elektrometrisch mit Glaselektroden. Zur weiteren Kennzeichnung des Säure-Base-Haushaltes ist die Bestimmung des Standardbicarbonates und evtl. des Basenüberschusses (ASTRUP et al. 1960) erforderlich.

Die Frage des Sauerstoff- und Kohlensäurebindungsvermögens im mütterlichen und fetalen Blut wird anhand von Dissoziationskurven (s. oben) untersucht. Für ihre Konstruktion stehen In-vivo-Verfahren (Messung der aktuellen Spannungs-, pH- und Sättigungswerte) und In-vitro-Methoden (Messung der O_2-Sättigung und des pH-Wertes nach Äquilibrierung mit geeigneten O_2-, CO_2- und N_2-Drucken) zur Verfügung. Neuerdings liefert auch die photometrische Registrierung des Aufsättigungsverlaufes in einem Blutausstrich brauchbare Werte (NIESEL und THEWS 1961).

B. Gaszusammensetzung im Alveolarvolumen und im Blut der Mutter

Einzige Sauerstoffquelle für den Feten ist das Blut der Mutter, die produzierte Kohlensäure kann nur über das mütterliche Blut ausgeschieden werden. Ausgangspunkt einer quantitativen Analyse des Gasaustausches in der Placenta muß demnach die Bestimmung der Gasmengen im Arterien- und Venenblut der Mutter sein. Die arteriellen Blutgaswerte der Mutter werden wesentlich durch die alveolare Ventilation beeinflußt.

1. **Die alveolare Ventilation** ist während der Schwangerschaft erhöht (ZUNTZ 1908/1910, CUGELL et al. 1953). Ursache ist wahrscheinlich eine progesteroninduzierte Umstimmung des Atemzentrums (LOESCHCKE und SOMMER 1944, HEERHABER et al. 1948, WILBRAND und LÖHR 1955). Die Erregbarkeit des Atemzentrums — Ventilationssteigerung pro Einheit des veränderten CO_2-Druckes — nimmt zu und die Erregungsschwelle sinkt. Es entsteht die *Schwangerschaftshyperventilation* mit Erhöhung des Atemminutenvolumens um etwa 40% (die Frequenz steigt um etwa 30%) bei Einschränkung der Reservevolumina und unveränderter Vitalkapazität. Die vergrößerten Atemvolumina führen zu charakteristischen Veränderungen der alveolaren Gaskonzentrationen. Der alveolare O_2-Druck steigt auf etwa 110 Torr (auf Meereshöhe) und der alveolare Kohlensäuredruck ist auf etwa 32 Torr erniedrigt (HASSELBALCH 1912, ROWE 1923, DÖRING und LOESCHCKE 1947, ROSSIER und HOTZ 1953, GOODLAND et al. 1954, BOUTOURLEINE-YOUNG und BOUTOURLEINE-YOUNG 1956, WULF 1963).

2. **Die arteriellen und venösen CO_2- und pH-Werte der Mutter** sind entsprechend den alveolaren Konzentrationen verändert (HASSELBALCH und GAMMELTOFT 1912, NICE et al. 1936, ROSSIER und HOTZ 1953, ROSSIER et al. 1958, WEISBORT et al. 1958, VEDRA 1959, ROOTH et al. 1962, SJÖSTEDT 1962, BRUNS et al. 1961, PRYSTOWSKY et al. 1961, SCHREINER und BÜHLMANN 1962, WULF 1962a u. b). Die CO_2-Druckabnahme beträgt am Ende der Gravidität 4—9 Torr (Tab. 2), wenn man 40 Torr als Normalwert ansetzt. Die Hyperventilation und die dadurch entstehende Hypokapnie beginnt schon im 2. Schwangerschaftsmonat. SJÖSTEDT (1962) konnte schon in der 10. Schwangerschaftswoche eine Verschiebung des arteriellen pH-Wertes nach der alkalischen Seite feststellen. Zum Beginn des dritten Schwangerschaftsdrittels ist das Maximum der Hyperventilation erreicht, das bis zur Geburt beibehalten wird (UMBRICHT und MEAN 1943, BOUTOURLINE-YOUNG und BOUTOURLINE-YOUNG 1956, ROSSIER und HOTZ 1953 und WULF 1962b).

9*

Wie bei jeder Hyperventilation wird die Alkalinisierung des Blutes teilweise durch eine Herabsetzung des Alkali-Bindungsvermögens kompensiert. Die pH-Werte im Arterienblut und im Armvenenblut Schwangerer sind deshalb meist an der oberen Grenze der Norm bzw. alkalischer als normal; eine Übersicht über gemessene Werte gibt die Tab. 2. Oberst und Plau 1940, Kaiser 1953 sowie Kaiser und Goodlin 1958a u. b geben auch für die Gravidität normale pH-Werte an. Die Erniedrigung des „Alkalibindungsvermögens" (Alkalireserve, Standardbicarbonat) ist vielfach nachgewiesen worden (Schmidt 1928, Oard und Peters 1929, Oberst und Plau 1940, Pride et al. 1941, Rossier und Hotz 1953, Österlund 1954/55, Beer et al. 1955, Vedra 1959, Prystowsky et al. 1961,

Tabelle 2. *Kohlensäurespannung (pCO_2), pH und Standardbicarbonat (St. B.) im arteriellen Blut der Mutter am Ende der Tragzeit*

$n = $ Anzahl

pCO_2 (n) Torr		pH (n)		St. B. (n) m Äq./l		
30—32	(16)					Boutourline-Young 1956 (Alveolarluft)
32,8	(28)	7,426	(28)			Rossier u. a. 1958
31,7	(12)	7,393	12)			Weisbrot u. a. 1958
		7,48	(13)			Vedra 1959
				21,0	(23)	Prystowsky u. a. 1961
29	(4)	7,45	(4)	19,8	(4)	Bruns u. a. 1961
36,4	(55)	7,435	(58)	20,9	(20)	Wulf 1962
30,8	(85)	7,463	(85)			Rooth u. a. 1962 (Capillarblut)
32,1	(305)	7,443	(305)	21,4	(305)	Sjöstedt 1962 (Capillarblut)
32,3	(10)	7,405	(10)			Schreiner u. a. 1962

Bruns et al. 1961, Rooth und Sjöstedt 1962, Sjöstedt 1962, Wulf 1962b, s. auch Tab. 2). Es handelt sich also bei der Schwangeren um das typische Bild einer primären respiratorischen Alkalose mit sekundärer kompensatorischer metabolischer Acidose.

Kurz vor der Geburt und besonders während der Wehentätigkeit kann die metabolische Acidose durch Anhäufung saurer Stoffwechselprodukte infolge Nahrungskarenz und Uteruskontraktionen sowie vermehrter Aufnahme aus dem Blut des Feten verstärkt sein (Wulf 1962b, Standardbicarbonat, 18,1 mVal/l).

3. Die CO_2-Dissoziationskurve des mütterlichen Blutes verläuft während der Schwangerschaft niedriger (Haselhorst und Stromberger 1930, Eastman et al. 1933, Beer et al. 1953, Wulf 1960). Die T_{40}-Werte (CO_2-Gehalt bei pCO_2 40 Torr und voller Oxygenierung) liegen zwischen 17,5 und 23 mMol/l. Während der Placentapassage nimmt das CO_2-Bindungsvermögen des mütterlichen Blutes infolge der O_2-Sättigungsabnahme zu (Haldane-Effekt, s. oben). Durch die gleichzeitige Aufnahme von fixen Säuren vermindert sich allerdings die Bindungsfähigkeit wieder etwas. Aus den Kurven ergibt sich für einen arteriellen CO_2-Druck von 35 Torr ein CO_2-Gehalt von etwa 42 Vol.-%. Zwischen 42 und 43 Vol.-% variieren auch die bei aktuellem Sättigungsgrad im arteriellen Blut gemessenen Werte (Rossier und Hotz 1953, Romney et al. 1955, Wulf 1958 u. 1960, Schreiner und Bühlmann 1962). Das Blut der Vena uterina enthält etwa 49 Vol.-% CO_2 (Haselhorst und Stromberger 1931, Wulf 1960).

Die genannten Veränderungen der arteriellen Blutgasdrucke während der Gravidität vergrößern das Druckgefälle für Sauerstoff von der Mutter zum Feten und für Kohlensäure in umgekehrter Weise. So betrachtet stellt die Schwangerschaftshyperventilation einen sinnvollen Anpassungsmechanismus dar, während

$60-70\%$ der Mütter selbst sie als störenden Atemzwang (Schwangerschaftsdyspnoe) empfinden (GILBERT et al. 1962, ERB und MÄDER 1962).

4. Die arteriellen O_2-Werte der Mutter. Der arterielle O_2-Druck liegt zwischen 96 und 103 Torr erhöht gegenüber den Normalwerten (VASICKA et al. 1960, ROOTH et al. 1962, ROMNEY et al. 1962). Die arterielle O_2-Sättigung beträgt etwa 97% und der O_2-Gehalt infolge der erniedrigten O_2-Kapazität (s. unten) etwa 14,5 Vol.-% (ROSSIER und HOTZ 1953, ROMNEY et al. 1955, BRUNS et al. 1961, WULF 1962a) (Tab. 3).

5. Die O_2-Kapazität und die O_2-Bindungskurve des mütterlichen Blutes. Die O_2-Kapazität (s. oben) sinkt während der normalen Schwangerschaft infolge

Tabelle 3. *Sauerstoffwerte im arteriellen Blut der Mutter am Ende der Tragzeit*
pO_2 Sauerstoffspannung in Torr, SO_2 Sauerstoffsättigung in %, CO_2 Sauerstoffgehalt in Vol.-%,
O_2 Kap. Sauerstoffkapazität in Vol.-%

pO_2 (n)		SO_2 (n)		CO_2 (n)		O_2Kap	
90	(28)	97,9	(28)			`14,5	ROSSIER u. a. 1953 + 1958[1]
				15,2	(13)		ROMNEY u. a. 1955
96,2	(41)						VASICKA u. a. 1960
		95,2	(4)	16,1	(4)	16,8	BRUNS u. a. 1961
97,1	(16)						ROOTH u. a. 1962
103	(4)						ROMNEY u. a. 1962
90,7	(63)	96,0	(12)	14,0	(12)	14,6	WULF 1962b[2]

[1] Gemessen 500 m über Meereshöhe.
[2] Gemessen im Augenblick der Geburt gleichzeitig mit den Nabelschnurwerten.

Hydrämie. Das Plasmavolumen nimmt doppelt so stark (22%) zu wie das Gesamtblut- und Erythrocytenvolumen (11%). So entsteht die *physiologische Schwangerschaftsanämie* mit $11-12$ g-% Hämoglobin (TYSOE und LÖWENSTEIN 1950, ADAMS 1954, KAISER und GOODLIN 1958a u. b). Dementsprechend ist die *O_2-Kapazität* etwa 15 Vol.-% (ROSSIER und HOTZ 1953, BRUNS et al. 1961, WULF 1962a). Die *O_2-Bindungskurven* (s. oben) haben auch während der Gravidität annähernd die gleiche S-Form wie bei Nichtschwangeren (DARLING et al. 1941, ROOTH et al. 1959, WULF 1960). DARLING et al (1941) und WULF (1960) fanden T_{50}-Werte zwischen 27 und 31 Torr, d. h. also eine Rechtsverschiebung um etwa 4 Torr (HASELHORST und STROMBERGER 1930, EASTMAN et al. 1933, LEIBSON et al. 1936). DÖRING et al. (1949) und PRYSTOWSKY et al. (1959a) konnten andererseits keine Affinitätsänderung während der Schwangerschaft feststellen. Die Rechtsverschiebung der Bindungskurve würde die O_2-Abgabe des mütterlichen Blutes in der Placenta erleichtern (s. oben).

6. Blutgaswerte in uterusnahen Arterien und Venen der Mutter. Die Beurteilung der Funktion des maternen Blutes für den Gasaustausch in der Placenta aus den Blutgasdaten der großen Systemarterien setzt voraus, daß auch in den Uterinagefäßen die gleichen Bedingungen herrschen. Diese Annahme ist berechtigt. Trotzdem wäre es wünschenswert, mit den Messungen näher an den Diffusionsort heranzukommen. HASELHORST und STROMBERGER (1931) ermittelten bei 2 Schnittentbindungen in der Arteria epigastrica eine O_2-Sättigung von $86-94\%$, woraus sich anhand ihrer Dissoziationskurven ein arterieller O_2-Druck von $100-110$ Torr ablesen läßt; pCO_2 beträgt etwa 30 Torr. In der Vena uterina wurden die Blutgase von HASELHORST und STROMBERGER (1931) (pO_2 41,0 Torr, pCO_2 40,6 Torr), ROMNEY et al. (1955) (C_{O_2} 10,5 Vol.-%), KAISER (1953) (pH 7,36) und WULF (1962) (pO_2 33 Torr, S_{O_2} 52%, C_{O_2} 7,65 Vol.-%, pCO_2 46 Torr, C_{CO_2} 49 Vol.-%, pH 7,36) gemessen. Bei diesen Werten ist jedoch zu bedenken, daß die uterusnahen Venen Mischblut aus dem intervillösen Capillarsystem und der Uterusmuskulatur führen. Die arteriovenöse Differenz in den Uterinagefäßen beträgt für O_2 4,7—6 Vol.-% (Romney u. a. 1955, Wulf 1962a) und für CO_2 etwa 6 Vol.-% (Wulf 1962a).

7. **Blutgasdaten im intervillösen Raum.** Für den Diffusionsvorgang in der Placenta selbst ist die Kenntnis der unmittelbar an der „syncytiocapillaren Stoffwechselmembran" (Hörmann 1953) wirksamen Konzentrationsunterschiede wichtig. Beer u. a. (1955) haben die Blutgasdaten für das Mischblut des intervillösen

Tabelle 4a. *Sauerstoffwerte im intervillösen Mischblut am Ende der Tragzeit*
(Zeichen s. Tab. 2)

pO_2 (n)	SO_2 (n)	C_{O_2} (n)	O_2Kap. (n)	Autoren
37,5	66,3	12,5	14,5 (3)	Prystowsky 1959
				Prystowsky u. a. 1960
40 (14)	70 (14)			Walker 1959
33,1 (21)				Vasicka u. a. 1960
23,3 (4)				Quilligan u. a. 1960
40 (25)				Sjöstedt u. a. 1960
42,9 (4)	75 (4)	12,6 (4)		Bruns u. a. 1961
40,1 (11)	70,5 (11)			Truppin u. a. 1961
44,5 (10)				Rooth u. a. 1962

Tabelle 4b. *Überblick über den Säure-Basenhaushalt im intervillösen Mischblut am Ende der Tragzeit*
pCO_2 Kohlensäuredruck in Torr, C_{CO_2} Kohlensäuregesamtgehalt, St. B. Standardbicarbonat, P. B. Pufferbasengehalt, B. E. Basenüberschuß in mVal/l

pCO_2 (n)	C_{CO_2} (n)	pH (n)	St. B. (n)	P. B. (n)	B. E. (n)	Autoren
34,6 (6)	21 (6)	7,38 (6)				Prystowsky u. a. 1961
38 (16)		7,41 (26)	23,2 (16)	45,8 (16)	+3 (16)	Rooth u. a. 1961
28,7 (4)	19,3 (4)	7,43 (4)	19,8 (4)			Bruns u. a. 1961
36,5 (10)	19,3 (10)	7,40 (10)		44,5 (10)	—2,2 (10)	Rooth u. a. 1962

Raumes berechnet. Unter Annahme eines vollständigen Kohlensäuredruckausgleiches kommen sie zu folgenden Werten: pO_2 30 Torr, CO_2 8,02 Vol.-%, SO_2 53,5%, pCO_2 45 Torr, C_{CO_2} 48,0 Vol.-%, pH 7,33, Alkali-Reserve 44 Vol.-%. Prystowsky (1957) hat als erster den intervillösen Raum in situ punktiert und Blut zur direkten Analyse entnommen. Er gibt eine O_2-Sättigung von 66,3% an, woraus mit Hilfe von Dissoziationskurven ein pO_2 von 37,5 mm Hg ermittelt wird (Walker 1960, 36—40 mm Hg, Bruns u. a. 1961, 42,9 mm Hg, Truppin u. a. 1961, 40,1 mm Hg). Später wurden bei gleicher Technik der Blutgewinnung die Gasspannungen direkt gemessen (Sjöstedt et al. 1960, Quilligan et al. 1960, Vasicka et al. 1960, Rooth et al. 1961, Rooth et al. 1962). Der Mittelwert beträgt für pO_2 40 Torr (23,2—44,5 Torr) und für pCO_2 35 Torr (28,7—38 Torr) (s. auch Tab. 4a u. b).

Sämtliche Daten des Blutes aus dem intervillösen Raum liegen zwischen den venösen und arteriellen Werten des mütterlichen Blutes. Bei den unterschiedlichen Zirkulations- und Diffusionsbedingungen (inhomogene Placenta) ist es nur schwer vorstellbar, daß die an einer Stelle durch Punktion entnommene Blutprobe repräsentativ für das gesamte System sein soll (Fuchs et al. 1963). Auch der Nachweis der Identität (mögliche Beimengungen fetalen Blutes) steht noch aus.

C. Gaszusammensetzung im fetalen Blut

1. **Methodische Vorbemerkungen.** Unsere Kenntnisse über den Gasaustausch des Feten beruhen auf Untersuchungen des Nabelschnurblutes. Die Technik der Blutgewinnung ist ver-

schiedentlich eingehend beschrieben worden (HASELHORST 1929, BARCROFT 1946, WULF 1958, WALKER 1959, MINKOWSKI 1959).

Die Nabelschnurblutanalysen erfassen nur den Zeitpunkt der Geburt. Fraglich ist, wie weit auf die respiratorischen Bedingungen des Feten während der letzten Schwangerschaftsmonate und unter der Geburt rückgeschlossen werden kann. Möglicherweise besteht unmittelbar post partum notgedrungen ein Zustand schlechterer O_2-Versorgung des Feten. Wichtig ist auch der Einfluß des Entbindungsverfahrens, der Geburtsanalgesie sowie der Wehentätigkeit (SMITH 1939 und 1940, TAYLOR u. a. 1951, 1954 und 1955, McKINNEY u. a. 1955 und 1958, MINKOWSKI u. a. 1953, BERGLUND u. a. 1954, MONTGOMERY u. a. 1956, PENNOYER u. a. 1956, McKAY 1957, SHIELDS u. a. 1957, Low 1959 und 1960a u. b, WALKER 1959, COOPERMAN u. a. 1961, ROOTH 1963), der Atmungsfunktion der Mutter (PRYSTOWSKY 1959, SCHREINER u. a. 1962, TOSETTI u. a. 1963) und der Zeitpunkt der Blutgewinnung (WULF 1959a).

Das beste Verfahren scheint die Untersuchung nach komplikationsloser Spontangeburt mit einzeitiger Entwicklung des ganzen Kindes zu sein (WULF 1959b). Unter diesen Bedingungen befindet sich der Fet hinsichtlich Atmung und Säurebasenhaushalt am ehesten im "staedystate" (ROOTH und SJÖSTEDT 1962).

2. Die arteriellen und venösen CO_2- und pH-Werte der Nabelschnur. Die CO_2-Drucke der Vena umbilicalis variieren zwischen 36 und 55 Torr je nach Angaben der Autoren mit einem Mittelwert von 44 Torr (Tab. 5). In der Arteria umbilicalis ist die Streubreite gleich groß ($41-60$ Torr). Die arteriovenöse O_2-Druckdifferenz beträgt durchschnittlich 11 Torr (WULF 1962a).

HUGGETT konnte schon 1927 bei Ziegen eine CO_2-Druckdifferenz vom fetalen zum mütterlichen Blut nachweisen. EASTMAN (1930) sowie HASELHORST und STROMBERGER (1931) berechneten dann auch für die Placenta des Menschen mit Hilfe von CO_2-Bindungskurven eine CO_2-Druckdifferenz zwischen dem Venenblut der Mutter und dem arteriellen Blut des Feten von $4-14$ Torr.

Der Kohlensäuregehalt des Nabelschnurvenenblutes wird zwischen 38 und 50 Vol.-%, derjenige des Nabelschnurarterienblutes zwischen 44 und 56 Vol.-% angegeben. Der Standardbicarbonatgehalt des Nabelschnurarterienblutes beträgt etwa $15-17$ mMol/l (BEER et al. 1955, ROOTH et al. 1961, WULF 1962b), ausgedrückt als Pufferbasengehalt findet man $35-38$ mAeq/l, als Basenüberschuß -9 bis -12 mAeq/l (ROOTH et al. 1961/62, WULF 1962b, ROOTH 1963). Eine Übersicht gibt Tab. 6. Entsprechend dem niederen Standardbicarbonat und dem hohen CO_2-Druck ist der pH-Wert des Blutes niedriger als im Blut des Erwachsenen: Vena umbilicalis etwa 7,34, Arteria umbilicalis etwa 7,28 (Tab. 5). Wir finden demnach Blutgaswerte wie bei einer respiratorischen Acidose, die mit einer metabolischen Acidose kombiniert ist, hierbei kann nicht entschieden werden, was primär ist. Man spricht von einer fetalen Hyperkapnie, wobei jedoch die CO_2-Abgabe an die Mutter mit 6 Vol.-% ausreichend ist (HASELHORST und STROMBERGER 1930, NOGUCHI 1937, CLEMETSON und CHURCHMAN 1953, BEER et al. 1955, GOODLINE und KAISER 1957, WULF 1960, ROOTH 1963).

3. Die CO_2-Dissoziationskurve des fetalen Blutes ist gegenüber der der Mutter erniedrigt. Das Wechselspiel von Oxygenierung und Abgabe fixer Säuren ist in Kapitel 2 prinzipiell beschrieben.

4. Die arteriellen und venösen O_2-Werte des fetalen Blutes. Die O_2-Drucke betragen im Nabelschnurvenenblut etwa 30 Torr und im Nabelschnurarterienblut etwa 15 Torr. Sowohl die direkt gemessenen Drucke als auch die früher berechneten Drucke liegen im gleichen Größenbereich (einen Überblick, auch über die Literatur, gibt Tab. 7). Die große Streuung der Einzelwerte erklärt sich auch hier durch unterschiedliche Entbindungsverfahren und Zeitabstände zwischen der Entwicklung des vorangehenden kindlichen Teiles und der Blutentnahme (WULF 1959). Die Sauerstoffsättigung des Nabelschnurvenenblutes beträgt im Mittel etwa 60%. Das entspricht einem O_2-Gehalt von etwa 13 Vol.-%, die Angaben schwanken je nach Art der Blutgewinnung, der Gasanalyse und des Entbindungsverfahrens zwischen 40 und 80% Sättigung und $9-15$ Vol.-% O_2-Gehalt (Tab. 8).

Tabelle 5. *Kohlensäuregesamtgehalt* (C_{CO_2}), *Kohlensäurepartialdruck* (pCO_2) *und pH in den Nabelschnurgefäßen vor Beginn der Lungenatmung*

Vena umbilicalis			Arteria umbilicalis			Autoren	Methodik
a	b	c	a	b	c		
C_{CO_2} (n) Vol.-%	pH (n)	pCO_2 (n) Torr	C_{CO_2} (n) Vol.-%	pH (n)	pCO_2 (n) Torr		
	7,371 (94)					Siedentopf u. Eissner 1929	Wasserstoffelektrode
40,71 (22)			46,21 (23)			Haselhorst u. Stromberger 1930	van Slyke
47,3 (26)						Kane u. Kreiselmann 1930	van Slyke
		49,8 (4)		7,287		Haselhorst u. Stromberger 1931	berechnet
48,4 (8)	7,36 (8)	36,1 (8)	51,2 (6)	7,33 (3)	41,7 (3)	Eastman 1932	a) van Slyke b) Platin-Wasserstoffelektrode c) berechnet
40,27 (30)	7,36 (14)		46,07	7,32 (14)		Noguchi 1937	a) van Slyke b) Wasserstoffelektrode
	7,32 (13)			7,26 (13)		Kaiser 1953	Glaselektrode
41,1 (14)			46,1			Clemetson u. Churchman 1953	van Slyke
40,92 (23)	7,315 (11)	44,86 (11)	47,69 (19)	7,237 (9)	60,4 (9)	Beer, Bartels u. Raczkowski 1955	a) van Slyke b) + c) berechnet
50,6 (70)			56,6 (70)			Österlund 1954/55	van Slyke
39,0			44,6			Wittke 1956	van Slyke
50,38 (11)	7,32 (28)	41,6	56,2	7,28 (28)	52,9	Goodlin u. Kaiser 1957	a) van Slyke, b) Glaselektrode c) berechnet
42,0 (275)	7,28 (200)	48,5 (189)	45,4 (217)			McKinney u. a. 1958	a) van Slyke, b) Glaselektrode c) berechnet
		55,1 (21)	55,08 (21)	7,231 (21)	58,4 (21)	Weisbrot u. a. 1958	a) van Slyke, b) Glaselektrode c) berechnet
	7,29 (10)	42,8 (10)		7,26 (9)	54,5 (8)	James u. a. 1958	a) van Slyke, b) Glaselektrode c) berechnet
48,2 (11)	7,34 (11)	41,6 (11)	52,4 (11)	7,28 (9)	52,9 (9)	Kaiser u. a. 1958/59	a) Scholander, b) Glaselektrode c) berechnet
44,99 (34)	7,46 (13)					Vedra 1959	a) van Slyke, b) Glaselektrode

												Autor	Methode
37,7	(36)	7,347	(40)	43,6	(46)	44,2	(36)	7,302	(36)	49,0	(36)	WULF 1958, 1959, 1960	a) van Slyke, b) Glaselektrode c) Astrup
54,6	(6)	7,35	(6)	43,8	(6)	58,3	(5)	7,34	(5)	47,6	(5)	PRYSTOWSKY u. a. 1960/61	van Slyke c) berechnet
		7,41	(4)					7,39	(4)			BRUNS u. a. 1961	Glaselektrode
		7,33	(142)	38	(142)			7,26	(98)	45	(98)	ROOTH u. a. 1961	b) Glaselektrode c) Astrup
				41,5	(17)					47,3	(15)	WULF 1961	Glas-Bicarbonatelektrode (GLEICHMANN u. LÜBBERS 1960)
37,2	(18)	7,32	(18)	39,6	(18)	38,5	(18)	7,25	(18)	48,8	(18)	ROOTH u. a. 1962	a) berechnet b) + c) Astrup-Mikrotechnik
		7,29	(72)									DUNPHY 1962	Mikro-Glaselektrode
				44,9						56,2		QUILLIGAN u. a. 1962	Glas-Bicarbonatelektrode Severinghouse-Bradley
		7,38	(62)	49,5	(63)			7,33	(58)	60,5	(58)	WULF 1962a	b) Glaselektrode c) Astrup
		7,34	(21)	43,6	(18)			7,26	(16)	52,3	(13)	WULF 1962b	b) Glaselektrode c) Gleichmann-Lübbers-Elektrode
37,8	(32)	7,32	(19)	39,7	(19)	44,1	(29)	7,21	(19)	57	(17)	ROOTH 1963	a) Gaschromatograph b) + c) Astrup-Mikrotechnik

Das Nabelschnurarterienblut ist nur zu etwa 25% (15–40%) gesättigt und hat einen O_2-Gehalt von etwa 5 Vol.-%, so daß sich eine arteriovenöse Differenz von etwa 7,5 Vol.-% ergibt.

5. Die O_2-Kapazität und die O_2-Bindungskurve des fetalen Blutes. Die O_2-Kapazität des Feten ist zur Geburtszeit etwa 3 Vol.-% höher als diejenige des erwachsenen Mannes (WALKER und TURNBULL 1953, BEER et al. 1955, PRYSTOWSKY und EASTMAN 1957, PRYSTOWSKY 1958, HARAGUCHI 1959, s. auch Tab. 8), der Hämoglobingehalt ist dementsprechend 16–17 g-%. Die Hüfnersche Zahl (1 g Hb bindet 1,34 ml O_2) wurde von MINKOWSKY (1959) für fetales Blut etwas niederer gefunden.

Die O_2-Dissoziationskurve des fetalen Blutes liegt bei pH 7,4 und 37° C links von derjenigen des Erwachsenenblutes, der T_{50}-Wert beträgt etwa 23 Torr, die Abweichung also 3–5 Torr (ANSELMINO 1929, ANSELMINO und HOFFMANN 1930, HASELHORST und STROMBERGER 1931, EASTMAN 1933, LEIBSON et al. 1936, NOGUCHI 1937, SACHS und LIKHNIZKAYA 1938, DARLING et al. 1941, MORSE et al. 1950, BEER et al. 1955, PRYSTOWSKY et al. 1959a u. b, ROOTH et al. 1959, WULF 1960, KIRSCHBAUM 1962).

Die höhere O_2-Affinität des fetalen Blutes ist die Ursache für dessen höhere O_2-Sättigung gegenüber derjenigen des mütterlichen Blutes bei gleichen O_2-Drucken (s. oben Abb. 5). Der höhere O_2-Gehalt bei gleichem O_2-Druck resultiert aber vornehmlich aus der höheren O_2-Kapazität.

Die O_2-Bindungskurven des fetalen Blutes haben praktisch die gleiche S-förmige Gestalt wie diejenige des Erwachsenen-Blutes. Die die Kurvenform charakterisierende Konstante n liegt mit 2,74 im gleichen Bereich wie diejenige für Erwachsenen-Blut (WULF 1960). Untersuchungen von EASTMAN (1930), LEIBSON et al. (1936) und Sachs u. Likhnizkaya (1938) über die O_2-Bindungskurven (Form und Lage) von fetalem Blut im letzten Drittel der Schwangerschaft sind methodisch nicht zuverlässig genug, um verwertbar zu sein. Darling et al. (1941)

Tabelle 6. *Standardbicarbonat (St. B.) (Alkalireserve), Pufferbasengehalt (P. B.) und Basenüberschuß (B. E.) in den Nabelschnurgefäßen vor Beginn der Lungenatmung*

Vena umbilicalis			Arteria umbilicalis			Autoren
St. B. (n)	P. B. (n)	B. E. (n)	St. B. (n)	P. B. (n)	B. E. (n)	
17,0 (11)			16,5 (9)			Beer u. a. 1955
	42 (26)					James 1959
17,6 (6)	39,2 (6)	—7,7 (6)	14,8 (25)	34,7 (25)	—12,2(25)	Rooth u. a. 1961
	41,7 (18)	—6,2 (18)		38,4 (18)	—9,4 (18)	Rooth u. a. 1962
17,5 (21)			16,5 (11)			Wulf 1962b
		—6,4 (17)			—9,9 (17)	Rooth 1963

fanden bei einem 5 und einem 7 Monate alten Fetus praktisch die gleiche O_2-Affinität wie zur Geburtszeit.

    6. Charakterisierung des fetalen Gasstoffwechsels. Verglichen mit der respiratorischen Situation Erwachsener lebt der Fet zumindest in den letzten Wochen der

Tabelle 7. *Sauerstoffspannung in den Nabelschnurgefäßen unter der Geburt vor Beginn der Lungenatmung*

pO_2 = Sauerstoffpartialdruck in Torr
n = Anzahl der Neugeborenen
vena umb. = Vena umbilicalis
art. umb. = Arteria umbilicalis

pO_2 Vena umb. n		pO_2 Art. umb. n		Autoren		Methodik
25,8	(8)	8,0	(3)	Raczkowski	1952	Quecksilbertropfelektrode (potentiometrisch)
22,4	(24)	9,2	(22)	Beer u. a.	1955	
31,9	(36)	16,2	(36)	Wulf	1957	
28,9	(36)	13,7	(36)	Wulf	1958	
37,6	(42)	16,0	(3)	Wulf[1]	1959	
28,93	(19)			McClure	1958	Riley (mikrotonometrisch)
20,73	(34)	10,2	(16)	Vasicka u. a.	1960	Bloor/Beckmann-Elektrode (polarographisch)
26,24	(5)	11,8	(5)	Quilligan u. a.	1960	
28,9	(68)	16,9	(51)	Sjöstedt u. a.	1960	Platinelektrode (Clark) (polarographisch)
29,3	(113)	18,2	(89)	Sjöstedt u. a.	1960	
35,4	(14)	18,7	(12)	Wulf	1961	Ganzglas-Platinelektrode (polarographisch) Gleichmann u. Lübbers 1960
29,5	(21)	12,1	(21)	Romney u. a.	1962	Platinelektrode (polarographisch)
29,5	(18)	18,0	(18)	Rooth u. a.	1962	Platin-Mikroelektrode
25,8		12,9		Wulf	1963	Platin-Mikroelektrode Thews 1963

[1] Sofortige, einzeitige Entwicklung des ganzen Kindes.

Schwangerschaft und unter der Geburt im Zustand einer arteriellen Hypoxämie, die mit einer Hyperkapnie kombiniert ist. Der erhöhte CO_2-Druck unterscheidet ihn von einem erwachsenen Höhen-Angepaßten.

    7. Verlaufskontrollen des fetalen Gasstoffwechsels unter der Geburt nach Fruchtblasensprung sind von Saling (1962) angegeben worden. In Capillarproben aus Stichincisionen des vorangehenden kindlichen Teiles (Kopf, Steiß) wurde die Sauerstoffsättigung und Daten zur Beurteilung des Säure-Basen-Gleichgewichts gewonnen. Die Werte liegen zwischen den arteriellen und venösen Werten des

Tabelle 8. *Sauerstoffwerte in den Nabelschnurgefäßen unter der Geburt vor Beginn der Lungenatmung*

SO_2 = Sauerstoffsättigung in %, C_{O_2} = Sauerstoffgehalt in Vol.-%, O_2-Kap. = Sauerstoffkapazität in Vol.-%, (n) = Anzahl der Neugeborenen

Vena umbilicalis		Arteria umbilicalis			Autoren	Methodik
SO_2 (n) Vol.-%	C_{O_2} (n) Vol.-%	SO_2 (n) Vol.-%	C_{O_2} (n) Vol.-%	O_2 (n) Kap.		
	9,02		5,85		BLAIR-BELL u. a. 1928	van Slyke
38	8,77 (10)	13	3,09 (12)	22,79 (9)	HASELHORST 1929	van Slyke
45	10,14 (22)	15	3,40 (23)	22,25 (18)	HASELHORST u. STROMBERGER 1930	van Slyke
50	10,5 (15)	16	3,3 (15)	20,8 (15)	EASTMAN 1930	van Slyke
79,5 (9)	17,13			21,55	GOLDBLOOM u. GOTTLIEB 1930	van Slyke
51 (40)		16 (37)			SMITH 1939	van Slyke
	14,94 (9)		12,59		BIDONE 1931	van Slyke
	10,13 (30)		3,67 (30)		NOGUCHI 1936	van Slyke
	14,2 (7)		9,0		KINCH 1943	van Slyke
66,0	13,6 (8)				WATTS u. a. 1951	van Slyke
63,2	13,1 (14)	31,5	6,6	21,3	CLEMETSON u. CHURCHMAN 1953	van Slyke
61,8 (12)					HENDERSON u. a. 1954	van Slyke
48,3 (19)	10,7 (10)	19,6 (9)	4,3 (9)	22,4	WALKER 1954	Roughton-Scholander
	10,54 (10)		4,65		GRÜNBERGER u. HOLKUP 1954	van Slyke
61,0 (98)		33,0 (69)			ROOTH u. SJÖSTEDT 1955	Oxymeter
	8,0 (13)		3,5 (8)		ROMNEY u. a. 1955	van Slyke
47,7 (24)	10,62 (24)	13,7 (18)	2,88 (18)	22,15 (24)	BEER, BARTELS u. RACZKOWSKI 1955	van Slyke
60,0 (98)					MINKOWSKI 1955	van Slyke u. Oxymeter
47,1 (16)	10,8 (19)	23,7	5,4	22,7	WITTKE 1956	van Slyke
61,3 (232)					PENNOYER u. a. 1956	Oxymeter
52,8 (114)	11,7	22,5	4,9	22,2	PIRAUX 1956	Roughton-Scholander
64,4 (60)	15,06 (60)	31,2 (60)	7,31 (60)	23,32 (60)	McKAY 1957	van Slyke
66,8 (177)		42,4 (111)			ROOTH u. SJÖSTEDT 1957	Oxymeter
69,0 (40)					GOUSKOS u. a. 1957	Oxymeter
62,0 (11)	12,7	28,0 (10)	5,6		GOODLIN u. KAISER 1957	van Slyke
62,1		32,4			SJÖSTEDT u. ROOTH 1958	Oxymeter
47,5 (286)	10,1	24,3 (234)	5,1	21,2	McKINNEY 1958	van Slyke
49,0 (55)		22,0 (43)			JAMES u. a. 1958	van Slyke u. Oxymeter
51 (360)		23 (304)			JAMES 1959	van Slyke u. Oxymeter
62,18 (750)	12,82	25,78	5,32	20,77	Low 1959	van Slyke
60,2 (62)	13,3	16,4 (51)	3,6	22,1	WULF 1960	Oxymeter
60,1 (57)		23,7 (47)			SJÖSTEDT u. a. 1960	Oxymeter
52,2 (11)		20,5 (11)			TRUPPIN u. a. 1961	Oxymeter
56,8 (95)		29,0 (95)			DUNPHY 1962	van Slyke
60,4 (100)		27,4 (100)			THIELSEN u. a. 1962	Oxymeter
	12,3 (32)		4,1 (29)		ROOTH 1963	Gasschromatograph

Nabelschnurblutes. Leider liefert auch diese Methode erst eine Information über die respiratorische Funktion des Fetus nach schon erfolgtem Geburtsbeginn. Einen Anhalt über die intrauterinen Bedingungen vor der Geburt können wir dadurch nicht gewinnen.

D. Die Gasdrucke im Fruchtwasser

Anhaltspunkte über die intrauterine O_2-Versorgung und die CO_2-Eliminierung hat man durch die Messung der Gasdrucke im Fruchtwasser zu gewinnen versucht. Die gesamte Fruchtwassermenge wird schnell erneuert (Plentl 1954). Der Austausch geht über die Eihäute und die Haut des Feten. Das Fruchtwasser wird auch regelmäßig vom Feten geschluckt und „eingeatmet" sowie durch den Darm und die Harnwege wieder ausgeschieden (Plentl und Friedman 1962). Bei Hyperventilation der Mutter nimmt der CO_2-Druck auch im Fruchtwasser ab. Bei Narkose und Sauerstoffbeatmung der Mutter ändern sich die Gasdrucke sowie der pH-Wert im Fruchtwasser ebenfalls (Romney et al. 1962, Schreiner u. Bühlmann 1962, Schreiner et al. 1962).

Der O_2-Druck im Fruchtwasser wurde anfänglich mit Clark-Elektroden (s. III A) mit großem Sauerstoffeigenverbrauch gemessen, so daß die von Sjöstedt et al. (1958) und Quilligan (1962) gemessenen Drucke wahrscheinlich zu niedrig sind. Vasicka et al. (1960) und Romney et al. (1962) haben bei Verwendung geeigneter Elektroden im Mittel 25,5 Torr und am Ende der Schwangerschaft 19 Torr O_2-Druck gemessen. Der O_2-Druck im Fruchtwasser entspricht offenbar dem O_2-Druck in der Haut des Feten (Sjöstedt et al. 1958) (s. auch Tab. 9).

Tabelle 9. *Gasspannungen und Säurebasenhaushalt im Fruchtwasser*
(G. A. = Gestationsalter)

G. A.	pO_2 (n)	pCO_2 (n)	pH (n)	C_{CO_2} (n)	St. B. (n)	Autoren
	11 (45)					Sjöstedt u. a. 1958
	18,5 (22)					Vasicka u. a. 1960
36.—41.			6,96 (20)	33,3 (20)		Schreiner u. a. 1961
11.—22.	11	50,9 (23)	7,12 (23)			Sjöstedt u. a. 1961
37.—44.	7	57,3 (27)	7,04 (27)			Sjöstedt u. a. 1961
12.—20.		50,5 (17)			15,5 (17)	Rooth u. a. 1961
38.—44.		57,6 (26)			14,6 (26)	Rooth u. a. 1961
≈40.		55,8 (26)	7,08 (26)		15,58 (26)	Raihä u. a. 1961
34.—40.	12,6 (68)			33		Quilligan 1962
Geburt	9,6 (25)	47,2		36,4		Quilligan 1962
11.—14.		55 (20)	7,10 (20)	41,4 (20)	17,0 (20)	Schreiner u. a. 1962 a
36.—41.		57 (20)	6,98 (20)	33,0 (20)	13,0 (20)	Schreiner u. a. 1962 a
35.—40.		56,5 (16)	7,03 (16)	36,5 (16)		Schreiner u. a. 1962 b
≈40.	25,5 (17)					Romney u. a. 1962

Der CO_2-Druck im Fruchtwasser entspricht etwa demjenigen im Nabelschnurarterienblut (Sjöstedt et al. 1961), d. h. er beträgt etwa 56 Torr (45—76 Torr) (Rooth et al. 1961 b, Raihä und Kauramianieni 1961, Schreiner u. Bühlmann 1962). Sjöstedt et al. (1961) sowie Rooth et al. (1962 b) finden während der 11. und 22. Schwangerschaftswoche signifikant niedrigere Werte im Bereich von 50 Torr.

Entsprechend dem CO_2-Druck ist auch der *pH-Wert* verändert. Er nimmt von etwa 7,11 in der 11.—22. Woche auf etwa 7,0 in der 36.—44. Woche der Schwangerschaft ab. Der Standardbicarbonatwert sinkt von 16,3 auf 13,8 mAeq/l. im Mittel ab (Rooth et al. 1961 b, Schreiner u. Bühlmann 1962, Sjöstedt et al. 1962).

Die Abnahme des O_2-Druckes und des pH-Wertes im Fruchtwasser mit zunehmender Tragzeit bei gleichbleibenden oder infolge der Hyperventilation noch begünstigten arteriellen Blutgaswerten der Mutter (s. oben) lassen eine Verschlechterung der Versorgungsbedingungen in der reifen Placenta gegenüber dem wachsenden Fetus vermuten.

WESTIN (1955 und 1957) untersuchte die Nabelschnurgefäße und die Hautfarbe 14—18 Wochen alter Feten mittels Hysterophotographie. Er fand ein helleres Rot der Körperoberfläche in Utero als bei gleichgroßen reifen Feten nach der Geburt.

IV. Der Gasaustauschvorgang in der Placenta des Menschen

A. Anatomische Betrachtungen

Da bisher kein Anhalt dafür besteht, daß die Gase anders als durch Diffusion in der Placenta zwischen mütterlichem und fetalem Blut ausgetauscht werden, müssen die für den Vorgang der Diffusion wichtigen Gesichtspunkte besprochen werden. Morphologisch betrifft dies die Diffusionsfläche und die Diffusionsstrecke sowie die Gefäßanordnung mit der Blutstromrichtung für beide Blutarten.

1. Für die Diffusion der Gase ist die Capillaroberfläche der Zotten die *Diffusionsfläche* wichtig. Über ihre Größe liegen keine Messungen vor, es gibt lediglich Untersuchungen über die Gesamtoberfläche des Chorionepithels (DODDS 1922, RECH 1924, CHRISTOFFERSEN 1934, WILIKIN und BURSZTEIN 1957, BOTELLA und CASANOVA 1945), bei denen 6—14 m² gefunden wurden.

2. Die *Diffusionsstrecke* von der Grenze des mütterlichen Plasmas bis zum Endothel der Zottencapillaren ist etwa 5,5 μ (s. Abb. 10). Da die Gase bis zur chemischen Bindung auch noch innerhalb der Blutbahn im Plasma und Erythrocyten diffundieren müssen, besteht ein Diffusionswiderstand nicht nur innerhalb der Membranen sondern auch innerhalb der Gefäße. Die intravasale Diffusionsstrecke kann für das fetale Capillarblut etwa mit 1 μ als mittlere Wegstrecke angegeben werden. Für das intervillöse, mütterliche Blut sind solche Angaben sehr viel schwieriger zu machen, da die Ansichten über die Placentastruktur in diesem Punkt noch geteilt sind. Die

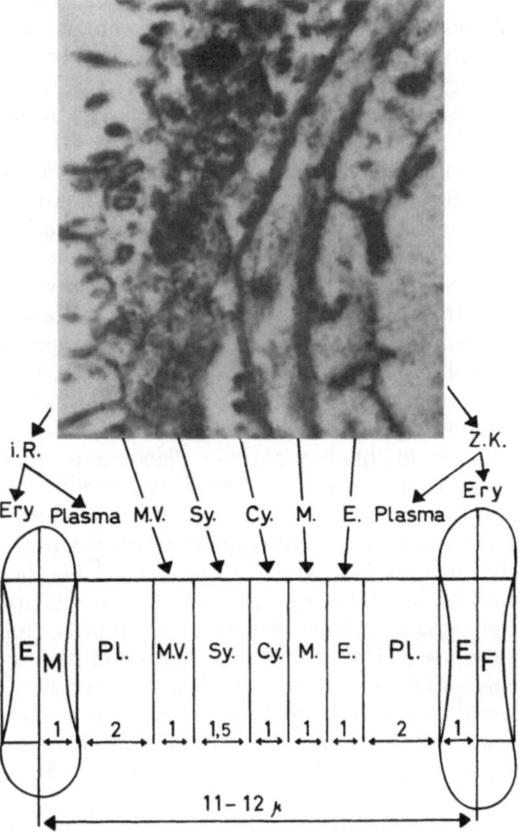

Abb. 10. Skizze zur Erläuterung der Diffusionsteilstrecken in der Placenta. Oben: Ausschnitt aus einer elektronenmikroskopischen Aufnahme von WISLOCKI und DEMPSEY (1955). Vergrößerung im Original 1:15000. Unten: Skizze des Diffusionsweges des Sauerstoffs vom Hämoglobinmolekül der Mutter zu dem des Feten. Ery oder E = Erythrocyt; i. R. = „intervillöser Raum"; Z. K. = Zottenkapillare; M. V. = Mikrovilli; Cy. = Cyto- trophoblast; E. = Capillarendothel; Pl. = Plasma; Sy. = Syncytiotrophoblast; M. = Mesenchymzellschicht

Anschauung, daß der intervillöse Raum einen „See" darstellt und daher die Diffusionswege sich im mütterlichen Blut in der Größenordnung von mm bewegen, dürfte allerdings, weil durch präparative Schrumpfungen suggeriert, überholt sein. Bisher kann man nur sagen, daß bei einem intervillösen Spalt von 20 μ und mehr bereits stagnierende Plasmaschichten die Zottencapillaren bedecken müssen und damit erhebliche zusätzliche Diffusionswiderstände im mütterlichen Blut entstehen würden.

3. Die *Membranstruktur* im Hinblick auf die Gasdiffusion dürfte sich nicht wesentlich von anderen Geweben unterscheiden, so daß man mit den Diffusionskonstanten für Muskelgewebe näherungsweise rechnen kann. Für O_2 beträgt der Wert $2,7 \times 10^{-7}$ cm²/sec Atm und für CO_2 $0,96 \times 10^{-5}$ cm²/sec Atm bei 37° C.

B. Kreislaufdynamische Betrachtungen

1. Die fetale Durchblutung der Placenta ist zur Geburtszeit nur indirekt über den geschätzten intrauterinen O_2-Verbrauch und die arteriovenöse O_2-Gehaltsdifferenz berechnet worden.

Die berechneten Werte liegen zwischen 100 und 500 ml/min (HASELHORST und STROMBERGER 1930, GREENFIELD et al. 1951, RAIHÄ 1954, KAYSER 1955, ROMNEY et al. 1955, BEER et al. 1955, WULF 1960).

Es gibt tierexperimentelle Hinweise (METCALFE et al. 1964) darauf, daß auf der fetalen Placentaseite ein *Shunt* im Hinblick auf den Gasaustausch des Blutes besteht. Beim Lamm beträgt er etwa 20% der Nabelschnurdurchblutung. Die Anordnung der Zottencapillaren ist beim Menschen so, daß man nicht von einer einheitlichen Strömungsrichtung in bezug auf die einzelne Zottenstruktur sprechen kann, sondern sie entspringen relativ zufällig auf allen Niveaus der Zotten. Es kann deshalb auch sicher nicht auf eine gleich- oder entgegengesetzte Blutströmung gegenüber der mütterlichen Blutstrombahn geschlossen werden.

2. Die mütterliche Durchblutung der Placenta ist noch nicht gemessen worden, eine Schätzung möglicher Werte kann man nur auf Grund von Messungen der Uterusdurchblutung (FLEXNER et al. 1948, BROWN und VEALL 1953, ASSALI et al. 1953 und METCALFE et al. 1955) erhalten. Hierbei wurden 500—700 ml gefunden. Bei Annahme von 25% Muskeldurchblutung, die als mütterlicher Shunt betrachtet werden muß, blieben für die Placenta noch 375—560 ml/min. Die Unsicherheit unserer Kenntnisse über den Weg des mütterlichen Blutes in der Placenta sind nicht geringer. Die neuesten und mit moderner Methodik an Primatenplacenten gemachten Untersuchungen sind von RAMSEY (Übersicht 1962) u. Mitarb. Diese Befunde erlauben am ehesten eine Übertragung auf die Verhältnisse in der Placenta des Menschen. Danach schießt das mütterliche Blut an der Placentabasis durch relativ kleine Arterien mit relativ hohem Druck (etwa 80 Torr) in den intervillösen Raum bis zur Chorionplatte und fließt dann entsprechend dem Druckgefälle, entweder vornehmlich über den Randsinus oder ebenfalls durch den intervillösen Raum, in Venen der Basis wieder ab. Das Blut strömt nicht in festgelegten Bahnen sondern entsprechend einem sicher variablen Druckgefälle in variablen Bahnen durch den intervillösen Raum.

C. Das Austauschsystem in der Placenta des Menschen

Die physikalisch übersichtlichsten Austauschsysteme zwischen zwei Kreisläufen sind das Gegenstrom- und das Gleichstromsystem. Die Wärmelehre beschreibt solche Systeme quantitativ und ihre Ergebnisse können auf den Gasaustausch übertragen werden, wenn die anatomische Anordnung und die Strömungsgröße und -richtung bekannt sind. Für die Schaf- und Kaninchenplacenta ist versucht worden, das Bestehen eines Gegenstromprinzips, das nach anatomischen Kenntnissen möglich wäre, physiologisch nachzuweisen. Während in einem Gleichstromsystem die fetale O_2-Konzentration nach dem Austausch keinesfalls höher als im mütterlichen Blut nach dem Austausch sein kann, ist im Gegenstromsystem eine Angleichung an die mütterliche arterielle Konzentration möglich, d. h. es sollten zum Nachweis des Bestehens eines wirksamen Gegenstromsystems im Nabelschnurvenenblut mindestens höhere O_2-Konzentrationen als im Uterusvenenblut gefunden werden. Für die Placenta des Menschen besteht weder ein anatomischer noch ein physiologischer Anhalt für das Bestehen eines wirksamen Gegenstromprinzips (BARTELS und MOLL 1964, s. auch BARTELS et al. 1962). Für die menschliche Placenta muß nach den Messungen RAMSEYs (s. oben) und den anatomischen Gegebenheiten der Placenta gefolgert werden, daß das mütterliche Blut beim Durchlaufen des intervillösen Raumes eine Vielzahl von fetalen Zotten passiert und nach und nach immer mehr Sauerstoff abgibt. Es wird demnach jede Zotte relativ konstanten mütterlichen Gaskonzentrationen ausgesetzt sein, aber die Zotten in verschiedenen Placentaarealen verschiedenen Gaskonzentrationen. Abb. 11 zeigt das prinzipielle Verhalten der O_2-Drucke im mütterlichen und fetalen Blut in einem solchen „multivillösen Strombahnsystem". Man sieht, daß die einzelnen Zotteneinheiten sich auf verschieden hohe O_2-Drucke aufsättigen und demnach das arterialisierte Blut des Feten in der Vena umbilicalis ein Mischblut darstellt aus allen Placentagebieten mit allen verschiedenen O_2-Sättigungen des mütterlichen und demzufolge auch fetalen Blutes. Wie weit sich das fetale Blut in der einzelnen Zotte dem O_2-Druck des mütterlichen Blutes nähert, kann nicht entschieden werden. Bei der etwa 5mal größeren Diffusionsstrecke gegenüber der Lunge ist anzunehmen, daß es zu keinem Druckausgleich kommt.

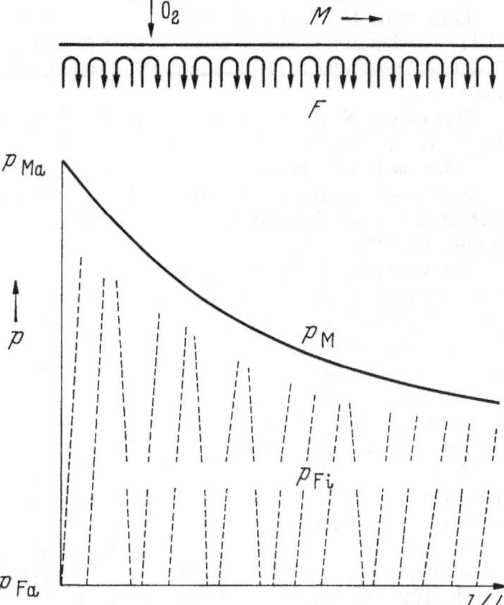

Abb. 11. Änderung des O_2-Druckes im intervillösen Blut der Mutter (p_M) und im Fetalblut in den einzelnen Zottencapillaren (p_{Fi}) im Verlauf der mütterlichen Blutstromrichtung im intervillösen Raum. Eine lineare Beziehung zwischen Gasdruck und Konzentration ist der Einfachheit halber angenommen. Abscisse: Der Abstand des betrachteten Segmentes der mütterlichen Strombahn, von deren arteriellem Ostium (l) im Verhältnis zur Gesamtlänge der intervillösen Strombahn (L)

Literatur

ADAMS, J. Q.: Amer. J. Obstet. Gynec. 67, 741 (1954). — ANSELMINO, K. J.: Arch. Gynäk. 138, 710 (1929). — ANSELMINO, K. J., u. F. HOFFMANN: Arch. Gynäk. 134, 310 (1930). — ASSALI, N. S., R. A. DOUGLAS JR., W. A. BAIRD, D. B. NICHOLSON, and R. SUYEMOTO: Amer. J. Obstet. Gynec. 66, 248 (1953). — ASTRUP, P.: Scand. J. clin. Lab. Invest. 8, 33 (1957a). — ASTRUP, P., K. JÖRGENSEN, O. SIGGUARD ANDERSEN, and K. ENGEL: Lancet I, 1035 (1960).
BARCROFT, J.: Researches on Pre-Natal Life. Blackwell Scientific Publications, Oxford 1946. — BARTELS, H.: Pflügers Arch. ges. Physiol. 254, 107 (1951). — BARTELS, H., W. MOLL, and J. METCALFE: Amer. J. Obstet. Gynec. 84, 1714 (1962). — BARTELS, H., u. W. MOLL: Pflügers Arch. ges. Physiol. 280, 165 (1964). — BEER, R., H. BARTELS u. H. A. RACZKOWSKI: Pflügers Arch. ges. Physiol. 260, 306 (1955). — BEER, R., E. DOLL u. J. WENNER: Pflügers Arch. ges. Physiol. 265, 526 (1957). — BERGLUND, G., u. R. ZETTERSTRÖM: Acta paediat. (Uppsala) 43, 368 (1954). — BIDONE, M.: Ann. Ostet. Ginec. 53, 197 (1931). — Ref.: Ber. Ges. Gynäk. u. Geburtsh. 20, 396 (1931). — BLAIR BELL, W., L. CUNNINGHAM, M. JOWETT,

H. Millet, and J. Brooks: Brit. Med. J. 1928 I, 126. — Botella, J., u. L. P. Casanova: Medicina (Madr.) 13, 79 (1945). — Boutourline-Young, H., and E. Boutourline-Young: J. Obstet. Gynaec. Brit. Emp. 63, 509 (1956). — Brown, J. C., McClure and N. Veall: J. Obstet. Gynaec. Brit. Emp. 60, 141 (1953). — Bruns, P. D., W. E. Cooper, and V. E. Drose: Amer. J. Obstet. Gynec. 82, 1079 (1961).

Christoffersen, A. K.: C. R. Soc. Biol. (Paris) 117, 641 (1934). — Clark, L. C., R. Wolf, D. Granger, and Z. Taylor: J. appl. Physiol. 6, 189 (1953). — Clemetson, C. A. B., and J. Churchman: J. Obstet. Gynaec. Brit. Emp. 60, 335 (1953). — Coopermann, N. R., F. E. Rubovits, and F. Hesser: Amer. J. Obstet. Gynec. 81, 385 (1961). — Cugell, D. W., N. R. Frank, E. H. Gaenssler, and T. L. Badger: Amer. Rev. Tuberc. 67, 568 (1953).

Darling, R. C., C. A. Smith, E. Assmussen, and F. M. Cohen: J. clin. Invest. 20, 739 (1941). — Dodds, G. S.: Anat. Rec. 24, 287 (1922). — Döring, G. K., u. H. H. Loeschcke: Pflügers Arch. ges. Physiol. 249, 437 (1947). — Dunphy, D.: Amer. J. Obstet. Gynec. 84, 1320 (1962).

Eastman, N. J.: Bull. Johns Hopk. Hosp. 47, 221 (1930). — Eastman, N. J.: Bull. Johns Hopk. Hosp. 50, 39 (1932. — Eastman, N. J., E. M. K. Geiling, and A. M. de Lawder: Bull. Johns Hopk. Hosp. 53, 246 (1933). — Erb, H., u. H. Mäder: Praxis 43, 1 (1962).

Flexner, L. B., D. B. Cowie, L. M. Hellmann, W. S. Wilde u. G. J. Vosburgh: Amer. J. Obstet. Gynec. 55, 469 (1948). — Fuchs, F., T. Spackman u. N. S. Assali: Amer. J. Obstet. Gynec. 87, 226 (1963).

Gilbert, R., L. Epifano, and J. H. Anchinelon: J. Amer. med. Ass. 182, 1073 (1962). — Gleichmann, U., D. W. Lübers, W. Burger u. W. Eschweiler: Pflügers Arch. ges. Physiol. 271, 431 (1960). — Goodland, R. L., J. G. Reynolds, and W. T. Pommerenke: J. clin. Endocr. 14, 522 (1954). — Goodlin, R. C., and I. H. Kaiser: Amer. J. med. Sci. 233, 662 (1957). — Goldbloom, A., and R. Gottlieb: J. clin. Invest. 9, 193 (1930). — Greenfield, A. D. M., J. T. Shepherd u. R. F. Whelan: J. Physiol. 115, 158 (1951). — Grünberger, V., u. H. Holkup: Z. Geburtsh. Frauenhk. 821 (1954). — Goukos, A., J. Dimas u. S. Moulopoulos: Zbl. Gynäk. 79, 1794 (1957).

Haraguchi, M.: Acta med. biol. (Niigata) 6, 197 (1959). — Hasselbalch, K. H.: Skand. Arch. Physiol. 27, 1 (1912). — Hasselbalch, K. H., u. S. A. Gammeltoft: Biochem. Z. 241, 68 (1912). — Haselhorst, G.: Z. Geburtsh. Gynäk. 95, 400 (1929). — Haselhorst, G., u. K. Stromberger: Z. Geburtsh. Gynäk. 98, 49 (1930). — Haselhorst, G., u. K. Stromberger: Z. Geburtsh. Gynäk. 100, 48 (1931). — Haselhorst, G., u. K. Stromberger: Z. Geburtsh. Gynäk. 102, 16 (1932). — Heerhaber, J., H. H. Loeschcke u. U. Westphal: Pflügers Arch. ges. Physiol. 250, 42 (1948). — Henderson, H., G. P. Ducharme, R. M. Davis, and D. H. Kaump: La Prophylaxie en Gynéc. et Obstétr. Genève 1954. — Hörmann, G.: Arch. Gynäk. 184, 109 (1953). — Huggett, A. St. G.: J. Physiol. (Lond.) 62, 373 (1927).

James, L. St.: Acta paediat. (Uppsala) 49, Suppl. 122, 17 (1959). — James, L. St., I. M. Weissbrot, C. E. Prince, D. A. Holaday, and V. Apgar: J. Pediat. 52, 379 (1958).

Kaiser, I. H.: Science 118, 29 (1953). — Kaiser, I. H., and R. C. Goodlin: Pediatrics 22, 1097 (1958a). — Kaiser, I. H., and R. C. Goodlin: Amer. J. med. Sci. 235, 549 (1958b). — Kane, H. F., and J. Kreiselmann: Amer. J. Obstet. Gynec. 20, 826 (1930). — Kayser, H. W.: Arch. Gynäk. 184, 385 (1954). — Kinch, A.: Acta Obstet. gynec. scand. 23, 302 (1943). — Kirschbaum, Th. H.: Amer. J. Obstst. Gynec. 84, 477 (1962).

Leibson, R. G., J. J. Likhnitzky, and M. G. Sax: J. Physiol. 87, 97 (1936). — Loeschcke, H. H., u. K. H. Sommer: Pflügers Arch. ges. Physiol. 248, 405 (1944). — Low, J. A.: Obstet. gynec. Surv. 13/6 (1959). — Low, J. A.: Obstst. gynec. Surv. 15, 769 (1960). — Low, J. A.: Obstet. gynec. Surv. 16, 146 (1960).

McClure, J. H.: Obstet. gynec. Surv. 11, 696 (1958). — McKay, R. B.: J. Obstet. Gynaec. Brit. Emp. LXIV, No. 2 (1957). — McKinney, L., F. E. Ehrlich, J. M. Goldberg, and K. T. Cantwell: Amer. J. Dis. Child. 90, 520 (1955). — McKinney, L., J. M. Goldberg, F. E. Ehrlich, and K. G. Freymann: Pediatrics 21, 555 (1958). — Metcalfe, J., S. L. Romney, L. H. Ramsey, D. E. Reid, and C. S. Burwell: J. Clin. Invest. 34, 1632 (1955). — Metcalfe, J., W. Moll, H. Bartels, P. Hilpert, and J. T. Parer: Circulation Res. (im Druck) (1964). — Minkowski, A., and E. Swierczewski: In: "Oxygen Supply to the Human Foetus". Symposium. The Council for Internat. Organization of Med. Sci. and the Josiah Macy jr. Foundation Oxford 1959, S. 237. — Minkowski, A., N. Caillebotte, S. Saint Anne-Dargassies, J. C. Larroche, R. Barab et G. Maille: Étud. néo-natal. 2, 197 (1953). — Minkowski, A.: Irish J. med. Sci. 6, 390 (1955). — Minkowski, A.: Diskussionsbemerkung in: "Oxygen Supply to the Human Foetus". Symposium. The Council for Internat. Organization of Med. Sci. and the Josiah Macy jr. Foundation Oxford 1959, S. 258. — Montgomery, Th. L., R. T. Brandfass, and H. E. First: Amer. J. Obststet. Gynec. 71, 1 (1956). — Morse, M., D. E. Cassels, and M. Holder: J. clin. Invest. 29, 1091 (1950).

Nice, M., I. W. Mull, E. Muntwyler, and V. C. Myers: Amer. J. Obstet. Gynec. 32, 375 (1936). — Niesel, W., u. G. Thews: Pflügers Arch. ges. Physiol. 273, 380 (1961). — Noguchi,

M.: Jap. J. Obstet. Gynec. 19, 328 (1936). — Noguchi, M.: Jap. J. Obstet. Gynec. 20, 358 (1937).
Oard, H. C., and I. P. Peters: J. biol. Chem. 81, 9 (1929). — Oberst, F. W., and E. D. Plau: J. Lab. clin. Med. 26, 513 (1940). — Österlund, K.: Ann. Paediat. Fenn. Vol. 1, suppl. 4 (1954—55).
Pennoyer, M. M., F. K. Graham, A. F. Hartmann sr., B. Jones, E. L. McCoy, P. A. Swarm, R. J. Meyer, and R. K. Endres: J. Pediat. 49, No. 6, 685 (1956). — Pirauy, P.: Bull. Soc. roy. belge Gynéc. Obstét. 26, 104 (1956). — Plentl, A. A., and E. Friedman: Amer. J. Obstet. Gynec. 84, 1242 (1962). — Plentl, A. A.: Bull. Féd. Soc. Gynéc. Obstét. franç. 6, 343 (1954). — Pride, W. T., I. R. Reinberger, and D. T. Holland: Amer. J. Obst. Gynec. 41, 412 (1941). — Prystowsky, H., and N. I. Eastman: Bull. Johns Hopk. Hosp. 101, 45 (1957). — Prystowsky, H.: Amer. J. Obstet. Gynec. 12, 264 (1958). — Prystowsky, H.: Amer. J. Obstet. Gynec. 78, 483 (1959). — Prystowsky, H., A. Hellegers, J. Cotter, and P. Bruns: Amer. J. Obstet. Gynec. 77, 3 (1959a). — Prystowsky, H., A. Hellegers, and P. Bruns: Amer. J. Obstet. Gynec. 78, 3 (1959b). — Prystowsky, H., A. Hellegers, and P. Bruns: Surg. Gynec. Obstet. 110, 495 (1960). — Prystowsky, H., A. E. Hellegers, and P. D. Bruns: Amer. J. Obstet. Gynec. 82, 1295 (1961). — Prystowsky, H., A. E. Hellegers, and P. D. Bruns: Amer. J. Obstet. Gynec. 81, 372 (1961).
Quilligan, E. J., A. Vasikka, R. Aznar, P. J. Lipsitz, T. Moore, and B. M. Bloor: Amer. J. Obstet. Gynec. 79, 6, 1048 (1960). — Quilligan, E. J.: Amer. J. Obstet. Gynec. 84, 20 (1962).
Raczkowski, H. A.: Arch. Gynäk. 183 (1953) (29. Verhandl. Ber. der Dtsch. Ges. Gynäk., München 1952). — Raihä, C. E.: Cold Spr. Harb. Symp. quant. Biol. 19, 143 (1954). — Raihä, N. C. R., and T. V. Kauraniemi: Biol. Neonat. (Basel) 4, 25 (1961). — Rech, W.: Z. Biol. 80, 349 (1924). — Romney, S. L., D. E. Reid, J. Metcalfe, and C. S. Burwell: Amer. J. Obstet. Gynec. 70, 791 (1955). — Romney, S. L., T. Kaneoka, and P. V. Gabel: Amer. J. Obstet. Gynec. 84, 25 (1962). — Rooth, G., and S. Sjöstedt: Acta Obstet. gynec. scand. 34, 442 (1955). — Rooth, G., and S. Sjöstedt: Acta obstet. gynec. scand. 36, 374 (1957). — Rooth, G., S. Sjöstedt, and F. Caligara: Biol. Neonatal. (Basel) 1/2, 61 (1959). — Rooth, G., S. Sjöstedt, and F. Caligara: Arch. Dis. Childh. 36, 278 (1961a). — Rooth, G., S. Sjöstedt, and F. Caligara: Amer. J. Obstet. Gynec. 81, 4 (1961b). — Rooth, G., and S. Sjöstedt: Arch. Dis. Childh. 37, 366 (1962). — Rooth, G.: Amer. J. Obstet. Gynec. 85, 48 (1963). — Rooth, G.: Acta paediat. (Uppsala) 52, 22 (1963). — Rossier, P. H., u. M. Hotz: Schweiz. med. Wschr. 83, 897 (1953). — Rossier, P. H., A. Bühlmann u. K. Wiesinger: Physiologie und Pathologie der Atmung. Berlin-Göttingen-Heidelberg: Springer-Verlag 1958. — Rowe, A. W.: J. Biol. Chem. 55, 28 (1923).
Sachs, M. G., and J. J. Likhnizkaya: Bull. biol. méd. exp. U.S.R.R. 5, 523 (1938). — Saling, E.: Persönl. Mitteilung 1963. — Severinghus, J. W., and A. F. Bradley: J. appl. Physiol. 13, 515 (1958). — Siedentopf, H., u. W. Eissner: Z. Geburtsh. Gynäk. 96, 76 (1929). — Sjöstedt, S., and G. Rooth: Acta anaesth. scand. 2, 99 (1958). — Sjöstedt, S., G. Rooth, and F. Caligara: Amer. J. Obstet. Gynec. 76, 1226 (1958). — Sjöstedt, S., G. Rooth, and F. Caligara: Arch. Dis. Childh. 35, 529 (1960). — Sjöstedt, S., G. Rooth, and F. Caligara: Acta obstet. gynec. scand. 39, 34 (1960). — Sjöstedt, S., G. Rooth, and F. Caligara: Amer. J. Obstet. Gynec. 81, 1 (1961). — Sjöstedt, S.: Amer. J. Obstet. Gynec. 84, 775 (1962). — Slyke, D. D. van: J. Biol. Chem. 30, 347 (1917). — Smith, C. A.: Surg. Gyn. Obst. 69, 584 (1939). — Smith, C. A.: Surg. Gynec. Obstet. 70, 787 (1940). Scheel, P.: De lequore amnii asperae arteriae foetuum humanorum, cui adduntur quaedrum generaliora de liquore amnii. Diss. in. physiol. Hafniae 1798/99. — Schmidt, H. R.: Z. Gynäk. 52, 346 (1928). — Schreiner, W. E., u. A. Bühlmann: Schweiz. med. Wschr. 92, 1 (1962). — Schreiner, W. E., A. Tsakiris u. A. Bühlmann: Arch. Gynäk. 197, 93 (1962). — Schreiner, W. E., u. A. Bühlmann: Arch. Gynäk. 197, 218 (1962). — Shields, L. V., and E. St. Taylor: Amer. J. Obstet. Gynec. 73, 1011 (1957).
Taylor, E. St., D. G. Clifton, and W. C. Scott: Amer. J. Obstet. Gynec. 61, 840 (1951). - Taylor, E. St.: J. Amer. med. Ass. 156, 1481 (1954). — Taylor, E. St., H. H. Fumetti, L. C. Walter, and S. U. Goodmann: Amer. J. Obstet. Gynec. 69, 348 (1955). — Tosetti, K., D. Langanke u. E. Thielsen: Zbl. Gynäk. 85, 631 (1963). — Tosoe, F. W., and C. Löwenstein: Amer. J. Obstet. Gynec. 60, 1187 (1950). — Truppin, M., and L. Wolf: Amer. J. Obstet. Gynec. 82, 804 (1961).
Umbricht, W., u. H. Mean: Zbl. Gynäk. 67, 28 (1943).
Vasicka, A., E. J. Quilligan, R. Aznar, P. J. Lipsitz, and B. M. Bloor: Amer. J. Obstet. Gynec. 79, 1041 (1960). — Vedra, B.: Acta paediat. (Uppsala) 48, 60 (1959).
Walker, J., and E. P. N. Turnbull: Lancet 1953, 312. — Walker, J.: J. Obstet. Gynaec. Brit. Emp. 61, 162 (1954). — Walker, J.: Diskussionsbemerkung in: "Oxygen Supply to the Human Foetus". Symposium. The Council for Internat. Organizations of Med. Sci. and the Josiah Macy jr. Foundation Oxford 1959, S. 258. — Watts, I., H. Henderson,

D. H. KAUMP, and R. M. DAVIS: Amer. J. Obstet. Gynec. **61**, 1025 (1951). — WEISSBROT, I. M., L. S. JAMES, C. E. PRINCE, D. A. HOLADAY, and V. APGAR: J. Pediat. **52**, 395 (1958). — WESTIN, B.: Acta physiol. scand. **35**, 26 (1955). — WESTIN, B.: Acta paediat. (Uppsala) **46**, 117 (1957). — WILBRAND, K., u. E. LÖHR: Arch. Gynäk. **187**, 243 (1955). — WILKIN, P., u. M. BURSZTEIN: Bull. Féd. Soc. Gynéc. Obstét. franç. **1**, 37 (1957). — WITTKE, I.: Untersuchungen zum Gasgehalt im Nabelschnurblut von Neugeborenen mit Erythroblastose. Dissertation, Berlin 1956. — WULF, H.: Z. Geburtsh. Gynäk. **152**, 98 (1959a). — WULF, H.: Z. ges. exp. Med. **132**, 136 (1959b). — WULF, H.: Der Gasaustausch in der reifen Placenta des Menschen. Habilitationsschrift, Kiel 1960. — WULF, H.: Z. Geburtsh. Gynäk. **158**, 117, 269 (1962a). — WULF, H.: Z. Geburtsh. u. Frauenhk. 1218 (1962b).

ZUNTZ, L.: Stoffaustausch zwischen Mutter und Kind. Erg. Physiol. (Asher-Spiro) VII, 403 (1908). — ZWEIFEL, E.: Arch. Gynäk. **9**, 291 (1876).

Die Atemgas-Transportgrößen des Blutes im Kindesalter

Von

K. RIEGEL

Mit 3 Abbildungen

Der Untersuchung des gesamten Atemgas-Stoffwechsels sind bis jetzt beim jungen Kind Grenzen gesetzt, abgesehen vom Neugeborenen, das ausgesprochen günstige Untersuchungsbedingungen bietet. In jüngster Zeit ist denn auch das Interesse an den Regulationen von Atmungs- und Kreislauffunktionen in der Neugeborenenperiode besonders groß geworden. Für die Zeit zwischen Neugeborenen- und Erwachsenenalter sind unsere Kenntnisse auf dem Gebiet der äußeren und inneren Atmung recht gering, wenngleich neuerdings wesentliche Teilfunktionen, so die Ventilationsgrößen, der Atemgasumsatz im Gehirn und die Transportgrößen im Blut, von Säuglingen und Kleinkindern auf breiterer Basis untersucht werden konnten. Im folgenden sollen vor allem die Transportverhältnisse im Blut behandelt werden. Die Ausführungen schließen unmittelbar an die Ergebnisse des vorausgehenden Kapitels von BARTELS und WULF an, in welchem auch die verwendeten Begriffe und Meßgrößen sowie die physiologischen Grundlagen ausführlich dargestellt sind. Weitere Ergänzungen sind den artverwandten Artikeln des Bandes „Die physiologische Entwicklung des Kindes" zu entnehmen.

I. Sauerstofftransport

1. Sauerstoffkapazität – Hämoglobinkonzentration. Über die altersabhängigen Änderungen der Hämoglobinkonzentration im Blut und die Ablösung des fetalen durch das Erwachsenenhämoglobin haben BETKE (*6, 7*) und HUISMAN (*11*) eingehend berichtet. Nach der Neugeborenenperiode kommt es im 1. Trimenon zu einer beträchtlichen Reduktion der Hämoglobinkonzentration von etwa 20 auf 11,5 g-% und nachfolgend zu einer sich über die ganze Kindheit erstreckenden Vermehrung, wobei erst nach der Pubertät Erwachsenendurchschnittswerte erreicht werden. Der altersabhängige Verlauf der Hämoglobinkonzentration und der O_2-Kapazität ist in Abb. 1 dargestellt, beide Größen stehen nämlich in strenger Korrelation zueinander. HÜFNER (*10*) hat bereits 1893 mitgeteilt, daß 1 g Hämoglobin 1,34 ml Sauerstoff zu binden vermag.

Fetales Hämoglobin soll weniger Sauerstoff binden können als bleibendes (*15*). Nach eigenen Bestimmungen (*21*) — Vergleich spektralphotometrischer und gasometrischer Messungen — beträgt der Hüfner-Index für das Blut des Neugeborenen 1,21, im Alter von 2 Monaten 1,26, im Alter von 3 Monaten 1,31. ABRAHAMOW und SMITH haben dagegen für das Blut des gesunden Neugeborenen einen normalen Hüfner-Index mitgeteilt, während er bei erythroblastosekranken Neugeborenen nur 1,14 beträgt (*1*). Zu dieser Frage sind weitere Untersuchungen erforderlich.

2. Sauerstoffaffinität. Neben der Höhe der maximalen O_2-Bindung des Blutes ist für den Sauerstofftransport die relative O_2-Bindung in Abhängigkeit von jeweils herrschenden O_2-Druckwerten wesentlich. Die als O_2-Affinität bekannte O_2-Bindungseigenschaft kann in der O_2-Bindungskurve dargestellt werden, wobei als Vergleichsmaß der O_2-Affinität der O_2-Druck bei 50%iger O_2-Sättigung

(T 50) dient. Fetales Blut besitzt im Vergleich zum Erwachsenenblut eine hohe O_2-Affinität, d. h. einen niedrigen T 50-Wert. Unmittelbar nach der Geburt nimmt die O_2-Affinität des Blutes ab (*5, 21*); der T 50-Wert wird insgesamt um etwa 5 Torr vergrößert (von 23 auf 28 Torr). Bei dieser Rechtsverschiebung der O_2-Bindungskurve wird die Mittelwertkurve des Erwachsenen (T 50 etwa 26,5 Torr) im 3. Monat überschritten. Die maximale Rechtsverlagerung findet man im ausgehenden 1. Lebensjahr; die Erwachsenenkurve wird rückläufig um das 5. Lebensjahr erreicht (*18*). Diese Affinitätsänderungen bedeuten, daß — unter den vergleichbaren Bedingungen pH 7,4 und 37° C — das Blut des Einjährigen in demselben O_2-Druckbereich (90–30 Torr) etwa 15% mehr Sauerstoff dem Gewebe übermitteln kann als das Blut des Neugeborenen und 6% mehr als das Blut des Erwachsenen. Der Verlauf des T 50-Wertes während der Kindheit ist in Abb. 1 dargestellt. Wie man sieht, verhält sich der T 50-Wert des Blutes in etwa spiegelbildlich zum Verlauf der Hämoglobinkonzentration bzw. O_2-Kapazität. Die Korrelation zwischen T 50 und O_2-Kapazität ist indessen nur schwach signifikant. Dies ist verständlich, da das O_2-Bedürfnis des Organismus sicher altersspezifisch unterschiedlich ist.

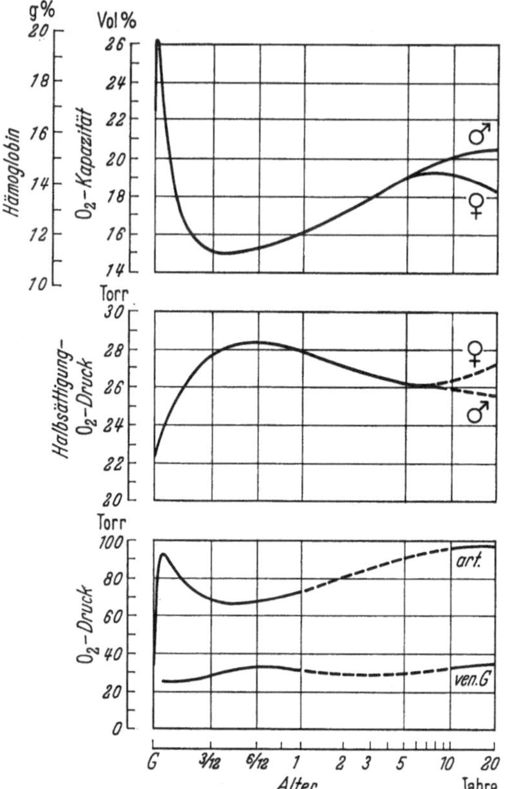

Abb. 1. Hämoglobinkonzentration bzw. O_2-Kapazität, Halbsättigungs-O_2-Druck und aktuelle O_2-Druck-Werte des Blutes im Verlauf der Kindheit. Abscisse: Alter in Jahren in logarithmischem Maßstab. Punktierte Linien bedeuten mutmaßlichen Verlauf. Man sieht die bekannte Reduktion der Hämoglobinkonzentration nach der Geburt und die langsame Vermehrung zum Erwachsenenmittel hin. Der Halbsättigungs-O_2-Druck als Maß der O_2-Affinität zeigt einen angenähert spiegelbildlichen Verlauf zur O_2-Kapazität/Hämoglobinkonzentration. Der arterielle O_2-Druck wird nach der Neugeborenenzeit um etwa 25 Torr reduziert, während der O_2-Druck des Hirnvenenblutes [nach Wenner (*27*)] weniger große Änderungen während des 1. Jahres erkennen läßt

Diese Verhältnisse sind dargestellt für die Standardbedingungen 37° C und pH-Serum 7,4. Wenn man die O_2-Affinität des Blutes, was exakter wäre, auf einen Standard-Erythrocyten-pH-Wert von 7,2 bezieht, ergeben sich nach den Untersuchungen von Hilpert et al. (*9*) etwas abweichende Ergebnisse. Umfassendere Bestimmungen im menschlichen Blut stehen noch aus. Im übrigen ist die Ursache der O_2-Affinitätsänderung des Blutes bisher nicht bekannt; zahlreiche Faktoren kommen in Betracht, sofern sie sich am Hämoglobinmolekül auswirken ["differences in oxygen equilibria . . . may result from difference in the environment of the hemoglobin molecule" (*2*)]. Dieselben Faktoren müssen auch die Zellform beeinflussen können, denn die Korrelation zwischen Form (erythrocytenmorphologische Abmessungen) und Funktion (O_2-Affinität) ist eklatant (*3*).

3. O_2-Parameter im arteriellen Blut. Bei der Berechnung der Sauerstoffversorgung der Gewebe sind die O_2-Parameter des arteriellen Blutes unerläßlich. Mehr noch geben sie Hinweise auf die Verhältnisse des Gasaustausches in der Lunge. Einige Daten für das 1. Lebensjahr sind vorhanden (*19*). O_2-Druck (von etwa 90 auf 65 Torr) und O_2-Sättigung (von etwa 95 auf 92%) nehmen nach der Neugeborenenzeit während des 1. Trimenon ab. Der Verlauf der O_2-Druckänderung ist in Abb. 1 zu verfolgen. Diese Druckabnahme ist mit einer Zunahme der Differenz zwischen alveolarem und arteriellem O_2-Druck (= $AaDO_2$) verbunden; im gleichen Zeitabschnitt nimmt der arterielle = alveolare CO_2-Druck ab (s. unten). Ein Teil dieser vergrößerten $AaDO_2$ kann auf die Auswirkung des präcardialen physiologischen Kurzschlusses in der Lunge bezogen werden (22). Erwachsenenverhältnisse werden möglicherweise erst im späteren Kleinkindesalter erreicht; ausreichende Daten sind bis jetzt nicht verfügbar.

4. O_2-Druck im venösen Blut. Die O_2-Diffusion vom Blut zu den Zellen, wie auch in der Lunge, ist nur möglich, wenn Druckunterschiede bestehen. Wichtige Richtmaße für die O_2-Versorgung der Gewebe sind neben den arteriellen die O_2-Druckwerte des aus den Geweben abfließenden venösen Blutes. Die Kenntnis des venösen O_2-Druckes ist für die Beurteilung der O_2-Versorgung der einzelnen Organe wie pauschal des Gesamtorganismus (O_2-Druck in der A. pulmonalis) unerläßlich. Bis jetzt haben wir praktisch keinerlei Kenntnisse über die O_2-Grenzdruckwerte der einzelnen Organe und in der A. pulmonalis während der Kindheit. Aus Tierversuchen (4), die in vergleichbaren Altersabschnitten durchgeführt wurden, kann geschlossen werden, daß der O_2-Druck des Blutes in der A. pulmonalis unter Ruhebedingungen eine ziemlich konstante Größe während des ganzen Lebens ist, wenn man von der Neugeborenenperiode absieht. Wir halten uns daher für berechtigt, für Berechnungen einen konstanten O_2-Druck anzusetzen, den wir mit 30 Torr gewählt haben (18).

Vom Gehirnvenenblut allerdings hat WENNER (27) den mittleren O_2-Druck im Verlauf des 1. Lebensjahres bestimmt, woraus Rückschlüsse auf den Gewebe-O_2-Grenzdruck möglich sind. Diese Untersuchungen sind bedeutsam genug, da bekanntermaßen die Funktionsfähigkeit dieses Organs sehr eng von der O_2-Versorgung abhängt. Der physiologische Verlauf des O_2-Druckes im Blut des S. longitudinalis sup. während des 1. Lebensjahres ist als Mittelwertkurve in die Abb. 1 mit eingezeichnet. Die altersbezogenen Änderungen scheinen gering, haben jedoch beträchtliche Auswirkungen. Bemerkenswert ist die Zunahme von etwa 25 auf 35 Torr in den ersten 7 Monaten, die Hinweise auf eine geringer werdende O_2-Mangeltoleranz mit zunehmender Organreifung nach der Geburt gibt. Entsprechend diesem Verlauf liegt die O_2-Spannungsschwelle, bei der Bewußtlosigkeit auftritt, im frühen Säuglingsalter tiefer als beim Erwachsenen (26). Nach Berechnungen von WENNER beträgt der O_2-Verbrauch der Hirnrinde beim Neugeborenen nur etwa $^1/_4$ bis $^1/_3$ des Erwachsenenwertes, steigt aber im ersten Lebenshalbjahr auf fast den doppelten Wert an (28).

5. O_2-Ausschöpfbarkeit des Blutes. Aus O_2-Kapazität, O_2-Affinität, dem fiktiven venösen O_2-Grenzdruck und dem bekannten arteriellen O_2-Druck kann die O_2-Ausschöpfbarkeit des Blutes berechnet werden. Sie zeigt wie die übrigen Größen altersabhängige Änderungen. Nach der Geburt erfolgt eine Verminderung von etwa 6 auf etwa 4,5 Vol.-% im 2./3. Monat und anschließend eine Vermehrung über die Kindheit hinweg zum Erwachsenenmittel von etwa 7 Vol.-% (18). Die O_2-Ausschöpfbarkeit des Blutes kann man als Maß für das O_2-Bedürfnis des Organismus ansehen. Die postnatale Hämoglobinreduktion ist in dem Umfang möglich, wie sie durch die Abnahme der O_2-Affinität kompensiert wird. Sobald diese limitiert ist, muß die Hämoglobinkonzentration zunehmen. Bei ungestörtem postnatalem Verlauf ist eine Behandlung der scheinbaren Trimenonanämie darum sinnwidrig, was aufgrund der klinischen Erfahrung schon lange postuliert wird [BETKE (6), u. a.]. Über die O_2-Ausschöpfbarkeit des Blutes, die die arteriovenöse O_2-Differenz nicht unterschreiten darf, kann auch berechnet werden, von welcher

Hämoglobinkonzentration an bei realen Anämien eine Behandlung mit Transfusionen erforderlich ist (*17*).

Hämoglobinkonzentration und O_2-Affinität des Blutes sind aufeinander abgestimmt, um eine möglichst optimale, der durchschnittlichen Belastung angepaßte O_2-Ausschöpfbarkeit zu gewährleisten. Dies kann anhand von Beispielen aus der Pathologie belegt werden. So nimmt bei krankhaft verminderter Hämoglobinkonzentration die O_2-Affinität ab, wobei sich zwischen den einzelnen Anämieformen Unterschiede dartun, die offensichtlich mit erythrocytenmorphologischen Faktoren zusammenhängen (*17*). Allgemein kann man sagen, daß die Verminderung der Hämoglobinkonzentration von seiten der O_2-Affinität um so besser kompensiert wird, je dünner im Mittel die roten Zellen sind. Dies bestätigt die klinische Erfahrung, daß Kranke mit einer hypochromen, microcytären Anämie vergleichsweise weniger beeinträchtigt sind als Kranke mit megaloblastären Anämien. Im Prinzip kann die Korrelation zwischen Hämoglobinkonzentration und O_2-Affinität auch auf die Verhältnisse bei Kranken mit cyanotischem Herzfehler angewendet werden, da für den effektiven O_2-Transport lediglich die Menge der Oxyhämoglobinkonzentration ausschlaggebend ist (effektive Hämoglobinkonzentration). Die Abnahme der O_2-Affinität des Blutes ist bei diesen Kranken die Regel. Eine Polyglobulie entsteht darüber hinaus in dem Umfang, wie es die O_2-Ausschöpfbarkeit erfordert. Parallelen zur Höhenadaptation (*12*) sind gegeben. Grenzen sind der Polyglobulie durch die zunehmende Viscosität, manchmal durch einen sekundären Eisenmangel gesetzt.

6. Arteriovenöse O_2-Differenz (AVDO$_2$). Man kann annehmen, daß die O_2-Ausschöpfbarkeit des Blutes in mittelbarer Relation zur Differenz des O_2-Gehaltes von arteriellem und gemischtvenösem Blut in der A. pulmonalis steht. Die O_2-Ausschöpfbarkeit muß so groß sein wie die Summe von AVDO$_2$ in Ruhe und dem O_2-Verbrauch der Gewebe bei durchschnittlicher Belastung, wenn man voraussetzt, daß die 2. funktionelle Größe des O_2-Transportes

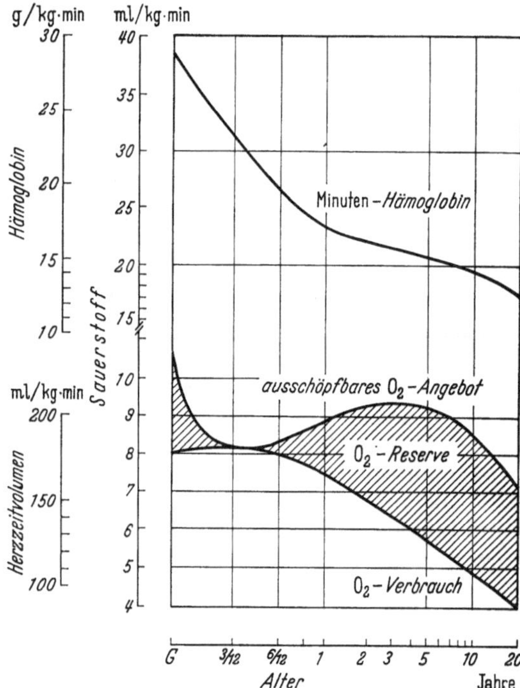

Abb. 2. Welche O_2-Transportgrößen im Blut stehen während der Kindheit dem O_2-Verbrauch des Organismus gegenüber? Alle Größen je kg min "steady state". Der O_2-Verbrauch wird nach der Geburt vermindert. Das vom Blut gelieferte, ausschöpfbare O_2-Angebot ist stets beträchtlich größer, mit Ausnahme vom 2.—4. Lebensmonat. Die Differenz zwischen Angebot und Verbrauch kann als O_2-Reserve des Blutes angesehen werden. Das für die ganzen Leistungen benötigte „Minutenhämoglobin" (*7*) wird während der Kindheit um etwa 50% vermindert

in der Zeiteinheit, das Herminutenvoluemn (HZV), über längere Zeit möglichst wenig gesteigert werden soll. Begreiflicherweise liegen bis jetzt kaum Unterlagen über die Höhe von AVDO$_2$ und HZV beim Gesunden im frühen Kindesalter vor. Einer Mitteilung von Lucas et al. (*14*) können wir entnehmen, daß die AVDO$_2$ ab 21. Lebenstag im Mittel 4—4,5 Vol.-% beträgt (im 1. Jahr 4,8 Vol.-%; 3.—15. Jahr 3,6 Vol.-%). Dies entspricht dem Wert des gesunden Erwachsenen in

Ruhe (Mittel 4,2 Vol.-%, Männer 4,4 Vol.-%, Frauen 3,8 Vol.-%). Auch Tierversuche sprechen dafür, daß die $AVDO_2$ nur in engen Grenzen verändert wird (*4*). Dies würde bedeuten, daß die $AVDO_2$ bei gesunden Säuglingen und Kindern unter Ruhebedingungen stets von der O_2-Ausschöpfbarkeit des Blutes bestritten werden kann, ohne daß zusätzliche Herzarbeit erforderlich wäre.

7. Herzzeitvolumen. Das Herzminutenvolumen, bezogen auf die Gewichteinheit kg Körpergewicht, nimmt während des Kindesalters kontinuierlich von etwa 180 auf etwa 90 ml ab, ganz entsprechend dem O_2-Verbrauch je kg Körpergewicht × Minute (Abb. 2). Berechnete (*4*) und gemessene (*14*) HZV-Werte stimmen recht gut miteinander überein; sie liegen beträchtlich höher als die bisher verfügbaren Daten aus sphygmographischen Bestimmungen (*13*). Die mit letzteren berechneten Transportgrößen, z. B. das ,,Minutenhämoglobin'' (*7*), sind demnach zu korrigieren.

Versuchen wir, die mitgeteilten Ergebnisse im Hinblick auf die *O_2-Versorgung des Organismus zusammengefaßt* zu betrachten, wobei aus Vergleichsgründen die Meßdaten auf die Gewichtseinheit kg Körpergewicht zu reduzieren sind. Richtgröße ist der O_2-Verbrauch/kg · min. Er nimmt, unter Basalstoffwechselbedingungen, zwischen Geburt und Erwachsenenalter von rund 8 auf rund 5 ml O_2/kg · min ab. Dem entspricht die beschriebene Reduktion des HZV. Die Verhältnisse sind in Abb. 2 dargestellt. Die vom Blut angebotene, ausschöpfbare O_2-Menge/kg · min ist nun während der ganzen Kindheit z. T. wesentlich größer als der Basalverbrauch, mit Ausnahme der kurzen Spanne zwischen 2. und 4. Lebensmonat, wo sich Angebot und Verbrauch decken. Die Differenz zwischen den beiden Größen kann man als ,,Leistungsreserve'' von seiten des Blutes ansehen. Sie erlaubt in diesem Umfang eine körperliche Belastung ohne Anforderung an den Kreislauf. Die Differenz ist am ausgeprägtesten zwischen 2. und 7. Lebensjahr, wo bekanntermaßen die spontane Aktionsfähigkeit des jungen Kindes am deutlichsten ist. Die Differenz zwischen Geburt und 2. Monat kann als Angebot ohne entsprechende Nachfrage betrachtet werden. Dieser Umstand kann als mittelbare Ursache für die postnatale Hämoglobinreduktion bzw. eingeschränkte Erythropoese gelten (*23, 30*). Um diese ausschöpfbare O_2-Menge anbieten zu können, ist ein wesentlich größeres ,,Minutenhämoglobin'' (*7*) erforderlich. Reduziert auf die Gewichteinheit ergibt sich eine eindrucksvolle Reduktion um über 50%, von etwa 29 auf etwa 14 g/kg · min, ein Verlauf, der ziemlich genau mit der Kurve der spezifischen Wachstumsgeschwindigkeit übereinstimmt [vgl. (*7*)].

II. CO_2-Transport

Dem Hämoglobin obliegt nicht nur der Transport des Sauerstoffs, es nimmt auch unmittelbar teil am Transport des umgesetzten Kohlendioxyds. Die Änderungen der Hämoglobinkonzentration im Blut während der Kindheit müssen sich also auf die einzelnen Größen des CO_2-Transportes und der Puffervorgänge auswirken.

1. Standardbicarbonat. Standardbicarbonat bzw. sein biologisch wichtigeres Äquivalent im Vollblut, der sog. T40-Wert, sind das Maß für den CO_2-Transport wie für den CO_2-Umsatz in den Geweben. Der Verlauf dieser Größen im Kindesalter ist in Abb. 3 zu verfolgen. Beide nehmen im 1. Trimenon signifikant zu [T40 um etwa 10 Vol.-%, Standardbicarbonat um etwa 3 mval/L (*18, 29*)]. Die Differenz zwischen beiden verringert sich durch die Hämoglobinreduktion. Im Alter von etwa 1 Jahr wird rückläufig ein Tiefpunkt durchschritten (45 Vol.-% bzw. 22,5 mval/L), Erwachsenenwerte (im Mittel 48 Vol.-% bzw. 25 mval) werden erst vor der Pubertät erreicht. Dieselben Veränderungen sind, noch in weit stärkerem Umfang, bei jungen Säugetieren in vergleichbaren Altersabschnitten zu beobachten (*4, 23*). Eine Ursache dafür ist nicht bekannt.

2. Pufferkapazität, Pufferbasen und Basenexzeß. Die Steilheit der CO_2-Bindungskurven wird, in physiologischen CO_2-Druckbereichen, nur von der Hämoglobinkonzentration des Blutes bestimmt; eine Hämoglobinreduktion führt zu

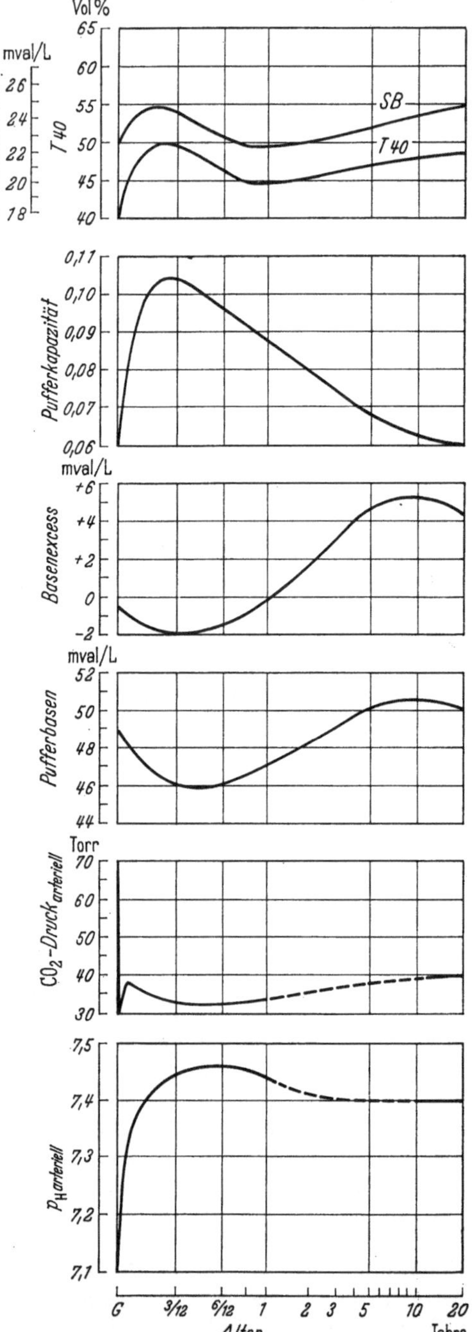

einer Abflachung der CO_2-Bindungskurve. Damit ist eine verminderte Pufferkapazität (Δ pH/Δ CO_2) verbunden. Die für die Aufnahme von 5 Vol.-% CO_2 berechnete Pufferkapazität des Blutes der verschiedenen Altersstufen ist Abb. 3 zu entnehmen. Nach der Geburt kommt es im Verlauf des 1. Trimenon zu einer beträchtlichen Zunahme des Δ pH-Wertes (von 0,06 auf 0,105), danach zu einer langsamen Annäherung an den Erwachsenenwert (0,06) während der Pubertät; die Pufferkapazität nimmt demnach zunächst ab, dann wieder zu. Die geringste Pufferkapazität findet man zwischen 2. Monat und 3. Jahr, d. h. in der Zeit der stärksten Acidoseneigung im Kindesalter. Die Säure-Base-Verhältnisse können noch durch andere Größen charakterisiert werden, so von der Menge der Pufferbasen (25). Als solche sind die Kationen anzusehen, die äquimolar der labilen Fraktion der Anionen (vor allem Bicarbonat, Proteinat und organische Phosphate) gegenüberstehen müssen. Es bedarf der Erwähnung, daß das Blut — Erythrocyten und Plasma — im Kindesalter unter normalen Bedingungen stets ausreichend Kationen aufweist (20). Der altersbezogene Verlauf der Pufferbasen ist ebenfalls Abb. 3 zu entnehmen: sie nehmen im 1. Trimenon ab um etwa 3 mval/L und nachfolgend wieder zu auf die Erwachsenenwerte hin. Der Verlauf des Basenexzesses (24) muß dem entsprechen[1]. Die

Abb. 3. Die wichtigsten, den CO_2-Transport und die Puffergrößen des Blutes von Kindern kennzeichnenden Größen, alle bezogen auf 37° C. Standardbicarbonat und, unter gleichen standardisierten Bedingungen bestimmt, im Vollblut chemisch gebundene CO_2-Menge (T 40, Vol.-%) werden nach der Geburt vermehrt, ohne die Hämoglobinreduktion voll kompensieren zu können: die Pufferbasen nehmen im gleichen Zeitabschnitt ab; es besteht ein negativer Basenexzeß; die Pufferkapazität ist eingeschränkt (Δ pH nimmt bei konstanter CO_2-Zugabe zu). Die Verschiebung des arteriellen pH-Wertes in — gegenüber dem Erwachsenen—stärker alkalische Bereiche kann als Ausgleich dafür angesehen werden. Änderungen in der Ventilation — der im 1. Jahr verminderte arterielle CO_2-Druck spricht für eine Hyperventilation — und im Stoffwechsel (T 40) bewirken die pH-Verschiebung. Alle Größen erreichen erst um die Pubertät den Erwachsenenmittelwert

---

[1] Alle Werte sind für 37° C angegeben, womit sich Unterschiede zu Angaben der Literatur erklären.

negativen Basenexzeßwerte im 1. Lebensjahr müssen auf fixe saure Metaboliten bezogen werden (*18*).

3. pH-Wert im arteriellen Blut. Die Pufferfähigkeit des Blutes ist im frühen Kindesalter vermindert. Wenig wahrscheinlich ist es, daß dies der Organismus ohne Gegenregulationen toleriert. Die unter den gegebenen Bedingungen einzig sinnvolle Gegenmaßnahme ist die Verschiebung der aktuellen Reaktion in mehr alkalische Bereiche. Dies ist tatsächlich der Fall. Wie Abb. 3 zeigt, kommt es im Verlauf des 1. Trimenon zu einer Verschiebung des arteriellen pH-Wertes um etwa 0,1 Einheiten auf im Mittel 7,45 (*19, 29*) und danach zu einer langsamen Annäherung an den Erwachsenenmittelwert von 7,4. Der alkalischere pH-Wert wird durch zwei Umstände ermöglicht: durch eine Vermehrung des aktuellen Bicarbonatgehaltes (s. T 40 bzw. Standardbicarbonat) und durch eine *Verminderung* des aktuellen pCO_2-Wertes. Der verminderten Pufferkapazität des Blutes wird damit ausreichend begegnet. Wenn man nämlich in Anlehnung an die konstante $AVDO_2$ 4,5 Vol.-% eine konstante $AVDCO_2$ von 5 Vol.-% annimmt und damit den pH-Wert im gemischtvenösen Blut überschlägig berechnet – gemessen ist er m. W. bei jungen Kindern nicht – findet man, daß dieser venöse pH-Wert unmittelbar nach der Neugeborenenzeit über 7,3 pH-Einheiten liegt und unter physiologischen Bedingungen nicht darunter fällt. Eine zuverlässige Sicherung vor acidotischen Stoffwechselstörungen kann dadurch allerdings nicht gegeben sein.

4. CO_2-Druck im arteriellen Blut. Der arterielle bzw. alveolare CO_2-Druck liegt im 1. Lebensjahr nach übereinstimmenden Untersuchungsergebnissen (*8, 19, 29*) nahe 30 Torr – der Verlauf ist in Abb. 3 eingezeichnet. Dem kann nur eine, gemessen am Erwachsenen, gesteigerte Ventilation zugrunde liegen. Nach der klinischen Erfahrung sind denn auch die Atemkapazitätsreserven in diesem Alter limitiert. Dekompensationserscheinungen treten z. B. bei erhöhtem Basalstoffwechsel und Einengung der Atemwege relativ rasch auf.

III. Beziehungen zwischen O_2- und CO_2-Transport

Die engen Verknüpfungen zwischen O_2- und CO_2-Transport drücken sich im Bohr- bzw. Haldane-Effekt aus. Wohl aus technisch-methodischen Gründen besitzen wir für das Kindesalter bis jetzt kaum Informationen über diese wichtigen Größen. Nach Untersuchungen an jungen Tieren (*9*) ist es wahrscheinlich, daß sich der Bohr-Effekt im Verlauf der frühen Kindheit ändert; Unterschiede zwischen menschlichem Nabelschnur- und Erwachsenenblut sind gesichert [HILPERT et al. (*9*)]. Einige wenige, weitere Hinweise sind vorhanden. So kann man berechnen, daß die verminderte Pufferfähigkeit, funktionell sicher nachteilig, für die O_2-Abgabe vorteilhaft ist (*22*). Auch darf es als gesichert gelten, daß der Bohreffekt nur unter physiologischen Bedingungen wirksam wird. Sobald fixe Metaboliten im Überschuß in das Blut kommen, wird die O_2-Affinität anders als erwartet beeinflußt. So kommt es bei dekompensierter metabolischer Acidose zu einer Zunahme der O_2-Affinität, wodurch die O_2-Abgabe an die Gewebe eingeschränkt wird, bei dekompensierter metabolischer Alkalose zu einer Affinitätsabnahme. Dies mag z. T. erklären, daß bei gleichen Dehydratationsgraden das acidotische und das alkalotische Coma Unterschiede aufweisen. Die Änderung der O_2-Affinität kann mit der Menge stagnierender fixer Säuren bzw. Basen (Basenexzeß) signifikant korreliert werden (*18*).

Literatur

(*1*) ABRAHAMOV, A., and C. A. SMITH: Oxygen capacity and affinity of blood from erythroblastotic newborns. Amer. J. Dis. Child. **97**, 375 (1959). — (*2*) ALLEN, D. W., J. WYMAN JR., and C. A. Smith: The oxygen equilibrium of fetal and adult human hemoglobin. J. biol. Chem. **203**, 81 (1953).

(*3*) Bartels, H., H. Harms, V. Probst, K. Riegel u. J. Schneider: Sauerstoffbindungs-kurve, fetales Hämoglobin und Erythrocytenmorphologie bei Frühgeborenen und Säuglingen. Klin. Wschr. **37**, 664 (1959). — (*4*) Bartels, H., P. Hilpert u. K.-Riegel: Gaswechsel und Herzzeitvolumen bei wachen Ziegen- und Schaflämmern während der ersten Lebenswochen. Arch. ges. Physiol. **277**, 61 (1963). — (*5*) Beer, R., E. Doll u. J. Wenner: Die Verschiebung der O_2-Dissoziationskurve des Blutes von Säuglingen während der ersten Lebensmonate. Arch. ges. Physiol. **265**, 526 (1958). — (*6*) Betke, K.: Hämatologie der ersten Lebenszeit. Ergebn. inn. Med. Kinderheilk. N.F. **9**, 437 (1958). — (*7*) Betke, K.: Hämoglobin, quantitative Daten, klinische Fragen. In: F. Linneweh: Die physiologische Entwicklung des Kindes. S. 306. Berlin-Göttingen-Heidelberg: Springer 1959. — (*8*) Boda, D., and L. Murànyi: Ventilation studies in children of different ages. Acta paediat. (Uppsala) **51**, 427 (1962).

(*9*) Hilpert, P., R. Fleischmann, D. Kempe, and H. Bartels: The Bohreffect related to blood and erythrocyte pH. Amer. J. Physiol. **205**, 337 (1963). — (*10*) Hüfner, G.: Über die Quantität Sauerstoff, welche ein Gramm Hämoglobin zu binden vermag. Hoppe-Seylers Z. physiol. Chem. 1, 317, 386 (1893). — (*11*) Huisman, T. H. J.: Haemoglobin types in pre- and postnatal life. In: F. Linneweh: Die physiologische Entwicklung des Kindes. S. 296. Berlin-Göttingen-Heidelberg: Springer-Verlag 1959. — (*12*) Hurtado, A., C. Merino, and E. Delgado: Influence of anoxemia on the hematopoietic activity. Arch. intern. Med. **75**, 284 (1945).

(*13*) Keuth, U., u. M. Peusquens: Die hämodynamischen Kreislaufgrößen im Säuglings- und Kindesalter. Z. Kinderheilk. **78**, 379 (1956).

(*14*) Lucas, R. V., J. W. St. Geme, R. C. Anderson, P. Adams, and D. J. Ferguson: Maturation of the pulmonary vascular bed. Amer. J. Dis. Child. **101**, 467 (1961).

(*15*) Minkowski, A., and E. Swierczewski: The oxygen capacity of the human foetal blood. In: J. Walker and A. Turnbull: Oxygen supply to the human foetus. Oxford: Blackwell Sci. Publ. 1959, 236.

(*16*) Proenca, J., u. J. Wenner: Zur Bestimmung der alveolären CO_2-Spannung im Kindesalter. Klin. Wschr. **40**, 898 (1962).

(*17*) Riegel, K.: Die Gastransportfunktion des Blutes bei Anämien im Kindesalter. Dtsch. med. Wschr. **87**, 1947 (1962). — (*18*) Riegel, K.: Über die Gastransportfunktion des Blutes im Kindesalter. Habil. Schr. Tübingen 1962. — (*19*) Riegel, K.: Die arteriellen Blut-gase im 1. Lebensjahr. Klin. Wschr. **41**, 249 (1963). — (*20*) Riegel, K.: Unveröffentlichte Untersuchungen. — (*21*) Riegel, K., H. Bartels u. J. Schneider: Veränderungen der Sauerstoffaffinität, des Hämoglobins und der Erythrocyten im Blut von frühgeborenen und ausgetragenen Säuglingen im 1. Trimenon. Z. Kinderheilk. **83**, 209 (1959). — (*22*) Riegel, K., P. Hilpert u. W. Moll: Gasaustausch bei Anämien. In: Physiologie und Pathologie des Gas-austausches in der Lunge. Bad Oeynhausener Gespräche IV. S. 66. Berlin-Göttingen-Heidel-berg: Springer-Verlag 1961. — (*23*) Riegel, K., u. G. Ruhrmann: Über die Erythropoese und die Atemgastransportfunktion des Blutes junger Kaninchen. Acta haemat. **32**, 130 (1964)

(*24*) Siggaard-Andersen, O., and K. Engel: A new acid base nomogram. Scand. J. clin. Lab. Invest. **12**, 177 (1960). — (*25*) Singer, R. B., and A. B. Hastings: An improved clinical method for estimation of disturbances of the acid-base balance of human blood. Medicine (Baltimore) **27**, 223 (1948).

(*26*) Wenner, J.: Untersuchungen über die Hypoxie des Gehirns bei Säuglingen mit an-geborenen Herzfehlern. 59. Tg. D. Ges. Kinderheilk. Kassel 1960. — (*27*) Wenner, J.: Über die O_2-Versorgung des Gehirns im Säuglingsalter. Normale Entwicklung und O_2-Mangel-zustände. Habil. Schr. Bonn 1961. — (*28*) Wenner, J.: Über die Entwicklung des O_2-Ver-brauchs und die Durchblutung des Gehirns im Säuglingsalter. 61. Tg. D. Ges. Kinderheilk. Köln 1963. — (*29*) Wenner, J., R. Beer u. E. Doll: Die arteriellen Kohlensäurewerte des Säuglings und ihre Berechnung aus blutgasanalytischen Daten, die im Blut des Sinus sagittalis superior bestimmt wurden. Arch. Kinderheilk. **156**, 7 (1957). — (*30*) Wenner, J., and K. Riegel: The shift of the oxygen dissociation curve and the erythropoiesis in the first three months of life. 10. Intern. Congr. Pediat. Lissabon 1962.

Données récentes sur l'analyse du tonus musculaire chez l'enfant

Applications à la pathologie et la thérapeutique de l'infirmité motrice cérébrale

Par

M. Lelong et J.-C. Dalloz

Avec 7 figures

Les rapports entre la maturation du tonus et le développement de la motricité volontaire chez l'enfant sont maintenant admis. Toutefois beaucoup de confusion règne encore sur cette question, non seulement sur la définition du tonus, mais sur ses normes et ses variations physiologiques. Les termes d'«hypotonie» et d'«hypertonie» sont imprécis, à tel point qu'un même enfant peut être qualifié d'hypertonique par les uns, d'hypotonique par les autres.

I. Définition et Bases physiologiques

Il n'y a pas de définition claire du tonus sans référence au réflexe myotatique de Sherrington, c'est-à-dire à la contraction réflexe du muscle en réponse à son propre étirement. Le muscle au repos, en dehors de tout étirement, ne donne lieu à aucun tracé électromyographique; son étirement, c'est-à-dire son état de tension entre ses deux points d'insertion, provoque une contraction réflexe, d'où un tracé électromyographique. Ce réflexe à l'étirement est presque uniquement monosynaptique.

L'organe essentiel en est le fuseau neuro-musculaire (Fig. 1), doué à la fois de sensibilité en sa partie médiane et de contractilité en ses deux extrémités. Ce fuseau, allongé, s'insère d'une part sur le tendon du muscle et d'autre part, sur la fibre musculaire.

Les afférences qui en partent sont les fibres I a, de grand diamètre, à bas seuil et de conduction très rapide; elles

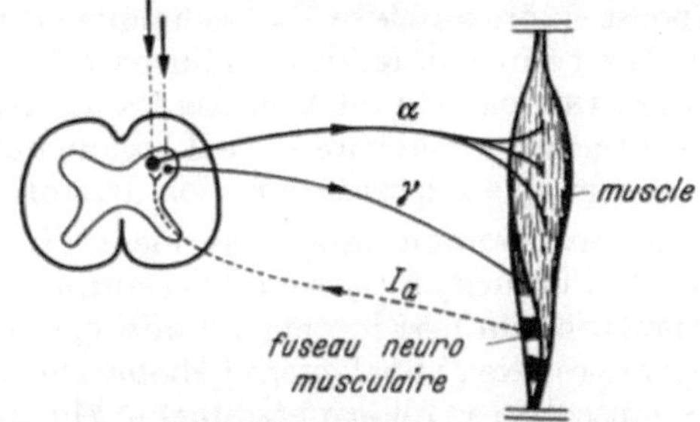

Fig. 1. Représentation schématique du réflexe myotatique et de la boucle Gamma

s'articulent directement pour leur plus grande part avec le neurone moteur alpha et, pour une faible part, avec les neurones intercalaires.

Les efférences qui arrivent au fuseau sont des fibres spéciales dites gamma; elles aboutissent à sa portion musculaire.

Si les moto-neurones gamma sont très actifs, le muscle du fuseau est très contracté et le moindre étirement provoque un fort réflexe myotatique; c'est l'inverse si les moto-neurones gamma sont peu actifs.

Si, chez l'adulte, le fuseau neuro-musculaire a fait l'objet en France des travaux de Gruner et coll. (*10*), de Lapresle et coll. (*16bis*), chez l'enfant, nos connaissances sur le réflexe myotatique sont très rudimentaires. Seuls sont connus les processus de myélinisation des structures supérieures qui règlent sa sensibilité. Par exemple, on sait que les liaisons cérébello-vestibulaires sont myélinisées avant la naissance; que les liaisons cérébello-médullaires se myélinisent entre le 7° mois de la vie intra-utérine et les 2 ou 3 premiers mois de la vie extra-utérine. La myélinisation des voies cérébello-cérébrales se fait plus tard et plus lentement; elle commence au 3° mois après la naissance et ne s'achève qu'après la 7° année [Thieffry (34)] et même plus tard.

Il n'y a pas de parallélisme étroit entre myélinisation et maturation; cependant, leurs rapports ne sont pas négligeables.

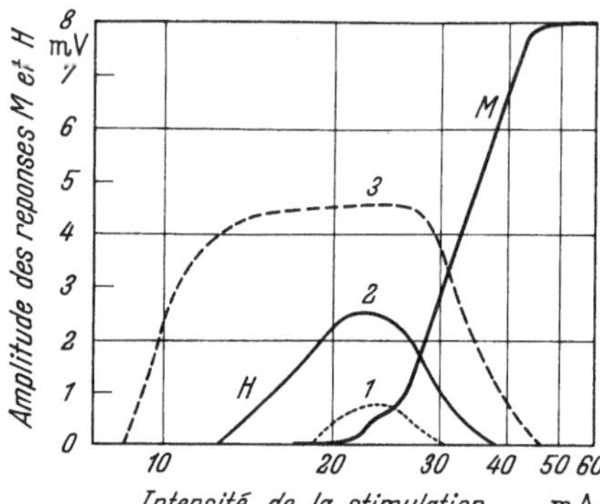

Fig. 2. *Sujet normal* (trait plein). *Courbe H:* courbe exprimant les variations d'amplitude en millivolts de la réponse réflexe en fonction de l'intensité de la stimulation en milliampères. *Courbe M:* Réponse motrice directe en fonction de la stimulation en milliampères. *Sujets pathologiques* (en pointillé). Variations de la courbe H chez les infirmes moteurs cérébraux: hyporéactivité (*1*) ou hyper-réactivité (*3*) des motoneurones médullaires [d'après Tournay (*38*)]

Chez l'animal, l'étude physiologique du réflexe à l'étirement a été faite avec une grande précision, grâce à la possibilité qu'ont les expérimentateurs de faire des enregistrements à l'intérieur du nerf et même de la moelle, à l'aide de micro-électrodes intracellulaires.

Chez l'homme adulte, Magladery (*20*) a réussi à introduire une électrode au contact des racines médullaires; chez l'enfant, de tels enregistrements n'ont jamais été réalisés; ils seraient cependant riches d'enseignements.

Chez l'enfant, Paillard (*23*) et Leri-que, (*18bis*) en France, ont utilisé la technique découverte en 1920 par Hoffmann (*11, 12*). Ce dernier auteur a montré que par stimulation du nerf mixte, les fibres les plus excitables sont les grosses fibres sensitives, ce qui permet d'enregistrer la réponse motrice réflexe. La technique de Paillard combine au cours d'un même examen l'étude du réflexe tendineux mécaniquement stimulé et celle du réflexe de Hoffmann par stimulation électrique. Ainsi peut-on analyser la réactivité du fuseau neuro-musculaire — seul organe qui diffère entre les deux enregistrements — et dégager l'importante notion de «tonus fusorial».

En augmentant progressivement l'intensité de la stimulation électrique du nerf, on obtient, à partir d'un certain niveau, une réponse motrice directe par stimulation du nerf moteur lui-même. Cette réponse vient peu à peu masquer la réponse réflexe et finalement l'abolir. On peut ainsi établir deux courbes de réponses musculaires: réflexe et directe (Fig. 2). Ces courbes sont d'une remarquable constance chez un même individu. Leur forme est modifiée au cours des infirmités motrices d'origine cérébrale. Malheureusement, les documents ainsi obtenus sont encore peu nombreux et aucune étude longitudinale au cours de la première année n'a été réalisée. Les difficultés d'appareillage ne sont pas étrangères à cette lacune.

Par contre, plusieurs équipes ont pu, grâce à des techniques spéciales, mesurer la vitesse de conduction nerveuse [Jebsen et coll. (*15*); Schulte et Struppler, (*25*); Raimbault, (*24*); Gamstorp, (*8*)]. La vitesse de conduction nerveuse augmente avec l'âge: de 20 à 30 mètres à la seconde de 0 à 3 mois, elle passe à 30—40 mètres/seconde de 3 à 8 mois, puis à 40—50 mètres/seconde de 8 à 24 mois (Raimbault). Les fibres proprioceptives sont toujours plus rapides que les fibres motrices. Nous verrons plus loin l'intérêt de cette mesure.

II. Séméiologie

L'analyse séméiologique du tonus musculaire est un temps essentiel de l'examen neurologique de l'enfant et surtout du nourrisson. Les différentes manœuvres appropriées à cette étude ont été, en France, codifiées par ANDRÉ THOMAS et ses collaborateurs (*35, 36*).

Il convient d'étudier séparément le tonus «permanent» et le tonus d'«action».

Trois composantes sont à distinguer dans l'examen du tonus permanent:

1. La consistance musculaire (mollesse ou fermeté du muscle à la palpation) est d'une appréciation assez subjective, en raison de la cause d'erreur que représente la plus ou moins grande épaisseur du pannicule adipeux.

2. La passivité est une donnée beaucoup plus objective. Sous ce nom, on désigne le degré de résistance aux mouvements passifs imposés par l'examinateur aux divers segments du membre. Chaque fois on note la vitesse du mouvement, son amplitude et les caractères de la résistance éventuelle.

Chez le nouveau-né, on constate normalement une certaine raideur lors des mouvements segmentaires passifs. Cette raideur peut varier d'un étirement à l'autre, et au cours de l'étirement. Le mouvement passif rapide des mains provoque des réactions musculaires antagonistes, lesquelles bloquent la main et l'empêchent de balloter. Cette raideur propre au nouveau-né a quelque ressemblance avec celle qu'on peut observer dans l'athétose, mais ne saurait cependant lui être identifiée.

3. L'extensibilité est l'étirement musculaire maximum. Elle est égale à la course maxima que l'on peut imprimer passivement à un segment de membre (par exemple: rapprochement du poignet de l'acromion, ou bien mesure de l'angle poplité après extension maxima de la jambe sur la cuisse, celle-ci étant fléchie au maximum sur le bassin).

Passivité et extensibilité sont deux aspects du réflexe à l'étirement. Sans doute sont-ils sous la dépendance de circuits distincts, quoique voisins. De nombreux travaux en ont précisé les normes au cours du développement.

Les réactions à l'étirement musculaire passif (c'est-à-dire la passivité d'ANDRÉ THOMAS) ont été étudiées par TARDIEU et ses collaborateurs (*27, 28, 30, 31, 32*) à l'aide de l'électromyographie, de la dynamométrie à la jauge de contrainte ou du cinema à grande vitesse (500 images/seconde). Ces auteurs ont ainsi démontré que, chez l'enfant normal, l'intensité de la réponse musculaire réflexe dépend de la vitesse à laquelle est effectué l'étirement musculaire. Lors d'un étirement musculaire lentement effectué, aucune réponse réflexe n'est enregistrée. Ce n'est qu'à partir d'une certaine vitesse, donc d'un certain seuil, que le réflexe se produit. Une étude statistique a permis de déterminer ce seuil: entre 5 et 10 ans, la vitesse-seuil pour le biceps brachial est de 30 degrés en 80 à 100 millisecondes. On peut affirmer le caractère pathologique des réactions musculaires à l'étirement quand la réponse (électromyographique ou clinique) est enregistrée à une vitesse plus lente.

L'extensibilité a donné lieu à une étude longitudinale de M. STAMBAK et J. DE AJURIAGUERRA (*26*). Leurs travaux ont porté sur des enfants de 3 à 24 mois: l'angle poplité et l'angle des adducteurs ont été notés, ce qui a permis une mesure de l'«hypotonie» du second semestre. Voici les plus importantes des conclusions de ces auteurs:

1. l'hyperextensibilité apparaît plus tôt chez la fille que chez le garçon;

2. plus l'hyperextensibilité apparaît tôt, plus elle est durable. Autrement dit et pour employer un vocabulaire contestable, les enfants hypotoniques de bonne heure le restent plus longtemps;

3. il n'existe pas de relation entre la date d'apparition de cette hyperextensibilité et celle de la station assise;

4. par contre (Fig. 3), il existe un rapport étroit entre la date d'apparition de l'hyperextensibilité et celle de la station debout et de la marche. Les enfants qui marchent le plus tôt sont ceux dont la période d'hyperextensibilité est la plus tardive et la plus courte.

Raimbault (24) a montré que la vitesse de conduction nerveuse est plus lente que la normale chez l'enfant hypotonique. Si cette vitesse de conduction est en rapport avec la myélinisation du nerf, le fait clinique vient ici rejoindre le fait électrologique: l'hypotonie précoce et prolongée est un signe de maturation neurologique lente.

On ne peut cependant transposer cette interprétation de la marche à la préhension manuelle. En effet, les enfants dont l'hyperextensibilité est précoce acquièrent une préhension manuelle fine plus tôt que les autres. Aussi est-il permis de se demander si, mieux que la marche, la préhension n'est pas un reflet plus fidèle du développement de l'adaptivité, celle-ci pouvant être un élément d'appréciation du développement intellectuel. Peut-être aussi, des retards de la marche sont-ils en rapport plus avec un mauvais fonctionnement du jeu des agonistes et des antagonistes (par hypoextensibilité et raideur) qu'avec un trouble de l'intelligence ?

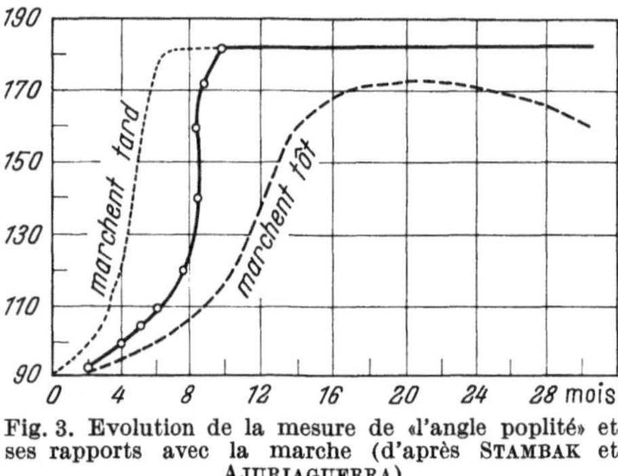

Fig. 3. Evolution de la mesure de «l'angle poplité» et ses rapports avec la marche (d'après Stambak et Ajuriaguerra)

Facteurs innés et facteurs acquis s'associent pour rendre compte des variations individuelles et leur part respective est toujours difficile à préciser dans chaque cas particulier. Il est cependant avéré que les enfants de pouponnières (qui, le plus souvent, ont été l'objet le ces études) ont une extensibilité qui évolue un peu différemment de celle des enfants élevés par leur mère dans un milieu familial normal. A l'extrême, on connait bien la fréquence de l'hypotonie — disons de l'hyperextensibilité — chez les nourrissons en état de carence affective; il peut être alors difficile de distinguer l'arriération affective de l'arriération séquelle de lésion cérébrale. Quels que soient les rapports qui relient la maturation du tonus musculaire et le développement de l'intelligence, il n'est cependant pas possible d'établir entre les deux un parallélisme étroit.

Aux membres supérieurs, la mesure des angles est assez malaisée, ce qui rend difficile l'étude chiffrée. Toutefois, une notion intéressante a pu être dégagée: à l'inverse de ce qui se passe aux membres inférieurs, il existe aux membres supérieurs une certaine asymétrie dans le développement du tonus. Si l'on compare les deux mains, on constate que l'extensibilité est, vers le début de la deuxième année, moins importante du côté dominant. Ce fait est un argument pour faire de l'extensibilité une modalité du réflexe à l'étirement: on conçoit mal en effet que cette hypoextensibilité du côté dominant (autrefois appelée hypolaxité ligamentaire) puisse être une propriété seulement arthroligamentaire puisqu'elle est sous la dépendance de la dominance cérébrale.

Cette hypoextensibilité du côté dominant est un signe de très grande valeur, très simple à rechercher, très fidèle et qui doit retenir l'attention du clinicien.

Par exemple, la constatation d'un même côté d'une hypoextensibilité, d'un ballant de la main étendu et de syncinésies plus marquées atteste que l'enfant est bien latéralisé de ce côté; à l'inverse, des résultats dissociés peuvent dénoter une latéralisation moins franche et faire présager des difficultés dans l'intégration dans l'espace et dans celle du schéma corporel (lecture, écriture, orthographe), voire même des troubles caractériels. Autre exemple: il n'est pas exceptionnel d'observer des enfants dont l'étude du tonus aux membres supérieurs montre une latéralisation franche d'un côté, alors que l'enfant se sert préférentiellement, mais maladroitement, de l'autre main. Dans de tels cas, l'examen permet de découvrir du côté hyperextensible des petits signes d'hémiplégie (réflexes polycinétiques, légère spasticité du membre supérieur, réflexe cutané-plantaire ne répondant pas nettement en flexion, antécédents d'anoxie néo-natale . . .). L'enfant aurait été latéralisé de ce côté, s'il n'y avait pas eu d'atteinte pyramidale, laquelle a provoqué à l'inverse une hyperextensibilité.

III. Applications à la pathologie et la thérapeutique

A. Les hypotonies musculaires. Les données que nous venons d'exposer permettent de mieux comprendre certains aspects séméiologiques et physiopathologiques des hypotonies de l'enfance. Répétons qu'on ne saurait parler d'hypotonie sans envisager la flaccidité musculaire, la résistance du muscle à la mobilisation passive (exagération du ballant) et l'hyperextensibilité.

Un certain nombre d'hypotonies graves sont liées à une lésion de l'arc réflexe monosynaptique ou même de la boucle gamma. Il en est ainsi de la maladie de Werdnig-Hoffmann, dont le diagnostic implique celui de lésion de la corne antérieure, — des myopathies congénitales, qui relèvent de lésions du muscle luimême, — ou de certaines maladies de la nutrition, avec lésions portant à la fois sur le muscle et sur le nerf. Ces hypotonies entraînent une hyperextensibilité et une exagération du ballant.

Par contre, certains enfants présentent, d'une façon symétrique ou asymétrique une augmentation de l'extensibilité, mais avec un ballant normal ou légèrement diminué. Dans de tels cas, les constatations peuvent être contradictoires et difficiles à interpréter. Il peut s'agir du premier stade d'une infirmité motrice cérébrale, une augmentation de l'extensibilité coïncidant avec une raideur débutante (spasticité ou tension athétosique) décelable seulement aux grandes vitesses d'étirement musculaire, telles que les provoque la recherche du ballant.

Dans le chapitre des hypotonies, le problème le plus intéressant et actuellement le plus mal connu est celui de l'hypotonie musculaire solitaire et bénigne. L'individualité de cet état s'est imposé à de nombreux cliniciens [hypotonie solitaire chronique, LELONG (*18*) — retard simple du tonus, THIEFFRY (*33*) — hypoplasie musculaire congénitale universelle, KRABBE (*16*) — hypotonie congénitale bénigne, WALTON (*39*)]. Ces termes différents concernent des faits certainement très voisins. Ce sont des enfants qui, quel que soit leur âge, mais surtout entre 18 mois et 5 ans, se présentent comme des enfants «mous». L'hypotonie n'est pas forcément très intense, en ce sens qu'elle n'entraîne pas de troubles graves de la station debout ou de la marche. Toutefois, on note des maladresses, des hésitations dans les mouvements, une certaine ataxie, des attitudes vicieuses. Au palper, les chairs sont de consistance flasque, les masses musculaires flottantes; l'amplitude des mouvements articulaires est exagérée. Souvent, le ventre est gros, sphérique, proéminent, tympanique, il y a une hernie ombilicale, voire des hernies inguinales; la constipation est habituelle. Au gros ventre s'ajoutent un dos rond avec saillie de la région dorso-lombaire, un genu valgum, des pieds plats et même des troubles de la démarche. Dans ces cas, l'examen clinique général est négatif (il n'y a pas de rachitisme), et l'examen neuro-psychique est négatif: dans ce syndrôme, l'hypotonie musculaire est l'unique manifestation.

L'évolution de cette hypotonie musculaire solitaire est variable. Certains enfants guérissent complètement; d'autres gardent pendant toute leur vie une musculature molle.

La physiopathologie de cet état est obscure. La biopsie, quand elle a pu être pratiquée, n'a montré aucune lésion histologique du muscle. Nous n'avons pu retrouver qu'une observation (Coers et Pelc (3)) dans laquelle il est fait état d'une altération de la plaque motrice. Aucune étude du fuseau neuro-musculaire n'a été réalisée jusqu'à présent, du moins à notre connaissance. Raimbault (24) a vu que la vitesse de conduction nerveuse est diminuée au niveau des fibres sensitives;

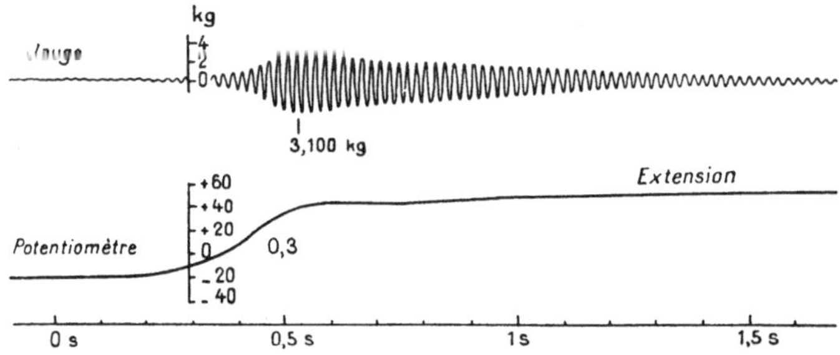

Fig. 4. Etude, dans la spasticité, de la résistance au mouvement passif d'extension de l'avant-bras sur le bras. Sur la ligne supérieure est exprimée la force; sur la ligne inférieure, le déplacement angulaire du coude. La force antagoniste augmente proportionnellement à l'étirement musculaire, puis diminue avec le maintien de l'étirement [d'après Dalloz (4)]

dans un de nos cas [Dalloz (4bis)], nous avons constaté une diminution de l'excitabilité de la cellule alpha de la corne antérieure. Nous ne connaissons aucune étude enzymatique du muscle dans ces cas.

B. Les hypertonies musculaires. Les hypertonies sont, à l'inverse des hypotonies, caractérisées par une diminution de l'extensibilité et du ballant et une augmentation de la résistance à la mobilisation passive.

Cependant, à l'analyse, les raideurs se révèlent d'une grande complexité. Cette analyse est rendue difficile par le manque d'un vocabulaire international uniforme et il est à souhaiter que, comme cela a été fait pour la poliomyélite, un accord puisse se réaliser sur une terminologie commune, définissant les raideurs musculaires.

Le clinicien étudiant une raideur musculaire doit d'abord bien préciser les conditions d'examen: décubitus dorsal, position assise, position debout, praxie plus ou moins complexe, ainsi que les variations de la raideur selon ces conditions.

Confrontant les résultats de la clinique avec les données fournies par la dynamométrie, l'électromyographie, le cinema à grande vitesse, G. Tardieu et J. C. Dalloz (4, 30) ont proposé une classification simple des raideurs d'origine cérébrale, se basant sur les modifications du réflexe à l'étirement. Observant à la fois dans un centre clinique de ré-éducation d'infirmes moteurs cérébraux et dans un laboratoire de neuro-physiologie animale, ils distinguent quatre types de raideurs: trois d'origine centrale (spasticité, rigidité, tension athétosique) et une — très spéciale — liée à l'absence de soins (fibrose musculaire).

La *spasticité* (terme préféré à celui de raideur pyramidale) est caractérisée par l'existence d'un intervalle libre entre l'apparition des réactions antagonistes et le raccourcissement musculaire extrême; de plus, la raideur augmente jusqu'à la fin de l'étirement puis diminue progressivement lorsque l'étirement musculaire est maintenu (Fig. 4).

La *rigidité* (ancienne raideur extra-pyramidale) est caractérisée par l'absence d'intervalle libre, la réponse à l'étirement étant immédiate, d'emblée maxima et restant telle pendant la durée de l'étirement et cessant immédiatement dès la fin de l'étirement.

Pour définir exactement une rigidité ou une spasticité, il faut, pour chaque groupe musculaire, indiquer la vitesse-seuil à partir de laquelle la résistance apparaît, ainsi que les relations constatées entre cette résistance et la vitesse du mouvement passif et noter aussi le temps de décontraction musculaire à la fin du mouvement passif. Il existe en effet une relation fidèle (Fig. 5) entre la vitesse d'étirement passif et le degré de résistance musculaire, cette relation étant différente dans la spasticité et dans la rigidité et pouvant s'inscrire sur une courbe. Dans les deux états, les mêmes conditions produisent toujours des réponses fixes et constantes.

A ces deux états s'oppose le troisième: la *tension athétosique* (ou raideur labile). `Ici, les réponses sont extrêmement variables et protéiformes. Dans la tension athétosique, la raideur ne revêt jamais le même aspect au cours de deux étirements successifs effectués à même vitesse: elle peut apparaître à l'extrême début du mouvement ou à la fin du mouvement; elle peut augmenter du début jusqu'à la fin de l'étirement; être constante ou subir des à-coups ou diminuer (Fig. 6). Dans de tels cas, on a pu parler de phénomène du «couteau qui se ferme» (clasp knife phenomenon). Une telle variabilité rend difficile le diagnostic de raideur labile, les causes d'erreur étant

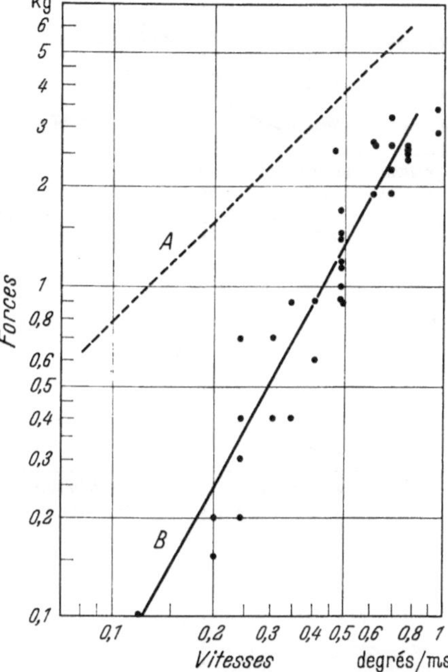

Fig. 5. Graphique exprimant en coordonnées logarythmiques les relations entre vitesses d'étirement musculaire (en abcisses) et forces antagonistes (en ordonnées) au cours d'une rigidité, avant (A) et après traitement (B) [d'après DALLOZ (4)]

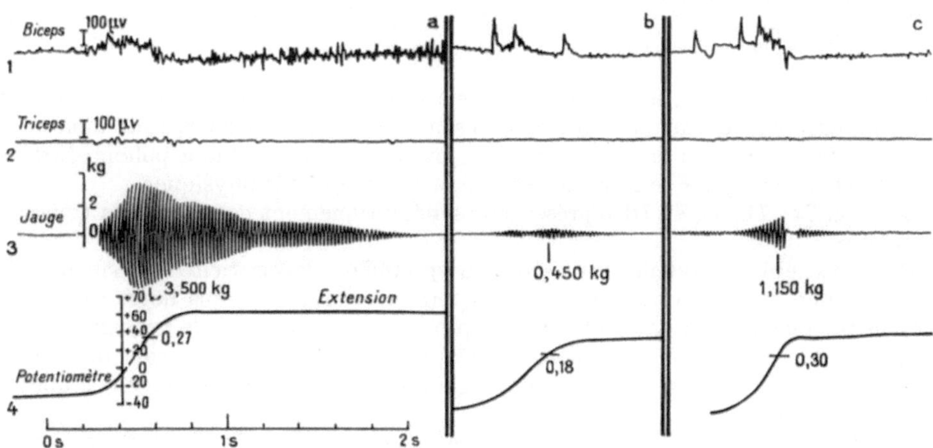

Fig. 6. Sur cette figure sont représentés 3 étirements successifs d'un groupe musculaire atteint de tension athétosique. De haut en bas: électromyographie du biceps, électromyographie du triceps, force antagoniste enregistrée à la jauge de contrainte, déplacement angulaire du coude enregistré par un potentiomètre. Au cours d'un même examen, remarquer les différences considérables dans la forme des tracés, l'apparition et l'augmentation de la résistance, la décontraction. Comparer en particulier les tracés a et c, faits à des vitesses très voisines, ou la force mesurée pour un même angle varie du simple au triple [d'après DALLOZ (4)]

nombreuses, une raideur athétosique pouvant, selon les moments, prendre l'aspect d'une rigidité ou d'une spasticité.

Le quatrième type de raideur musculaire, la *fibrose musculaire* (ou rétraction fibreuse), se situe bien à part. Il peut être observé au cours d'une quelconque affection neurologique et n'est propre à aucune d'entre elle. C'est la seule variété

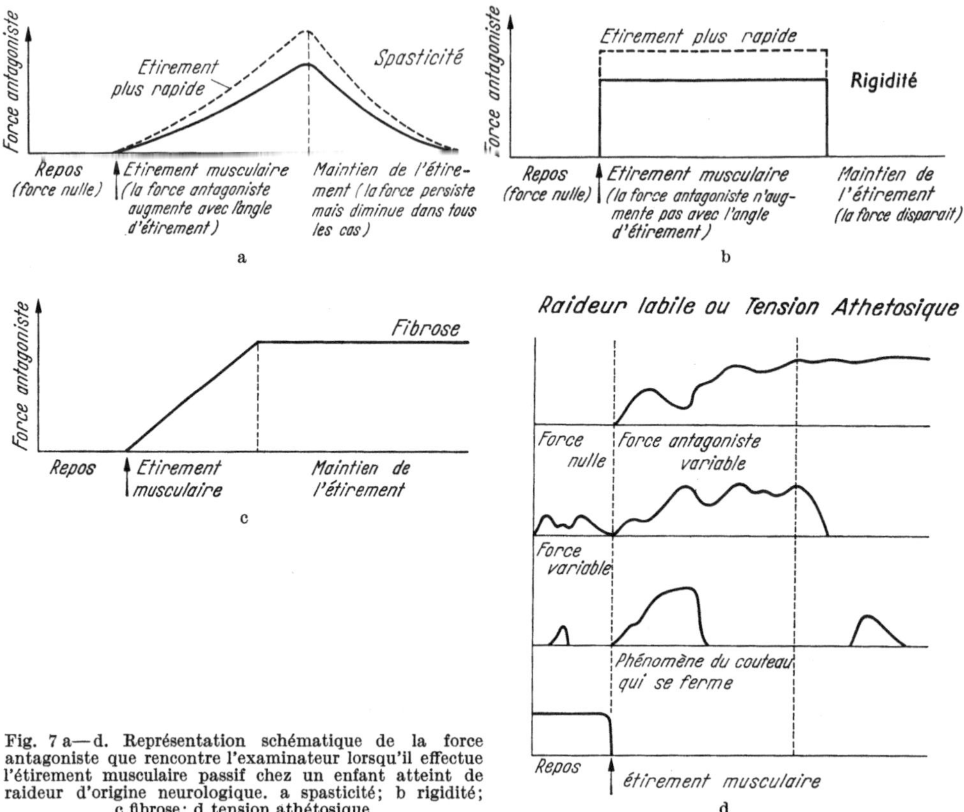

Fig. 7 a—d. Représentation schématique de la force antagoniste que rencontre l'examinateur lorsqu'il effectue l'étirement musculaire passif chez un enfant atteint de raideur d'origine neurologique. a spasticité; b rigidité; c fibrose; d tension athétosique

qui, à proprement parler, soit élastique. Elle est la conséquence d'une immobilisation prolongée en attitude vicieuse par absence de soins. En effet, tout muscle laissé en état de raccourcissement permanent, qu'il s'agisse d'une poliomyélite ou d'une spasticité, peut se rétracter et altérer ses propriétés physiques.

Les Fig. 7a, 7b, 7c et 7d représentent schématiquement ces différents types de raideurs.

De ces variétés de raideurs, seules les deux premières, la spasticité et la rigidité, relèvent d'une hyperactivité du système gamma. Il faut toutefois noter que si, expérimentalement chez l'animal, on peut provoquer une raideur de type gamma presque pure, il n'en est probablement pas ainsi chez l'enfant infirme moteur cérébral: chez ce dernier, l'hyperactivité gamma s'associe probablement à une hyperactivité alpha.

L'étude des raideurs observées chez l'enfant a permis à G. Tardieu et ses collaborateurs (*29*, *30bis*, *30ter*), en comparaison avec les constatations expérimentales faites chez l'animal, des suggestions thérapeutiques encourageantes. Depuis longtemps, on sait que l'injection de procaine dans le muscle spastique y fait disparaître la raideur. D'autre part, Matthews et Rushworth (*21*) ont montré que, dans le nerf mixte, les fibres les plus fines sont les plus sensibles à l'anesthésique. Or, ce sont les fibres gamma qui sont les plus fines.

Partant de ces faits, TARDIEU et ses collaborateurs ont réussi à provoquer chez l'animal, par une instillation dosée, une paralysie élective de la fibre gamma, ainsi qu'on peut s'en assurer par l'abolition du réflexe tendineux et la conservation absolue de la motricité volontaire. L'inconvénient cependant de la procaïne est son effet transitoire. TARDIEU s'est attaché à déterminer les concentrations d'alcool qui, injectées au point moteur, permettent d'obtenir une paralysie élective de la fibre gamma, avec conservation de la motricité volontaire. A la suite d'une expérimentation animale qui lui a montré le bien-fondé de cette hypothèse, le même auteur a pu effectuer chez l'enfant infirme moteur cérébral des injections d'alcool dilué aux points moteurs des muscles spastiques: il a obtenu ainsi dans de nombreux cas non seulement une abolition du réflexe tendineux avec conservation de la motricité volontaire, mais surtout une diminution considérable de la spasticité. Ces résultats sont d'un intérêt considérable: ils prouvent qu'il est possible d'appliquer à la clinique et à la thérapeutique les conclusions résultant des recherches expérimentales sur le tonus musculaire.

Résumé

Le tonus musculaire est l'état de tension du muscle entre ses deux points d'insertion. Il est la conséquence d'un réflexe proprio-ceptif; l'intensité et la nature de la réponse du muscle dépendent de l'importance et de la vitesse de l'étirement.

L'analyse séméiologique du tonus comporte l'appréciation de la consistance musculaire, de la passivité, la mesure de l'extensibilité, cette dernière permettant de détecter la dominance latérale et ses anomalies.

Les hypotonies musculaires sont caractérisées par l'hyperflaccidité, l'hyperextensibilité, et l'exagération du ballant. Elles peuvent être liées à une lésion d'un point déterminé de l'arc réflexe. L'hypotonie musculaire essentielle a donné lieu à des controverses non résolues.

Les hypertonies musculaires ont été plus étudiées pendant ces dernières années. On peut en distinguer 4 types: spasticité, rigidité, athétose et fibrose. Les effets favorables de l'infiltration d'alcool au point moteur du muscle sont une heureuse conséquence de l'application à la clinique humaine des données de la neurophysiologie animale.

Références

(*1*) BERGES, J.: Neurologie du développement chez l'enfant de 2 à 7 ans. Technique d'examen. Incidences de la prématurité. Pédiatrie **18**, 3, 301—318 (1963).

(*2*) COERS, C.: Etude histologique et histochimique de la jonction neuro-musculaire dans les amyotrophies congénitales. Acta neurol. belg. **54**, 69—77 (1954). — (*3*) COERS, C., et S. PELC: Un cas d'amyotrophie congénitale caractérisée par une anomalie histologique et histochimique de la jonction neuro-musculaire. Acta neurol. belg. **54**, 166—173 (1954).

(*4*) DALLOZ, J. C.: Analyse des raideurs dues aux lésions cérébrales chez l'adulte et l'enfant par étude dynamométrique des réactions musculaires à l'étirement passif. 154 p. Paris: Thèse Foulon, Edit. 1958. — (*4bis*) DALLOZ, J. C., J. L. BOY, J. PAILLARD et J. LERIQUE: Hypotonie musculaire congénitale bénigne et syndrome de Moebius. Ann. Paediat. **203**, 1—17 (1964). — (*5*) DUCHENNE DE BOULOGNE: Physiologie des mouvements. 1 vol., 871 p. Paris: Baillière Edit. 1872. — (*6*) DUPRE, E.: Débilité motrice in Pathologie de l'émotivité et de l'imagination. 1 vol. Paris: Payot Edit. 1925.

(*7*) ERLANGER, J., and H. R. GASSER: Electrical signs of nervous activity. Johnson Foundation Lectures. 221 p. Philadelphia: Univ. Penn. Press 1937.

(*8*) GAMSTORP, I.: Normal conduction velocity of ulnar, median and peroneal nerves in infancy, childhood and adolescence. Acta paediat. (Uppsala) Suppl. **146**, 68—76 (1963). — (*9*) GRANIT, R.: System for control of movement. 1° Congrès int. Sciences neurologiques **1**, Bruxelles (1957). — (*10*) GRUNER, J. E.: La structure fine du fuseau neuro-musculaire humain. Rev. Neurol. **104**, 490—507 (1961).

(*11*) Hoffmann, P.: Die physiologischen Eigenschaften der Eigenreflexe. Ergebn. Physiol. **36**, 15—108 (1934). — (*12*) Hoffmann, P.: Demonstration eines Hemmungsreflexes in menschlichen Rückenmark. Z. Biol. **70**, 515—524 (1920).— (*13*) Hufschmidt, H. J., and J. Stroder: A study of the developmental physiology of the corticospinal system of normal children. Ann. paediat. **200**, 93—104 (1963). — (*14*) Hufschmidt, H. J., and J. Stroder: The development of pyramidal function in childhood with basis on new neurophysiological methods of examination. X° Congrès Int. Pediatrie, Lisbonne (1962).

(*15*) Jebsen, R. H., E. W. Johnson, H. Knobloch, and D. K. Grant: Differential diagnosis of infantile hypotonia. Amer. J. Dis. Childh. **101**, 8—17 (1961).

(*16*) Krabbe, K. H.: Congenital familial spinal muscular atrophy and their relation to amyotonia congenita. Brain **43**, 166—191 (1920).

(*16bis*) Lapresle, J., et M. Milhaud: Pathologie du fuseau neuro-musculaire. Rev. Neurol. **110**, 97—122 (1964). — (*17*) Larroche, J. C.: Quelques aspects anatomiques du développement cérébral. Biol. Neonat. (Basel) **4**, 126—153 (1962). — (*18*) Lelong, M.: Les hypotonies musculaires chez le nourrisson et le petit enfant. L'hypotonie musculaire solitaire. Gaz. méd. Fr. **42**, 909 (1935). — (*18bis*) Lerique, J.: A propos de la mesure des vitesses de conduction des nerfs périphériques. Quelques pièges. Rev. Neurol. **108**, 184—188 (1963). — (*19*) Liddel, E. G. T., and C. Sherrington: Reflexes in response to stretch (myotatic reflexes). Proc. roy. Soc. B, **96**, 212—242 (1924).

(*20*) Magladery, J. W.: Some observations on spinal reflexes in man. Pflügers Arch. ges. Physiol. **261**, 302—321 (1955). — (*21*) Matthews, P. B. C., and G. Rushworth: The selective effect of procaine on the stretch reflex and tendon jerk of soleus muscle when applied to its nerve. J. Physiol. (Lond.) **135**, 245—262 (1957). — (*22*) Mensch-Dechene, J., C. Monfraix et G. Tardieu: Recherches électro-myographiques sur le réflexe d'étirement pathologique. Contribution à la mesure de la raideur dans l'infirmité motrice cérébrale. Rev. franç. Etud. clin. biol. **3**, 952—959 (1958).

(*23*) Paillard, J.: Réflexes et régulations d'origine proprioceptive chez l'homme. 291 p. Paris: Arnette Edit. 1955.

(*24*) Raimbault, J., et P. Laget: Etude de la vitesse de conduction des fibres nerveuses chez le jeune enfant. Rev. Neurol. **108**, 204—209 (1963). — (*24bis*) Raimbault, J., et P. Laget: Contribution de l'électromyographie à l'étude des retards du développement psychomoteur chez l'enfant. Rev. Neurol. **110**, 352—354 (1964).

(*25*) Schulte, F. J., and A. Struppler: Measurement of nerve conduction velocity in infants and children. A new method for differentiating between ventral horn cell and peripheral nerve disorders. X° Congrès Int. Pediatrie, Lisbonne 1962. — (*26*) Stambak, M., et J. de Ajuriaguerra: Evolution de l'extensibilité musculaire depuis la naissance jusqu'à l'âge de 2 ans. Presse méd. **66**, 24—27 (1958).

(*27*) Tabary, J. C., et G. Tardieu: Analyse cinématographique à grande vitesse du ballant de la main à l'état normal et en pathologie. Path. et Biol. **7**, 89—94 (1959). — (*28*) Tardieu, G.: Bilan et caractères distinctifs des diverses raideurs d'origine cérébrale. In: Les feuillets de l'infirmité motrice cérébrale. Assoc. Nat. des IMC, 57 rue de Chateaudun Paris (1960). — (*29*) Tardieu, G., C. Tardieu, J. Hariga, L. Gagnard et C. Joly: Action des infiltrations nerveuses d'alcool dilué sur diverses raideurs d'origine cérébrale. Bull. Soc. Méd. Paris **113**, 7—12 (1962). — (*30*) Tardieu, G., et J. C. Dalloz: Principes de l'examen des raideurs chez l'enfant infirme moteur cérébral. Arch. franç. Pédiat. **20**, 1201—1209 (1963). — (*30bis*) Tardieu, C., G. Tardieu, J. Hariga, L. Gagnard et J. Velin: Fondement expérimental d'une thérapeutique des raideurs d'origine cérébrale. Arch. franç. Pédiat. **21**, 5—23 (1964). — (*30ter*) Tardieu, G., et J. Hariga: Traitement des raideurs musculaires d'origine cérébrales par infiltration d'alcool dilué. Arch. franç. Pédiat. **21**, 25—41 (1964). — (*31*) Tardieu, G., P. Rondot, J. Mensch, J. C. Dalloz, C. Monfraix et J. C. Tabary: Réponses électromyographiques à l'étirement musculaire chez l'homme normal. Rev. franç. Etud. clin. biol. **2**, 998—1004 (1957). — (*32*) Tardieu, G., P. Rondot, J. C. Dalloz, J. Mensch-Dechene, J. C. Tabary, C. Monfraix et D. Porte: Raideurs musculaires liées aux lésions cérébrale. Bilan des recherches et essai de conception d'ensemble. Presse Méd. **66**, 639—641 (1958). — (*33*) Thieffry, S., M. Arthuis et E. Bargeton: Quarante cas de maladie de Werdnig-Hoffmann avec onze examens anatomiques. Rev. Neurol. **93**, 612—644 (1955). — (*34*) Thieffry, S.: Le syndrôme cérébelleux. Etude anatomoclinique chez l'enfant. Rev. Neurol. **98**, 478—504 (1958). — (*35*) Thomas, A., et Saint Anne Dargassies: Etudes neurologiques sur le nouveau-né et le jeune nourrisson. 1 vol., 434 p. Paris: Masson Edit. 1952. — (*36*) Thomas, A., et J. de Ajuriaguerra: Etude séméiologique du tonus musculaire. 1 vol., 844 p. Paris: Flammarion Edit. 1949. — (*37*) Thomas, J. E., and E. H. Lambert: Ulnar nerve conduction velocity and H reflex in infants and children. J. appl. Physiol. **15**, 1—14 (1960). — (*38*) Tournay, A., et J. Paillard: Maladie de Little. Reecherches physio-pathologiques sur la réactivité des motoneurones. Premiers résultats. Rev. Neurol. **98**, 172—180 (1958).

(*39*) Walton, J. N.: L'enfant hypotonique. Acta paediat. belg. **4**, 141—150 (1958).

Sachverzeichnis

SONDERDRUCK AUS

FORTSCHRITTE DER PÄDOLOGIE

HERAUSGEGEBEN VON

FRIEDRICH LINNEWEH

MARBURG AN DER LAHN

BAND I

SPRINGER-VERLAG · BERLIN · HEIDELBERG · NEW YORK · 1965

PRINTED IN GERMANY

POSTNATALE ADAPTION

VON

FRIEDRICH LINNEWEH

MIT 13 ABBILDUNGEN

NICHT IM HANDEL

SPRINGER-VERLAG   SPRINGER-VERLAG
Berlin · Heidelberg   Wien

Wir haben eine Firma in den Vereinigten Staaten von
Nordamerika gegründet:

Springer-Verlag New York Inc.
175 Fifth Avenue
New York, N.Y. 10010

Sie hat Anfang September 1964 ihre Tätigkeit aufgenommen. Die Leitung wurde unserem langjährigen
Prokuristen Herrn G. Holtz übertragen.

Springer-Verlag New York Inc. soll den Kontakt zu
unseren Autoren in den USA pflegen und insbesondere auch die Verbreitung unserer seitherigen und
zukünftigen europäischen Verlagsproduktion auf dem
amerikanischen Kontinent fördern.

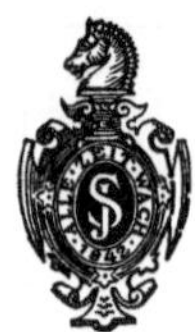

EIWEISSYNTHESE IN DER PRÄ- UND POSTNATALPERIODE

VON

KURT SCHREIER UND URSULA PORATH

MIT 19 ABBILDUNGEN

SONDERDRUCK AUS

FORTSCHRITTE DER PÄDOLOGIE

HERAUSGEGEBEN VON

FRIEDRICH LINNEWEH

MARBURG AN DER LAHN

BAND I

SPRINGER-VERLAG · BERLIN · HEIDELBERG · NEW YORK · 1965

PRINTED IN GERMANY

DIE IMMUNGLOBULINE BEIM EMBRYO, NEUGEBORENEN UND SÄUGLING

VON

GASPARD VON MURALT

MIT 6 ABBILDUNGEN

SONDERDRUCK AUS

FORTSCHRITTE DER PÄDOLOGIE

HERAUSGEGEBEN VON
FRIEDRICH LINNEWEH
MARBURG AN DER LAHN
BAND I

SPRINGER-VERLAG · BERLIN · HEIDELBERG · NEW YORK · 1965
PRINTED IN GERMANY

IMMUNISATORISCHE BESONDERHEITEN IN DER PERINATALZEIT: ANTIGENTOLERANZ UND FREMDZELLENSENSIBILISIERUNG

VON

JOHANNES OEHME

MIT 1 ABBILDUNG

SONDERDRUCK AUS

FORTSCHRITTE DER PÄDOLOGIE

HERAUSGEGEBEN VON

FRIEDRICH LINNEWEH

MARBURG AN DER LAHN

BAND I

SPRINGER-VERLAG · BERLIN · HEIDELBERG · NEW YORK · 1965

PRINTED IN GERMANY

ÜBER REAKTIONSMÖGLICHKEITEN DES KINDLICHEN BLUTGERINNUNGSSYSTEMS

VON

HARALD HAUPT

MIT 5 ABBILDUNGEN

SONDERDRUCK AUS

FORTSCHRITTE DER PÄDOLOGIE

HERAUSGEGEBEN VON

FRIEDRICH LINNEWEH

MARBURG AN DER LAHN

BAND I

SPRINGER-VERLAG · BERLIN · HEIDELBERG · NEW YORK · 1965

PRINTED IN GERMANY

UNTERSUCHUNGEN VON ENZYMMUSTERN IN KANINCHENORGANEN

VON

UWE STAVE

MIT 4 ABBILDUNGEN

SONDERDRUCK AUS

FORTSCHRITTE DER PÄDOLOGIE

HERAUSGEGEBEN VON

FRIEDRICH LINNEWEH

MARBURG AN DER LAHN

BAND I

SPRINGER-VERLAG · BERLIN · HEIDELBERG · NEW YORK · 1965

PRINTED IN GERMANY

DIE ENTWICKLUNG DER FETTRESORPTIONSFÄHIGKEIT

VON

E. G. HUBER UND F. SCHEIBL

SONDERDRUCK AUS

FORTSCHRITTE DER PÄDOLOGIE

HERAUSGEGEBEN VON

FRIEDRICH LINNEWEH

MARBURG AN DER LAHN

BAND I

SPRINGER-VERLAG · BERLIN · HEIDELBERG · NEW YORK · 1965

PRINTED IN GERMANY

DER MECHANISMUS DER KÄLTEINDUZIERTEN ENERGIE-STOFFWECHSELSTEIGERUNG BEI NEUGEBORENEN SÄUGERN UND BEIM MENSCHLICHEN NEUGEBORENEN

VON

KURT BRÜCK

MIT 10 ABBILDUNGEN

SONDERDRUCK AUS

FORTSCHRITTE DER PÄDOLOGIE

HERAUSGEGEBEN VON
FRIEDRICH LINNEWEH
MARBURG AN DER LAHN
BAND I

SPRINGER-VERLAG · BERLIN · HEIDELBERG · NEW YORK · 1965

PRINTED IN GERMANY

UNTERSUCHUNGEN ZUR ALTERSABHÄNGIGKEIT DER
AUSSCHEIDUNG EINZELNER CHROMATOGRAPHISCH
GETRENNTER STEROIDE WÄHREND DES KINDES- UND
REIFUNGSALTERS

VON

DIETRICH KNORR

MIT 5 ABBILDUNGEN

NICHT IM HANDEL

SONDERDRUCK AUS

FORTSCHRITTE DER PÄDOLOGIE

HERAUSGEGEBEN VON

FRIEDRICH LINNEWEH

MARBURG AN DER LAHN

BAND I

SPRINGER-VERLAG · BERLIN · HEIDELBERG · NEW YORK · 1965

PRINTED IN GERMANY

PHYSIOLOGIE DES GASAUSTAUSCHES IN DER PLACENTA DES MENSCHEN

VON

H. BARTELS UND H. WULF

MIT 11 ABBILDUNGEN

DIE ATEMGAS-TRANSPORTGRÖSSEN DES BLUTES IM KINDESALTER

VON

KLAUS RIEGEL

MIT 3 ABBILDUNGEN

SONDERDRUCK AUS

FORTSCHRITTE DER PÄDOLOGIE

HERAUSGEGEBEN VON

FRIEDRICH LINNEWEH

MARBURG AN DER LAHN

BAND I

SPRINGER-VERLAG · BERLIN · HEIDELBERG · NEW YORK · 1965

PRINTED IN GERMANY

DONNÉES RÉCENTES SUR L'ANALYSE DU TONUS MUSCULAIRE CHEZ L'ENFANT

PAR

MARCEL LELONG ET JEAN CLAUDE DALLOZ

AVEC 7 FIGURES